户外运动专业教学训练系列教程
体育专业研究生教程

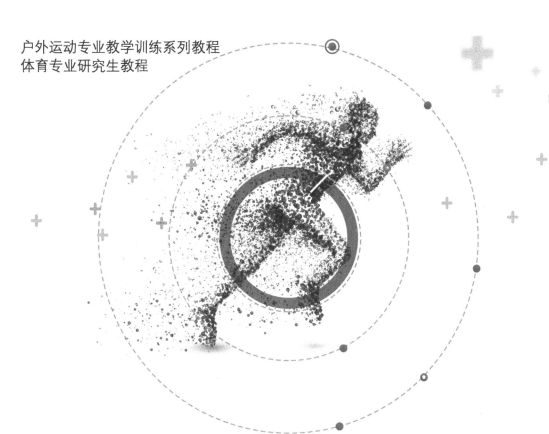

运动医务监督

欧高志 ◎ 主编

U0284806

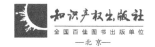

知识产权出版社
全国百佳图书出版单位
—北京—

图书在版编目（CIP）数据

运动医务监督/欧高志主编. —北京：知识产权出版社，2021.12
ISBN 978-7-5130-7360-8

Ⅰ.①运… Ⅱ.①欧… Ⅲ.①运动医学—医务监督 Ⅳ.①R872

中国版本图书馆 CIP 数据核字（2020）第 260942 号

责任编辑：国晓健   责任校对：潘凤越
封面设计：臧 磊   责任印制：孙婷婷

运动医务监督

欧高志 主编

出版发行：知识产权出版社有限责任公司	网　　址：http：//www.ipph.cn
社　　址：北京市海淀区气象路 50 号院	邮　　编：100081
责编电话：010-82000860 转 8385	责编邮箱：guoxiaojian@cnipr.com
发行电话：010-82000860 转 8101/8102	发行传真：010-82000893/82005070/82000270
印　　刷：北京建宏印刷有限公司	经　　销：各大网上书店、新华书店及相关专业书店
开　　本：787mm×1092mm　1/16	印　　张：18
版　　次：2021 年 12 月第 1 版	印　　次：2021 年 12 月第 1 次印刷
字　　数：290 千字	定　　价：88.00 元

ISBN 978-7-5130-7360-8

编 委 会

前　言

　　《运动医务监督》是体育专业本科生、研究生的教学用书，根据其培养目标、教学任务和教学内容的要求而编写；也可供体育教师、教练员、运动员以及医务人员参考。

　　运动医务监督是以解剖、生理、生化、病理等知识为基础，以体育运动者的健康状况和运动能力为研究内容的一门实用性学科。它与运动训练实践紧密结合，应用性强，为运动训练或体育锻炼计划的制订提供科学依据，直接对运动训练、体育锻炼过程进行监控。

　　本书涉及运动员体格、身体机能检查、训练监控、运动性疾病的预防及治疗、体育卫生、运动员选材、兴奋剂问题等内容；除此之外，根据中国地质大学（武汉）体育学院的户外运动特色，本书创造性地增加了户外运动营养、户外运动中常见的运动损伤以及基本处理方法等内容。

　　本书由中国地质大学（武汉）体育学院欧高志副教授主编，其具有解剖学、生理学、医务监督、户外运动医学等课程的多年教学经验。但是，由于运动医务监督涉及的知识范围较广，且编写人员水平有限，望专家和读者不吝赐教。

　　本书得到了中国地质大学（武汉）研究生精品教材建设项目的经费支持，谨表感谢。

　　在编撰过程中，谨向被引用资料的作者深表敬意。此外还得到了许多专家、运动员、教练员的指导和帮助，在此一并致谢！

编者

2020 年 12 月

目　录

第一章　体育卫生

体育卫生是指为达到增强体质、增进健康的目的，改善和创造合乎生理要求的体育锻炼条件和环境所应采取的卫生措施和要求。只有遵循正确的体育卫生原则和要求进行体育锻炼才能达到预期的训练效果，降低运动损伤发生的概率。相反，违反体育卫生原则和要求而盲目地进行体育锻炼，不但不能达到预期的锻炼效果，反而会增加各种运动伤病的发生率，带来不必要的健康损害。同时，不同人群由于训练预期、目的不一致，生理基础不相同，在体育卫生方面也存在一定的差异。因此，应结合个体差异，制订训练计划。

第一节　体育卫生的基本要求

一、个体卫生

人的一切活动都是在大脑神经和认知功能的支配下完成的，相应地，大脑也形成并固化了一套"规律性"的活动秩序。顺应已经形成的规律性活动时，机体容易出现神经兴奋性增高、肌肉活性增强、运动心理敏感等状态，表现为运动水平较高、运动成绩较理想，而要达到这样的良好状态需要科学合理的日常生活行为作为保证。

1. 充足而有效的睡眠

人每日应保证一定的睡眠时间，年龄越小，睡眠时间越长。一般来说，成年人每日应有 6 ~ 8 小时的睡眠，中学生需 7 ~ 9 小时，小学生则需 9 ~ 10 小时。需要注意的是，睡眠质量与睡眠时间有关，而与卧床时间无关，长时间卧床反而会造成身体机能的下降。同时，当身体活动量较大时，应适当增加睡眠时间。此外，不同季节也应顺应各自的睡眠节律，例如，春夏季可以有 1 小时左右的午睡时间，以保持较好的身体机能。

2. 卫生而均衡的膳食

干净卫生的膳食可减少发生消化系统疾病的风险，在运动训练和比赛期间尤其需要注意。而营养结构均衡的膳食能够为个体提供足够的热量和丰富的微量元素，这是人体在日常生活和运动中所必需的。

3. 合理而有效的锻炼

体育锻炼是以增强体质为目的的身体活动过程，通过体育锻炼能促进机体的新陈代谢，促进身体健康。尤其是对于处在生长发育阶段的儿童、青少年人群而言，合理而充足的体育锻炼对促进其正常生长发育具有重要意义。而老年人由于机能出现不可逆的衰退，也需要借助有针对性的体育锻炼，减缓衰老，降低各种老年性疾病的发生率。

4. 清洁而适宜的环境

体育锻炼离不开适宜的运动环境。除特殊的运动项目以外，过于极端的冷热天气不适合一般人群的体育锻炼；清洁的空气也是进行户外活动的必要条件，雾霾天气不宜长时间做户外运动。高海拔地区对于一般人群也容易发生头痛、眩晕、恶心、乏力等高原反应，如有基础疾病者甚至会危及生命。因此，运动前，需要结合个体情况与环境进行适配，在保证安全的情况下进行体育锻炼，否则训练效果欠佳。

5. 安全而充分的保护

运动过程中，需要对重要器官和部位进行合理而充分的保护，避免出现运动损伤。如高速运动的项目中应佩戴头盔对头部进行保护；肘关节和膝关节佩戴护具，以避免摔倒时出现骨折、擦伤等运动损伤；佩戴护目镜可以保护眼睛，改善视力；使用肌内效贴布可以促进运动防护。

除此之外，控制吸烟、饮酒，避免昼夜颠倒的不合理作息，避免长时间制动等不良生活习惯都是对个人卫生的有效促进。除了加强科学宣传教育外，规范的制度和法律的约束也是有效的补充。

二、心理卫生

在"社会—心理—生物"模式下，心理卫生越来越受到重视，事实上，心理卫生在个人的体育卫生中发挥着不可替代的作用。

关于心理卫生，美国人本主义心理学家 Maslow 和 Mittelman 修订出 10 项标准。

（1）有充分的安全感；

（2）充分了解自己，并能对自已的能力做恰当的估计；

（3）生活目标、理想切合实际；

（4）与现实环境保持接触；

（5）能保持个性的完整和谐；

（6）具有从经验中学习的能力；

（7）能保持良好的人际关系；

（8）适度的情绪发泄与控制；

（9）在不违背集体意志的前提下有限度地发挥个性；

（10）在不违背社会道德规范的情况下能适当满足个人基本需要。

参考上述 10 项标准可以发现，其实很多人都不能满足全部条件，因此，我们应该经常提醒自己，避免出现严重的心理卫生危机。而体育锻炼可以释放压力、缓解焦虑、增进人群联系、促进个人与环境的和谐发展，在一定程度上有助于个体保持或恢复较好的心理卫生状态。

三、训练卫生

健康来自专业而正确的体育锻炼，运动损伤的风险多发生于缺乏科学指导的盲目训练。因此，训练卫生也是一般人群在体育训练时应该注意的问题。根据运动科学的一般原则和规律，应掌握以下几个方面的基本原则。

1. 循序渐进

运动技能形成的过程具有一定的生理学规律，是在大脑皮质建立的一种暂时性神经联系，复杂的运动往往需要大脑参与，尤其是在平衡性、协调性、耐力和爆发力等运动控制方面。学习运动技能应由简单动作到复杂动作，由单一关节运动到多关节联合运动，大脑认知难度也由单任务到多任务联合，逐步地学会和掌握某项运动技术。运动量也要由小到大，逐渐增加。运动前要进行一定程度的热身准备活动，如肌肉和肌腱的被动牵引和拉伸，关节活动范围的附属运动等。

2. 全面系统

训练时，应追求在速度、力量、耐力和灵敏等方面的均衡发展。全面锻炼是取得良好预期训练效果的重要条件，任何运动对身体各方面素质都有一定的要求，只有在全面发展的前提下，有针对性地提升某项素质和技能，并使之更为突出，才能获得较好的预期结果，对预防运动损伤也起到重要作用。同时，运动训练必须经常系统进行。多次重复有助于个体全面掌握和巩固运动技能、巩固肌肉和内脏器官之间的协调联系，而已巩固建立起来的各种条件反射也需要通过系统性的强化训练来维持。

3. 个体差异

制订运动训练计划和目标时，必须对个体的健康状况、身体素质、技术水平、年龄、性别和心理状态等个性化内容有深入的了解，并根据这些指标来制订不同的训练计划。健康状况良好者可选择大运动量和技术含量高的运动；健康状况欠佳者则遵循循序渐进的原则逐渐增加运动量；而患有基础疾病者则需要在专科医师的指导下共同制订相应的训练和康复计划。

4. 充分的准备与整理

运动前要做准备活动，运动后要做整理活动。准备活动是指在体育锻炼或运动训练前所进行的一系列身体练习，其目的在于使身体各器官系统能迅速地进入工作状态。运动前的热身准备活动可刺激肌肉收缩，改善肌肉协调能力，增加肌肉耐力和爆发力；同时可预防或减少运动对肌肉、肌腱、韧带的损伤；增加血红素和肌蛋白结合和释放氧的能力；加快体内新陈代谢，促进内外环境的物质交换并保持必要的稳定性；减小外周血管壁阻力，降低血压；提高神经传导速度，刺激并加强神经反射；准备活动期出现的体温升高，有助于全身血管扩张，增加全身血流量，为运动关键部分提供更多血氧供应；增加呼吸频率和深度，加快气体交换，增加肺部有效氧气量，使机体尽快适应锻炼或训练的需要。此外，准备活动也可以使运动员心理提前进入紧张状态，将注意力集中在运动比赛上，使运动员产生心理暗示，增强运动员比赛信心，提高技术动作的准确性，从而提高运动成绩，避免发生运动伤害。

准备活动一般以微微出汗，身体各大肌肉、韧带和关节都得到适量的活动为准，自身感到灵活、舒适即可。运动结束后应进行放松练习，使人体更好地从紧张和兴奋的运动状态逐渐过渡到相对安静的状态。

训练和比赛前的准备活动必须充分而全面，准备活动的强度和持续时间需要建立在个人体能的基础上，同时必须根据运动比赛项目的不同目标而有所调整。一般来说，全身性的准备活动以心率较静息状态增加 60～80 次/分作为参考。全身性准备活动进行的时间以不低于 10 分钟但不超过 40 分钟为宜；依据运动员年龄、性别、训练目标、技术特点、个体差异、季节及气温的不同，准备活动所需的时间会有所差异。

整理活动是促进体力恢复的一种有效措施，可以改善肌肉的血液循环，有利于快速排出二氧化碳和清除代谢产物，以减轻肌肉的酸痛，消除疲劳。

5. 合理着装

运动服装能保护人体免受外界各种环境的不良影响，减少运动损伤的发生。可根据运动形式和活动程度，参考服装的保温、透气、吸湿、防静电、耐摩擦等特性，合理选择运动着装。运动后要勤洗勤换运动衣裤，尤其是内衣裤，以免汗渍水污等滋生细菌、产生异味，影响机体健康。运动鞋是很重要的装备，鞋号太大或太小都会造成运动不便，容易发生踝关节扭伤，影响足部正常功能。一定要选择合适的尺码，并在运动过程中检验是否舒适。运动鞋应当轻便、富有弹性，具有良好的透气性；袜子应当透气性好、吸汗性强，可以选择分趾袜，并尽可能保持鞋袜干净、柔软、有弹性。

四、饮食卫生

（一）饮食节律

运动结束后不可马上进食，而应该在休息至少 1 小时后进食。如为了达到比赛前减重的目的，则可在运动后休息 1.5 小时再进食，并注意膳食结构合理。进食后不可立即开始运动训练或参加比赛，而应该选择休息 1～2 小时后再进行，进食后过早开始运动容易引起消化道血液供应不足，胃肠道蠕动减弱，消化液分泌不足，造成消化不良和腹痛。不宜为追求减重效果而空腹运动，这样容易在运动过程中能量供应不足，进而造成运动时间缩短、强度降低，而结束后又容易引发暴饮暴食，严重损害运动员身体健康。

（二）进食时间安排

合理安排进餐时间，使其与生理状态和运动训练相适应，有助于提高运动能力和比赛成绩。训练和比赛前摄入过多食物，会造成胃内容物无法及时排空，影响训练和比赛成绩。考虑到一般的混合食物在胃内会停留 3~4 小时，因此，两餐之间的间隔时间以 4~6 小时为宜。特别是比赛前的一餐，需要在比赛开始的 3.5 小时以前完成，使食物有足够的消化时间。在赛前的半小时内进餐，无论进食固体或液体，都会给胃部造成胀满感。如必须进食，可以选择液体食物，液体食物不仅在胃内停留时间较短，而且容易吸收，有助于增加营养和提供能量。

（三）运动强度与饮食

低运动强度时不需要额外补充食物，按照正常饮食习惯摄取一日三餐，选择水果或奶制品及燕麦粥等。中等运动量前不推荐大量进食，可在运动期间补充含糖的运动饮料或者高浓度果汁。长时间及大强度运动前的食物必须容易消化，应以糖类为主，搭配优质蛋白和新鲜蔬菜。运动期间应该间断性补充事先准备好的苏打饼干、粗粮饼干或新鲜水果，保证能量和营养的持续供应。

（四）运动期间的饮水

运动补水的总原则是"少量多次"。运动前 1 小时应补水 300~400 毫升，运动前半小时应补水 150~200 毫升。中低强度运动时，建议每 20~30 分钟补水 200 毫升，每小时饮水总量为 500~600 毫升。

高温天气时，每小时补水量可达 1 升，以补充出汗造成的体液流失；在低温环境下可选择饮用温水，以避免出现胃肠痉挛。运动强度较高时，建议选择低糖运动饮料或浓度适中的果汁。剧烈运动时及运动后不建议饮用纯净水、蒸馏水等，而是选择淡盐水或含盐饮料，以补充大量出汗而流失的电解质，保持体内的电解质平衡。运动结束时，可先补水 150~200 毫升，采取小口多次饮水的方式，休息半小时后方可大量补水。

第二节 儿童及青少年体育卫生

儿童及青少年时期是人体快速发育的关键阶段，这一时期人体各组织、器官和系统逐渐生长、发育并完善，生理功能逐渐成熟。此阶段的人群应进行体育锻炼以促进生长发育、增强体质、提高健康水平。

一、儿童少年解剖生理特点及体育卫生要求

（一）神经系统

儿童少年时期的神经系统容易兴奋，表现为活泼好动，注意力不集中，动作准确性差，条件反射不易巩固建立。因此，儿童少年的体育训练应多采用直观方式，多做示范，包含生动、活泼、有趣的游戏，形式多样化。每种活动持续的时间不宜太长，否则容易注意力不集中。

（二）运动系统

儿童少年长骨两端未完全骨化，存在薄弱的骨骺结构，其负载能力明显低于周围的骨质，且儿童少年关节活动范围大、稳固性差，关节扭挫伤时易伤及骨骺，有时肌肉猛烈牵拉可导致骨骺分离；儿童少年骨骼含有机物比例高，无机物比例低，长时间负荷后骨骼不易折断却易弯曲变形；相对于成年人，儿童少年肌肉质量占体重百分比小，肌纤维细弱，含水分多，收缩力差，易疲劳，但代谢活跃，恢复快；儿童少年在青春期，肌肉、筋膜、韧带生长多落后于骨骼生长，尤其是深层小肌群及下肢伸肌，偶可引发生长痛；儿童少年各骨完成骨化的时间先后不一，其中椎骨及髋骨完成骨化的时间较迟，不正确的姿势或过多跳跃练习易影响脊柱形态和骨盆的正常发育。针对这些特点，儿童少年体育运动要注意培养正确的站、走、跑和跳的姿势，避免长时间的站立和负重，以防不正确的动作或负荷给身体发育造成不良影响。一般 6 ~ 7 岁前禁止正式的抗阻训练，之后儿童进行抗阻练习也宜在监督下进行，强调低负荷动力练习方式，且应避免高强度练习、静力练习。

（三）心血管和呼吸系统

儿童少年心血管发育尚不完善。相对成年人，安静心率、亚极限心率、极限心率较高，心率储备较低；每搏输出量较低，运动时主要靠增加心率来提高心输出量；儿童少年肺容量较低、呼吸肌较弱，运动时主要靠增加呼吸频率来增加通气量。儿童少年的摄氧量较低，6岁时多数只有成年人的1/3。6～7岁前，儿童血管发育快于心脏，血压较低；之后，随年龄的增长升高，青春期时，心脏发育迅速并超过血管发育，外周血管阻力相对增加，加上血管神经体液调节不稳，有的可出现"青春期高血压"。其特点为单纯收缩压升高，一般不超150毫米汞柱，舒张压正常，多无症状，不影响一般的体育活动，青春期过后恢复正常。如果有头晕等不良自觉症状，则应避免激烈运动，并定期观察。儿童少年运动时血压变化趋势与成人相似，但同一运动，儿童少年收缩压上升幅度小于成年人，舒张压下降幅度则大于成年人，出现舒张压降至"0"的现象也较成年人多，这反映了儿童少年心脏机能及血管神经体液调节不完善的特点。另外，儿童少年糖无氧酵解能力和运动单位募集能力较低，因而无氧运动能力也较低。根据上述特点，儿童少年体育运动应以发展有氧运动能力为主，但运动强度要适当，时间不宜过长。另外，不宜进行用力过大的憋气或长时间静力性练习。

二、儿童少年身体素质发育

儿童少年时期是发展身体素质基础能力的关键阶段，但必须注意到他们的变化特点。通常男孩的运动能力在7～9岁和12～16岁两个阶段提高较快，而女孩的运动能力在6～8岁和11～14岁两个阶段提高较快。

1. 耐力素质

青春期前儿童耐力素质（最大摄氧量绝对值）总的趋势是随年龄增长呈线性提高。男孩进入青春期后继续呈线性增加，其中12～15岁增速较快，20岁达到高峰，以后随年龄增长而下降；女孩在青春期11～13岁增速较快，13岁后最大摄氧量略下降，16～17岁又回升并继续缓慢增加，20岁达到高峰。不过每分钟每千克体重的最大摄氧量从儿童至青春后期基本不变。一般认为，青春期前运动不会显著增加最大摄氧量（不过一些研究认为，最大摄氧量可能并不是青春期前儿童有氧耐力的最佳指标，无氧阈可以更好地反映儿童心血管耐力），但在青春期运动可以显著增加最大摄氧量，青春期后的运动效应则与成年人运动效应基本相似。

2. 力量素质

青春期前，男孩和女孩力量皆随年龄增长而增加，且增速相似。青春期时，男孩力量增速明显加快（突增期），青春期结束后肌力继续增加，但增速缓慢，20～30 岁达到高峰，以后趋于稳定；青春期时，女孩力量并无突增现象，肌力在 13～16 岁左右即基本达到成年人水平。通常青春期前，男孩和女孩进行力量训练是安全的，皆可提高肌肉力量，但通常不伴肌肉肥大；青春期后，力量训练则可使肌肉肥大，但效果呈现性别差异，尤其是上半身肌力，男孩增加的绝对幅度更大。

3. 柔韧素质

一般男孩 10 岁、女孩 12 岁后主动活动柔韧性开始下降，并随年龄增长逐渐下降。任何年龄柔韧性练习皆有助于增加关节活动度。

4. 速度素质

男孩在 16～17 岁以前，女孩在 11～12 岁以前，速度随年龄增长呈线性提高，女孩在 12 岁后略增并趋于稳定。儿童少年进行速度练习有助于提高速度素质。

5. 灵敏素质

灵敏素质随着年龄的增长而逐渐地增长，10 岁以后增速提高，青春期尤为明显，15～16 岁后逐渐缓慢并趋于稳定。儿童少年进行灵敏性练习有助于提高灵敏素质。

三、儿童少年体育锻炼运动处方

通常儿童少年即中小学生每天至少要有 1 小时的活动量。小学生（青春期以前）应以各类游戏活动为主。中学生则应包含有耐力练习和力量练习。耐力练习：中等或较大强度运动，其中每周至少有 3 天是较大强度（60%～70% 最大摄氧量（VO_2max）的有氧运动，如跑步、跳绳、游泳、骑车等，每次 10～20 分钟。力量练习：每周 2 天力量锻炼，主要为以多关节肌为主的神经肌肉力量练习，如俯卧撑、引体向上、仰卧起坐或用器械锻炼，强度为 50%～70%

1RM（Repetition Maximum，即肌肉疲劳前按照指定重复次数收缩时能够抵抗的最大重量），每组 8～15 次，每天 1～2 组，组间休息至少 3 分钟。另外，有氧锻炼方式中，可包含跑步、跳绳等。儿童少年尤其是青春期进行力量练习时应适当增加小肌群练习及肌肉牵引和拉伸练习。由于青少年正处于生长发育阶段，应避免过多单侧身体运动，以防发育不均衡。如长期仅仅打羽毛球可致握拍侧肌肉、骨头增大，肩下垂等。此外，由于儿童少年体温调节能力相对较弱，宜避免在过冷或过热环境中进行锻炼。

第三节　老年人体育卫生

随时间推移，机体对环境的生理和心理适应能力进行性降低、逐渐趋向死亡的过程称为衰老。衰老是人类生命历程中的自然规律，人类一直与衰老进行着艰苦的斗争。在长期的实践中发现，经常参加体育锻炼能改善和提高身体各系统器官的代谢活动和工作能力，延缓衰老过程，预防老年常见病，延长寿命。一般将 60 岁以上的人称为老年人。随着老龄化社会进程的加快，2000年，世界卫生组织公布了人口年龄划分标准：60～74 岁为年轻老年人；75～89 岁为老年人；90 岁及以上者为长寿老年人。目前，世界各国参加体育锻炼的老年人日益增多，政府也出台了诸多政策引导老年人进行合理有效的运动。如何根据老年人的身体特点合理组织体育活动，已成为老年运动医学研究的重要课题。

一、老年人生理特点

（一）身体成分

随着年龄的增长，身体成分和身高有显著的变化。老年人身高随年龄增长而降低是由于脊柱后凸、椎间盘压缩、椎骨退化造成的。人的体重通常在 25～50 岁期间处于上升阶段，其后开始逐步下降。体重增加常伴有体脂增加，去脂体重下降。男性和女性老年人的体脂率平均值分别约为 26%（男青年为 15%）和 38%（女青年为 25%）。老年人身体活动能力随着年龄的增长而逐渐下降，因而去脂体重减少、体脂增加，这种身体成分的改变不仅增加了老年人的发病率，还导致生理机能减退。有氧运动可有效地氧化体内脂肪而使体脂下降，而对去脂体重的影响较小。抗阻运动对减少体脂和增加去脂体重均有良好效果。

（二）神经系统

随着年龄的增长，老年人神经系统生理机能发生退化。大量神经细胞萎缩和死亡使得神经肌肉活动能力受到影响，表现为单纯反应时和复杂反应时延长。65 岁老年人的反应时比 20 岁年轻人延长了 50%。老年人由于脑干和小脑中细胞数量减少，中枢肾上腺素水平发生退行性变化，神经系统内的去甲肾上腺素水平逐渐降低，加上外周本体感受器机能下降，限制了精确控制身体运动的能力，导致平衡能力和运动协调性减退，表现为容易跌倒。有规律地进行体育活动，在某种程度上能延缓神经肌肉功能的衰老。研究表明，经常进行体育锻炼的老年人，其反应所需时间较不锻炼的老年人短。连续 20 年体育运动的老年男子的动作反应时与 20 岁无运动的青年男子相似或比他们更快。

（三）运动系统

1. 肌肉

在衰老过程中，骨骼肌发生显著的退行性变化。其特征是肌纤维的体积和数量减少，尤其是下肢肌的快肌退化更明显，随着年龄的增长，衰老的趋势和程度更为显著。伴随着肌肉体积的缩小，肌肉力量也在下降。因而老年人的动作灵活性、协调性及动作速度均下降。研究表明，老年人肌肉力量下降的速度与肌肉活动情况有关。经常进行抗阻练习，能促进蛋白质的合成，保持肌肉体积及力量，延缓其衰老的速度。

2. 骨骼

随着年龄的增长，骨质疏松程度逐渐加重，骨折发生率升高。脊柱、髋部、腕部是老年人骨折的易发部位。老年人骨质疏松的原因尚未完全清楚，可能与性别、性激素水平降低、消化功能低下导致钙吸收障碍、运动减少、吸烟、饮酒、饮用咖啡、遗传等综合因素有关。这些因素可能引起负钙平衡，使骨中的矿物质含量减少。运动能有效地预防和治疗骨质疏松症。坚持负重运动不仅能阻止骨质的丢失，而且还能增加骨密度；此外，还可以达到矫正变形、改善关节功能、增加柔韧性、增强肌力和耐力、保证肌肉和运动器官的协调性、防止摔跤的目的，从而降低骨质疏松症和骨折的发生率。但是，对于绝经期妇女的骨质疏松症还需同时应用雌激素等来治疗。

3. 关节

衰老过程中，关节的稳固性和关节活动度逐渐变差。衰老常伴有胶原纤维降解，关节软骨由厚变薄及钙化、弹性丧失，滑膜面纤维化，关节面退化等。关节的变性会使关节僵硬、活动范围受限制。体育锻炼除了增加肌肉力量、防止肌肉萎缩，还可以保持关节韧带的韧性和关节的灵活性，使老年人的动作灵活和协调。

（四）循环系统

随着年龄的增长，最大心率下降，而静息时心率的变化很小。老年人最大心率下降的原因可能是由交感神经活动减弱，传至窦房结的神经冲动减少所致。心脏容积仍保持不变，但静息时的每搏输出量减少。在衰老的过程中，老年人会出现心肌细胞萎缩、冠状动脉粥样硬化、左室舒缩功能减弱、心肌灌血不足及收缩力下降。由于最大心率降低和每搏输出量减少，导致心输出量也随年龄的增长而降低。动脉管壁弹性随年龄增长而降低。血管硬化增加了血流的外周阻力，增大了心脏的后负荷，使心肌的耗氧量增加。冠状动脉粥样硬化会引起心肌缺氧。外周阻力较高也使安静时和运动时的收缩压升高，但舒张压变化甚小。由于老年人循环系统的生理功能明显减退，所以在剧烈运动时，老年人的心率和血压会急剧增加，成为心血管意外的重要诱因。

（五）呼吸系统

伴随着衰老，呼吸系统的结构和机能发生不良的变化。这些变化表现为肺泡壁变薄、肺泡增大、肺毛细血管数量减少、肺组织的弹性下降、呼吸肌无力等，从而导致肺泡扩散的有效面积减小、肺残气量增加和肺活量下降。因此，在剧烈运动时，只能通过增加呼吸频率来提高肺通气量，而不是依靠呼吸深度的增加。静态和动态的肺功能指标随着年龄的增长而衰退。肺活量、最大通气量、时间肺活量等机能指标呈现进行性下降。有氧训练可使老年人的肺功能提高，使最大通气量增加，其增长速度与心输出量的增长相适应。

（六）血液

老年人血液多出现浓、粘、聚、凝的状态，临床上称之为高粘滞血症。高粘滞血症可使微循环的血管形态、血液流变发生异常，直接影响组织、器官的生理功能。老年人的纤维蛋白原增加，而纤溶能力下降，使血浆粘度增加。另外，机体造血机能下降导致血液中年轻的红细胞数量减少，衰老的红细胞数量增加，过氧化脂质在体内不断积聚及血管的硬化等因素都会引起血液粘度升高。红细胞变形能力是影响血粘度和血流阻力的重要因素。随着衰老过程的发展，红细胞膜弹性下降、血沉增加，导致变形能力下降。血液粘度的升高和红细胞的变形能力下降，使血液的流变性降低，循环阻力增加，心脏负担加重。因此，心输出量、有氧能力及清除代谢产物等机能都将减弱，从而成为诱发心血管疾病的主要因素。长期运动锻炼可使纤溶能力增强，对于增强血液的流动性、降低血液粘度有重要作用。

（七）免疫系统

随着年龄的增长，免疫系统的功能显著降低。表现为免疫细胞数量的减少和活性的下降，以及 T 细胞增殖反应、白细胞介素-2（IL-2）水平、受体表达和信号传送能力下降。尤其是 T 细胞功能受到的影响更明显，功能性 T 细胞数量下降，T 细胞亚群比值发生改变。60 岁以上的老年人外周血中 T 细胞的数量可降至青年时期的 70% 左右。这是由胸腺随着年龄的增长发生退化引起的。免疫系统功能衰退，直接影响老年人的身体健康，而适当的运动可使机体免疫系统的功能增强。运动引起免疫系统机能的变化因运动强度、方式、个体健康和训练水平而有所差异。实验证明，剧烈运动可抑制免疫机能，辅助性 T 细胞与抑制性 T 细胞比值下降，自然杀伤细胞（NK）的百分比及活性升高，而进行适当的耐力运动后，机体的免疫系统功能可增强。

二、老年人身体素质变化

老年人的心肺耐力、肌肉力量/耐力、柔韧性、神经肌肉功能皆下降。

1. 心肺耐力

人体最大摄氧量在 20 岁时达高峰后就开始下降,到 60 ~ 69 岁时可下降接近 50%,而经常运动可提高老年人最大摄氧量,明显减慢下降速度。

2. 肌肉力量/耐力

肌力一般在 20 ~ 30 岁达到高峰,并可维持到 35 ~ 40 岁,之后缓慢下降,50 岁之后力量开始较明显下降,尤其是大腿肌力。在 50 ~ 60 岁期间,力量一般比最高峰时降低 18% ~ 20%,但到 65 岁时下降可高达 45%。老年人力量训练可有效减缓肌肉萎缩,改善肌力。

3. 柔韧性

一般在 50 岁之后,柔韧性下降速度明显增快。经常进行柔韧性练习同样可改善老年人柔韧性。

4. 神经肌肉功能

一般在 50 岁之后,神经肌肉功能开始缓慢下降,到 70 岁之后,神经肌肉功能则明显下降。进行神经肌肉功能练习可明显改善老年人的神经肌肉功能。

三、老年人体育卫生要求

第一,中等以上强度锻炼前必须经过严格的健康体检,了解健康状况,以便合理选择运动项目和确定运动处方。进行慢跑等较大强度运动时宜进行运动医学检查,特别是心电图运动应激试验。

第二,活动内容宜选择全身性、平稳缓和、有节奏的动力性运动,避免负荷过大、速度过快、平衡要求过高的活动。

第三,必须根据自身能力,遵循循序渐进的原则。

第四,锻炼期间要遵循正常的生活规律,保证充足的睡眠,注意合理饮食和营养,应禁烟、限酒。

第五,加强医务监督工作(包括自我监督),防止过劳或意外损伤。运动过程中出现胸闷、胸痛、头晕、恶心等征象即应立刻停止运动。老年人锻炼最好结伴进行。

四、老年人体育锻炼运动处方

虽然老年人的生理变化使其对运动等引起的内环境变化的调节和适应能力

减弱，但规律性运动仍可显著改善老年人的生理功能和身体素质。老年人锻炼应包括心肺耐力运动、力量练习、柔韧性练习和神经肌肉练习。

1. 心肺耐力运动

强度：RPE（主观疲劳分级）12～15。时间：中等强度，每天累计 30～60 分钟（60 分钟更好），且保证每次至少 10 分钟。频率：每周至少 5 天，共 150～300 分钟。类型：不能对骨骼施加过大压力，宜低等或中等冲击力耐力运动，如步行。

2. 力量练习

强度和运动量：采用 50%～80% 1 RM，每组重复 10～15 次，1～3 组。时间：组间休息 1～3 分钟，慢速或中速，每周 2～3 天。类型：抗阻练习或承受体重的保健体操（应含 8～10 个大肌群练习动作），爬楼梯练习或其他大肌肉参与的力量练习。

3. 柔韧性练习

强度：以感觉到紧绷为宜。时间：静力拉伸时维持 30～60 秒，1～2 组。频率：每周至少 2 天。练习方式以静力性拉伸为好，避免冲击性拉伸。

4. 神经肌肉练习

容易摔倒的人群应加入平衡性练习。时间：每次 20～30 分钟，每周总运动时间宜≥60 分钟，即每周至少 2～3 天。练习方式主要有各种平衡练习、太极拳等。

第四节　女子体育卫生

一、女子的生理特点

（一）体格

青春期以前，男女形态指标差异不大。

女子青春发育期比男子早 2 年，11～12 岁女子的多数指标超过男子，13 岁后，男子又超过女子。

青春发育后的形态特点：逐渐形成四肢较短，大小腿较粗，躯干较长、肩窄、骨盆宽的体型。女子皮下脂肪丰满，主要分布在胸、肩、腹部及臀部。

这种体型重心低、稳定性高，宜进行艺术体操、高低杠、平衡木及自由体操等项目，但奔跑速度及负重能力均比较差。

（二）循环系统

女子心脏重量、体积、容量都比男子小。安静状态下女子心率较快，男子平均心率为 75.2 次/分，女子为 77.5 次/分。女子血压比男子低，心脏每搏输出量和每分输出量也比男子少，所以运动时，女子主要靠增加心率来增大心脏的每分输出量。女子红细胞数量及血红蛋白含量均低于男子，所以女子更容易出现贫血。

（三）呼吸系统

女子的呼吸功能比男子低，从而制约了女子运动中机体氧气的供应量。具体体现在：女子胸廓较小，呼吸肌力量较弱，肺活量比男子小，只有男子的70%；肺通气量、最大吸氧量也比男子小；多用胸式呼吸；安静时，女子呼吸频率较快，每分钟比男子快 4 ~ 6 次。

（四）运动系统

女子的肌肉不如男子发达，女子肌肉重量只占身体总重量的 25% ~ 35%，而男子占了 35% ~ 45%，进行系统的体育锻炼有利于女子肌肉体积的增加。由于女子肌肉力量较差，有些运动器械宜轻，如投掷项目的标枪、铁饼、铅球等。女子关节韧带的弹性较好，椎间盘较厚，四肢、脊柱活动范围较大，故柔韧性较好，有利于完成劈叉等动作。

二、女子体育锻炼的卫生要求

（一）增加心肺的有氧运动

由于生理的不同，女子心肺功能一般情况下较同级别男子差，因此，需要加强女性运动员心肺功能方面的专项锻炼。慢跑、步行、游泳、徒步等有氧运动项目不仅可以增强心肺功能，还可以消耗多余脂肪，达到减脂、减重的目的，有利于女运动员能量储备和身体塑形。

（二）注意加强腹肌和盆底肌群的锻炼

位于腹腔周围的肌肉群及腹腔底部下口处的盆底肌群，共同维持着人体正常的腹压，保证各脏器处于正常位置，并保持正常功能。从女性生理特点及功能解剖学观点来看，加强腹部肌群和盆底肌群锻炼对女运动员的健康有重要意义，也有利于训练和比赛成绩的提高。建议采用专业认可的技术动作有针对性地开展女运动员腹部肌群和盆底肌群的核心训练。

（三）参加姿态体态的练习

瑜伽、啦啦操、健美操、韵律操、艺术体操、舞蹈等运动很适合女性对美的向往追求，有利于形体的健美，结合运动解剖学知识进行编排的专项训练更加有效。值得注意的是，在选择瑜伽等大众健身活动时，一定要注意选择有专业认证且教学经验丰富的机构和教练，训练过程中不能盲目追求动作难度和减脂、减重的目的，在没有基础训练的情况下一味追求高难度动作是十分危险的。

三、女子经期体育卫生

月经是女子进入青春期的正常生理现象。女运动员在经期进行体育锻炼时，教练员和女运动员必须根据具体情况认真对待。

（1）月经正常的女运动员在经期可以正常参加适当的体育活动，低强度的运动可以有效改善盆腔的血液循环，有助于瘀血的排出，还可调节大脑皮质的兴奋和抑制过程，减轻全身不适反应。不建议在经期进行长跑、跳远、跳高、足球和篮球等剧烈的运动。一般在月经的第 1~2 天可以进行少量轻微运动，在第 3~5 天则可增加运动量，在月经结束后再按照正常运动量进行训练。

（2）由于经期女运动员体内失血较多，身体反应能力、肌肉力量、灵活性都较平时明显下降。经期的训练计划需要做出相应的调整，一般选择运动量较小、强度不宜过大、时间不宜过长的训练活动。在经期进行高强度、大运动量的剧烈活动容易导致卵巢功能失调或月经紊乱。腹内压明显升高的憋气和静力性动作也应少做，以免引起子宫移动或子宫受压造成经血过多。这些在经期不适宜开展的剧烈活动容易引起机体功能紊乱，造成运动寿命的缩短，因此需要特别注意。

（3）月经期不宜参加游泳、跳水、划艇等水上运动项目。经期子宫内膜脱落、流血、子宫内膜形成创面，一旦细菌进入子宫，则易引起感染造成炎症，同时冷水刺激还会造成经血和分泌物凝固不易排出，引起痛经等不良反应，损害运动员的健康。应注意，经期勤换卫生巾，运动后更是要注意清洗，避免滥用妇科药物和洗剂，保持经期的生理卫生。

（4）女运动员在经期常出现明显的身体不适感，如自觉乏力、腰酸背痛、全身不适、恶心、口渴、头痛、头晕、下腹痉挛性疼痛等不良反应，应停止锻炼并告知随队医生，做好身体监测，切勿为了追求训练和比赛成绩而刻意隐瞒健康问题。

第二章 运动员体格检查

运动员体格检查是指对运动员身体进行一系列医学检查，目的在于了解运动员身体发育程度、健康状况及机能水平等基本情况，是运动医学临床工作中非常重要的一部分。医生通过体格检查，了解运动员的健康水平、发育程度和功能状况，最终决定其能否参加体育锻炼，可以进行哪些运动项目的训练，运动量应如何安排，有哪些注意事项等。已有一定训练水平的运动员，通过体格检查，还要评定他们的训练水平，是否存在运动性疾病或这些疾病的倾向，对今后的训练制度、训练方法和医疗预防措施等方面提出建议。

第一节 健康检查

一、询问一般项目

一般项目包括伤病史和生活史。良好的、全面的一般项目的询问是医学评定的基础。

（1）既往史。询问既往是否常患病及曾患过哪些严重疾患。着重询问那些影响内脏器官机能和影响运动能力的伤病，例如心脏病、高血压病、结核病、哮喘、肝炎、肾炎、癫痫、关节炎、疝及肢体和关节因伤致残或畸形等；了解发生伤病的原因、时间、治疗过程、痊愈程度、目前情况及对生活、工作和运动的影响等，以及有无脑震荡史、昏厥史，是否有疾病或外伤后遗症；既往是否有心电图检查异常，心脏是否有杂音，是否做过手术。若既往有运动引起昏厥史，则必须注意排除肥厚性心肌病、冠状动脉发育异常和严重心律失常等心脏疾患。

（2）家族史。要询问直系亲属中有无 50 岁以前发生心肌梗死者，以排除家族性心脏危险因素。

（3）生活史。主要询问其工作、劳动条件，生活习惯，营养条件，有无饮酒、吸烟及偏食习惯。

（4）过敏史。由于运动员在足球场、田径场、射击场等地方可能会遇蜂蜇或接触各种花草，故应询问其对某些药物、食物、花草等有无过敏反应，以避免发生运动性哮喘等不良后果。

（5）月经、生育史。对于女性，应该询问月经史，包括月经初潮的年龄、月经周期和经期天数、经血量的多少和颜色、经期症状，以及对运动能力的影响，是否曾于月经期参加训练和比赛。对已婚者要询问妊娠和生育史、是否服用避孕药物等。

二、询问运动史

对非运动员要记录爱好的项目、锻炼的频率、每次锻炼的时间；对运动员要询问系统训练的项目、年限、运动等级和成绩，详细记录运动性伤病，如过度训练、髌骨劳损等发生情况，并记录发生运动性伤病的原因、部位、是否痊愈等。询问中还要关注训练有无间断及间断的原因，运动时身体的反应。

三、临床健康检查

临床健康检查是采用视、触、叩、听等手段来诊断身体有无疾病，在特殊情况下，需要借助医疗辅助器械来进行，如 X 线、CT、MRI、超声、心电图、血液生化检验等。

第二节　姿势检查

身体姿势是指人的头、颈、躯干、四肢在空间的相对位置，以及彼此之间的关系。身体姿势是评价生长发育的一项重要内容。正确的姿势不仅可以展现出健康的精神面貌给人以美感，最主要的是它能使身体各部分的空间位置处于最佳的省力状态，从而减轻肌肉韧带的紧张，缓解疲劳，并有利于运动能力的发挥。不正确的姿势不仅会额外增加肌肉韧带的负担，还会影响骨骼发育，影响人体循环、呼吸、消化系统的正常功能。对于身体发育有缺陷或姿势不良的学生，姿势检查结果将有助于为其制定具有矫正功能的锻炼方案。例如，可以通过加强某些肌肉群的力量或发展某些关节、韧带和肌肉群的柔韧性来改善身体姿势。

姿势有静态姿势和动态姿势之分。这里只介绍静态姿势检查，着重检查直立姿势。由于身体各局部的形态是影响完整姿势的重要方面，因此，姿势检查包括对脊柱形状、胸廓形状以及腿和足的形状的检查。

一、直立姿势检查

标准直立姿势是人体测量的基本姿势。检查时要求被检查者只穿短裤、背心，立正站好，检查其头位是否正直，左右肢体的长短、粗细、形状是否对称。

标准直立姿势：从背面观，头颈、脊柱和两足跟应在一条垂直线上，两肩峰的高度、两髂嵴的高度一致；从侧面观，头顶、耳屏前、肩峰、股骨大转子、腓骨小头和外踝尖各点在同一垂直线上；脊柱呈正常生理弯曲。若不符合上述标准则说明姿势有缺陷。通过身体局部形态检查可发现导致姿势缺陷的原因。严重的姿势缺陷则属于畸形。

二、脊柱形态检查

脊柱是支撑体重、保持正常立位及坐位姿势的重要支柱。正常人体直立时，从背面观，脊柱应该是垂直的，从侧面观，脊柱有四个前后方向的弯曲，即颈椎段稍向前凸，胸椎段稍向后凸，腰椎段明显向前凸，骶尾椎段明显向后凸，类似"S"型。

脊柱形态检查包括脊柱侧弯检查和脊柱生理弯曲检查。

1. 脊柱侧弯检查

脊柱侧弯是指脊柱各棘突连线偏离人体中轴线超过 1 厘米。如脊柱单纯向左或向右偏移，称为"C"型弯曲；若脊柱上段向左偏、下段向右偏，或上段向右偏、下段向左偏，称为"S"型弯曲（见图 2 - 1）。

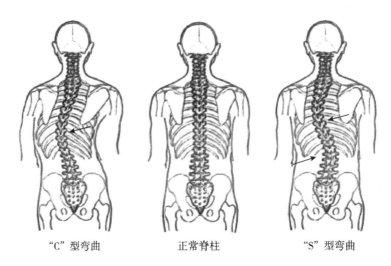

"C"型弯曲　　　　　　正常脊柱　　　　　　"S"型弯曲

图2-1　脊柱侧弯类型

脊柱侧弯的检查方法常用的有以下几种。

（1）观察法。令被检查者身着短裤，取标准直立姿势站立。检查者位于其正后方，观察被检查者两肩是否等高，两肩胛下角是否在同一水平面，与脊柱间距是否相等；脊柱各棘突连线是否在同一直线并垂直于地面，根据以上情况判断脊柱有无侧弯。

（2）重锤法。此种方法使用的测量仪器：直重锤线、测量尺。具体测量方法为，令被检查者自然站立，足跟靠拢，检查者立于其后，在一长线下系重锤，线的上端按于被测者枕骨粗隆中心点，线的下段自然下坠，让此线正好对准臀裂，观察各棘突是否偏离垂线，如棘突偏离此线，说明存在侧弯，并可测量侧弯的程度。偏离距离若小于1.0厘米为正常；1.1～2.0厘米为轻度侧弯；2.1～5厘米为中度侧弯；5.1厘米以上为重度侧弯。

（3）捋压法。捋压法是临床上最常用的检查脊柱胸腰段有无侧弯的方法。检查者用食指、中指并拢沿脊椎的棘突尖以适当的压力从上往下划压，划压后皮肤出现红色充血线，以此线来观察脊柱有无侧弯。

判断为脊柱侧弯的受试者，令其活动身体以确定侧弯性质，若在活动时侧弯消失，则判断为习惯性侧弯；若在活动时不消失，则判断为固定性侧弯。记录时，按照侧弯方向、部位、性质进行记录。

2. 脊柱生理弯曲检查

被检查者取站立位，检查者采用观察法从侧面检查脊柱是否有畸形，胸腰段有无明显后凸或前凸。

脊柱生理弯曲类型主要有三种。①正常背。头颈正落于肩上方，脊柱呈正常生理弯曲，胸弯呈均匀弧形。②驼背。头颈落于肩前方，胸段后弯程度加大似驼峰，腰弯前凸减小。③直背。胸、腰弯均减小，又称平背。见于脊柱长期负担过重或强直性脊柱脊柱炎（见图 2-2）。

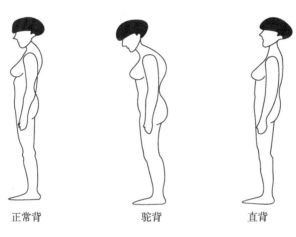

正常背　　　　　　驼背　　　　　　直背

图 2-2　背的形状

三、胸廓形态检查

胸廓的形状由其前后径和横径（左右径）的比例决定。儿童及青少年时期，两者的绝对值相同。随着年龄的增长，横径逐渐增大。正常成人胸廓前后径与横径的比例为 3 : 4。

1. 胸廓的前后径和横径

胸廓的前后径和横径应使用测径规或骨盆测量器进行测量。

前后径是指胸廓前点到胸廓后点之间的距离。前点位于左右第 4 胸肋关节上缘水平和前正中线相交点；后点为前点同一水平的棘突处。横径是指与前后径同一水平的胸廓两侧最宽处之间的距离。

2. 胸廓的形状

根据胸廓前后径和横径的比例关系，可将胸廓的形状分为五种。

（1）正常胸。胸廓前后径与横径的比例为3：4。

（2）扁平胸。胸廓呈扁平状，前后径与横径的比例小于1：2。

（3）桶状胸。胸廓呈圆柱状，前后径与横径的比例约等于1：1。

（4）鸡胸、漏斗胸。胸廓的前后径略长于左右径，胸骨下端前突，胸廓前侧壁肋骨凹陷，称为鸡胸；若胸骨剑突处显著凹陷，形似漏斗，谓之漏斗胸。二者均为佝偻病所致的胸廓改变，多见于儿童。

（5）不对称胸。胸廓两侧不对称，一侧膨隆，常见于胸腔积液、气胸、代偿性肺气肿。一侧平坦或下陷，常见于肺不张，广泛性胸膜增厚、粘连等。异常的胸廓会对机体呼吸和循环功能产生影响，这一类人不适合参加对心肺机能要求较高的运动项目，如长跑等。

四、腿的形态检查

（一）测量方法

令被检查者裸露双腿取立正姿势。检查者立于被检查者正前方，观察并测量被检查者正常站立时两膝、两踝之间间隙的大小，以判断下肢的形状。

（二）腿的形状

腿的形状分为三种类型（见图2－3）。

（1）正常腿。正常站立时，两膝部内侧、足内踝、足跟均可并拢或间隙不超过1.5厘米。

（2）"O"型腿。"O"型腿在医学上称为膝内翻，膝内翻又称弓形腿，俗称"罗圈儿腿"。其是指正常站立时，两足内踝能相碰，两膝不能靠拢的畸形。在两腿之间形成一个近似"O"形的空隙，故称为"O"型腿。

（3）"X"型腿。正常站立时，当两膝相碰，两足内踝分离不能靠拢。两下肢膝外翻者，形如"X"状，故称为"X"型腿。

（4）"K"型腿。正常站立时，两膝部可并拢，但两足内踝之间不能并拢，单下肢膝外翻者，状如"K"字形，故称为"K"型腿。

（5）"D"型腿。正常站立时，两足内踝可以并拢，两膝不能靠拢，单下肢膝内翻者，状如"D"字形，故称为"D"型腿。

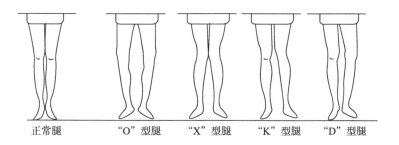

正常腿　　　"O"型腿　　　"X"型腿　　　"K"型腿　　　"D"型腿

图2－3　腿的形状

五、足的形态检查

足的检查主要为足弓测量，是判断扁平足及其程度的一种检查方法。足弓是指足底部由跗骨形成的拱形结构。足弓的存在使足在负重支撑时具有弹性，可缓冲对地面的冲力及减轻行走、跑、跳时对大脑的震荡。扁平足者下肢的支撑能力大大降低，身体和脊柱的姿势也会发生改变。

足弓的大小是由构成足弓的各块骨所在位置决定的，其中，舟骨的位置尤为重要，此外，各关节韧带及足底腱膜的韧度下降，也会使足弓下陷，产生扁平足。

1. 测量方法

检查足弓的方法有印迹法、足高测量法和 X 线摄片法，其中 X 线摄片法最准确，但费用较高且需专门的技术，所以普查少用。常用的方法是印迹法，测量后再用比例法或画线法判断。

2. 足的形态

弓形足的足印区狭窄处断离不相连；正常足弓 a：b＝2：1；轻度扁平足 a：b＝1：1；中度扁平足 a：b＝1：2；重度扁平足的足印无空白区（见图2－4）。

扁平足者，下肢支撑和弹跳能力差，不利于从事跑跳运动。研究发现，运动员中扁平足发生比例较高，一些优秀的田径运动员亦为扁平足，甚至重度扁平。运动员扁平足多发的原因与其进行过多、过重负荷的练习有关，由于腿部肌肉力量代偿了足弓缺陷，对运动能力不会有太大影响，但应引起重视。弓形足在运动员中也占一定比例，弓形足不利于长距离奔跑，这是因为足弓的弹性差，长距离跑易引起足底筋膜炎、跟腱炎等损伤。

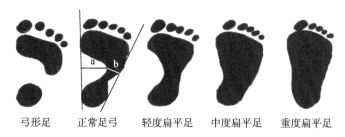

弓形足　　正常足弓　　轻度扁平足　　中度扁平足　　重度扁平足

图 2 - 4　足的形状

第三节　人体测量

人体测量是对人体外部形态，包括体重、长度、宽度、厚度及围度在内的各种测量。人体测量不仅能反映生长发育状况和体质水平的重要方面，而且对运动员选材也有重要意义。

一、人体测量的注意事项

（1）应当强调测量的科学性，严格遵循测量学的三属性，即可靠性、有效性和客观性。因此，测量者必须具有严肃的科学态度，严密的测量设计，尤其在对大群体进行测量时需要随时抽样验证测量的准确程度。

（2）测量仪器的型号规格，测量的方法、要求应当统一化和标准化。力求减少因为测量条件不同而造成的误差。

（3）测量之前应仔细校正仪器，每测100人左右重新校正一次。

（4）测量之前应向被测者说明测量的内容和意义。要求被测者男生只穿短裤，女生可穿背心和短裤。

人体形态可以测量的指标很多，应当根据需要去选择。对青少年和儿童进行人体测量时，必须包括身高、体重、胸围这三项反映身体发育的基本指标以及坐高、肩宽和骨盆宽。

二、体重

体重是身体的净重，儿童少年时期体重随年龄而增加，相同年龄男性的体重高于女性，体重可反映身体的营养状况；结合皮褶厚度分析，还可反映肌肉的发育程度。

饮食的摄入量大大超过消耗量，或摄取外源性激素，如采用合成类固醇、雄激素等作为生理措施，以及体质改变等情况可导致运动员体重明显增加；若体内存在消耗性疾病、训练量过大、饮食紊乱或过分控制体重及营养不良等均可使体重明显下降如图 2-5 所示，体重在一天之内有变化，所以测量体重的时间最好一致。一般晨起时体重最轻；晚饭后体重最重（见图 2-5）。

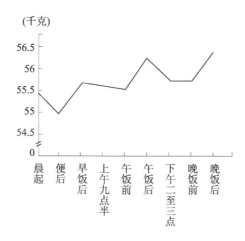

图 2-5　一日内体重变化曲线

体重测量仪器一般有杠杆秤、弹簧秤或电子秤。使用前用标准砝码校准，误差不得超过 0.1%（即 100 千克误差应小于 0.1 千克）。

测量时，将体重计放在平坦的地面上，调正零点，令被测者只着贴身短裤（女子可穿内衣），轻轻站立于秤台中央。测量者读数并记录，测量误差不得超过 0.1 千克。

需要注意的是，被测者上下秤台时的动作要轻，称重时应站在秤台中央。

三、身高

身高是指站立时头顶至地面的垂直距离，是反映骨骼生长发育情况的重要指标。身高受年龄、性别、种族、地区和体育锻炼等因素的影响。儿童及青少年时期，身高随着年龄的增长而增长，青春期身高增长最快，以后逐渐减慢，成年后不再增长。如图2-6所示，身高在一天中有1~3厘米的变化，晨起时身高最高，傍晚时最低，所以测量的时间最好一致。

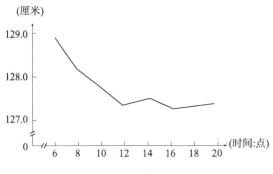

图2-6 一日内身高变化曲线

身高的测量仪器主要为身高计。使用前应用钢尺校正测量刻度，误差不得超过0.2%，并检查身高计的立柱是否垂直，有无晃动，水平压板是否水平等。

被测者赤足，足跟并拢，足尖分开60°，以立正姿势背靠立柱站立在身高计的底板上，上肢自然下垂，躯干自然挺直，足跟、骶骨部及两肩胛间与立柱保持接触。头部摆正，不必紧靠立柱，两眼平视前方，保持耳屏上缘与眼眶下缘处于同一水平线。

测量者站在被测者侧方，双手将水平压板轻轻拉下，直至接触被测者头顶为止。测量者平视水平压板读数，测试误差不得超过0.5厘米。

测量时注意事项：读数时，两眼视线要与被测者的身高保持同一水平线，否则读数不准；水平压板与头顶接触的松紧应当适当，头发蓬松者应压实。

四、坐高

坐高是指人在坐位时，头顶至坐凳面之间的垂直距离。坐高反映躯干长短。坐高和身高的比例可用来评价体型。

坐高的测量仪器主要为身高坐高计。使用前应校正测量刻度，误差不得超过0.2%，并检查坐板是否水平，高度（成人用40厘米、儿童用25厘米的高度，使大腿呈水平位置）、前后宽度是否合适。

测量时，被测者端坐在身高坐高计的坐板上，骶部、两肩胛间及头部的位置及姿势要求与测量身高的要求相同。两腿并拢，大腿与地面平行，下肢自然下垂，不得支撑于坐板上，双足平踏于底座。测量者将水平压板轻轻下压，测量者平视水平压板读数，测量误差不得超过 0.5 厘米。

测量时的注意事项：被测者常会因为骶部未紧靠立柱而使测量不准，故应先令被测者弯腰，使骶部紧靠立柱下滑，直至坐下为止。

五、胸围和呼吸差

胸围是指胸廓的围度，它反映胸廓及胸背部肌肉的发育状况，还间接反映肺容量。

最大吸气和最大呼气时的胸围之差称为呼吸差，它在一定程度上反映呼吸器官的发育情况、呼吸肌肌力、胸廓活动范围及肺组织的弹性。

平静时的胸围在平静呼吸的呼气末测量；深呼气末和深吸气末各测一次胸围计算呼吸差，测试误差一般不超过 1 厘米。

胸围受后天因素影响明显。经常从事体育锻炼的人，胸围比一般人大 5% 以上。常人的呼吸差为 6 ~ 8 厘米；常锻炼者可达 8 ~ 10 厘米，甚至达到 12 厘米。

胸围的测量主要采用带尺，使用前应以标准钢尺校正，每米误差不超过 0.2 厘米。

测量时，被测者裸露上身，自然站立，双肩放松，两臂自然下垂，平静呼吸。测量者为两人，一人手持带尺面对被测者，并将带尺环绕胸部一周，背部带尺的上缘放置在肩胛骨下角下缘，胸前带尺的下缘放置在乳头上缘；另一人站立在被测者的后方，协助将带尺扶正，防止带尺滑脱，并及时提醒被测者耸肩、低头、挺胸、抬臂，纠正驼背等不正确姿势。

测量时的注意事项：①当深吸气和深呼气测量时，需注意防止带尺移动或滑落；②带尺松紧要适宜，轻贴于皮肤；③对于肩胛下角不明显者，令其挺胸显露肩胛下角，找到位置后恢复其正确的姿势再进行测量。

六、肩宽和骨盆宽

肩宽指两侧肩峰之间的距离，肩宽反映身体的横向发育情况。肩的宽窄程度对肩带肌肌力有一定程度的影响。骨盆宽是两侧髂嵴最宽处之间的距离，反映骨盆的发育情况，骨盆过宽对很多运动项目不利。

肩宽和骨盆宽两者的比例决定了肩窄臀宽或肩宽臀窄体型，是运动员体型选材的重要指标。

肩宽和骨盆宽的测量主要采用测径规，使用前检查零点，误差不超过0.1厘米。

测量时，被测者双肩放松，自然站立，测量者立于其后进行测量。

测量肩宽时，示指沿被测者两侧肩胛冈向外上方触摸，摸清两侧肩峰尖，再进行测量。

测量骨盆宽时，示指沿被测者两侧髂嵴触摸至髂嵴最宽处的外缘，再进行测量。测量误差不得超过0.5厘米。

七、四肢长度

四肢长度包括上下肢长度及各肢节长度。四肢长度测定对于运动员选材不可忽略。在一些运动项目中，上肢或下肢较长的运动员更具优势。

四肢长度的测量主要采用带游标的直钢板尺，使用前校正刻度，每米误差不得超过0.2厘米。

测量方法：

（1）上肢长：被测者自然站立，右臂伸直下垂，手与前臂成一直线，测量肩峰至中指尖的距离。

（2）下肢长：被测者自然站立，测量髂前上棘至地面的垂直距离；或者测量股骨大转子尖端至地面的垂直距离。前者的值比下肢实际长度大，而后者的值较实际小。也可以用身高减去坐高来代表下肢的长度。

（3）足长：被测者站立，将一条腿踩在凳面，用直钢板尺测量足跟至最长趾趾端的距离，也可用专门足长足高计测量。

下肢的长度一般小于坐高，坐高与下肢长度之差越小，表明下肢越长。长腿体型的儿童少年身高增长的潜力大，坐高与下肢长度之差可作为运动员的选材指标。

八、跟腱长

跟腱长是指腓肠肌内侧肌腹下缘至跟骨结节的距离。篮球、排球及跳跃项目的运动员除要求身高优势和四肢修长外，还要求具有长而清晰的跟腱。

跟腱长度的测量主要采用小直钢板尺进行。测量时，被测者自然站立，然后尽量提踵，腓肠肌肌腹与跟腱的交界清晰可见，用笔在内侧腓肠肌肌腹最下缘做标记再恢复自然站立，测量标记至跟骨结节最凸出点的距离。

九、四肢围度

四肢围度包括上臂围、前臂围、大腿围、小腿围及关节围度等。四肢围度反映四肢肌肉的发育情况，皮下脂肪会影响围度，在测量四肢围度时要注意考虑皮褶厚度。

四肢围度的测量仪器为尼龙带尺，使用前用钢尺校对，每米误差不得超过0.2厘米。

测量方法：

（1）上臂紧张围和上臂放松围：被测者自然站立，右臂向前右侧平举，掌心向上握拳，用力屈肘，检查者将带尺放在肱二头肌隆起最高处绕臂一周，测量上臂紧张围，然后带尺位置保持不变，令被测者慢慢将前臂伸直，手指放松，测量上臂放松围。

（2）前臂围：被测者自然站立，上肢自然下垂，带尺绕前臂最粗处测量。

（3）大腿围：被测者两腿分开与肩同宽，平均支撑体重，测试者站在被测者的侧面，将带尺环绕大腿根部后面，带尺上缘置于臀纹处（臀与腿之间的凹陷处），前面放在与后同高处，带尺呈水平位读数，单位为"厘米"。

（4）小腿围：被测者姿势同上，带尺水平绕小腿最粗处测量。

测量时的注意事项：①测量时带尺必须呈水平位，松紧要适度；②测试者体位要符合测试方法的要求；③四肢围度测量误差不得超过0.5厘米。

十、腰围和臀围

（一）腰围

腰围是间接反映人体脂肪状态的简易指标。男性腰围超过 85 厘米，女性腰围超过 80 厘米，表明腰围较大。腰围的大小可反映人的体型特点，保持腰围与身体的适当比例关系对人的体质、健康和寿命有重要意义。

腰围的测量主要采用尼龙带尺。

测量时，被测试者两腿靠近，自然站立，两肩放松。两手交叉抱于胸前，测试者面对被测试者，将带尺经脐上 0.5～1 厘米处（肥胖者可选在腰部最粗处）水平绕一周，测试其纬度，单位为"厘米"。

测量时须注意带尺的松紧度应适宜。

（二）臀围

臀围的大小不仅可以反映出人的体型特点，保持适当的腰臀比对人的体质、健康及寿命有着重要意义。臀围也是一些运动项目进行运动员选材的重要指标。

腰臀比，即腰围与臀围之比，正常男性应小于 0.95，女性小于 0.85，超过即为向心性肥胖。向心性肥胖的患者因为腹壁脂肪堆积可增高腹压使膈肌上抬，影响呼吸并使心脏处于横位。

臀围的测量主要用尼龙带尺。

测量时，被测试者两腿靠近，自然站立，两肩放松，两手交叉抱于胸前。测试者面对被测试者沿臀大肌最粗处将带尺水平位经背部绕至前方读数，注意带尺位置，单位为"厘米"。

测量时须注意：①测量时，被测试者不能挺腹，应在腹部放松的状态下测试；②尼龙带尺使用前应校对，每米误差不超过 0.2 厘米。

十一、指距和手足间距

（一）指距

指距是指两臂侧平举的时候左右手中指指尖之间的距离，被测者自然站立，两上肢侧平举，掌心向前，五指并拢。用长钢尺测量，测量时，钢尺应贴靠在胸前；也可采用双臂张开扶墙（胸部贴墙站立）测量指距。

（二）手足间距

手足间距又称站立摸高，被测试者高举右上肢，身体贴墙站立，测量右手中指指尖摸墙的高度。

第四节　身体成分测量与评价

一、身体成分概述

身体成分是指人体的组成成分，包括肌肉、骨骼、脂肪、水和矿物质等。身体成分可分为身体脂肪和去脂体重。

（一）身体脂肪

身体脂肪分为基本脂肪和储存脂肪。

1. 基本脂肪

基本脂肪是指维持人体正常生理功能需要的脂肪，包括心、肺、肝、脾、小肠、骨骼肌中的脂肪，以及中枢神经系统、骨髓中的脂肪。

女性基本脂肪还包括性别—特殊基本脂肪，特殊基本脂肪又称隐藏脂肪，包括乳腺和生殖器官的脂肪，身体下部的皮下脂肪及肌肉之间等部位的脂肪，占总体重的 5%~9%。基本脂肪是人体生命代谢所必需的，基本脂肪低于正常范围会影响人体的健康。目前认为，女性的基本脂肪占体重的 12%，男性的基本脂肪占体重的 3%。

2. 储存脂肪

储存脂肪是指胸壁、腹腔内保护内脏器官免受创伤的脂肪组织和储存在皮下的大量脂肪组织。目前认为，男性的储存脂肪占体重的 12%，女性的储存脂肪占体重的 15%。

（二）去脂体重与瘦体重

去脂体重（fat free mass，FFM）是指体内无脂肪的化学成分和组织，包括水、肌肉、骨骼、连接组织及内脏器官。瘦体重（lean body mass，LBM）是指去脂体重加上身体基本脂肪。

（三）最低正常体重

最低正常体重是维持人体健康水平和正常生理功能的最小体重。

男性最低正常体重相当于瘦体重。即从体重中减去储存脂肪，或者去脂体重加上基本脂肪。对于男性耐力运动员，低体脂百分比具有重要意义。

女性最低正常体重中含 12% 的基本脂肪，一般瘦型女性的体脂百分比不应低于 12%。体脂百分比低于 17% 是判断低体重的标准之一，成年年轻女性的典型体脂百分比为 25%～27%。

（四）身体成分与健康的关系

体脂过多积累会造成肥胖，储存脂肪堆积的部位不同，人体患病的危险程度也不尽相同，总脂肪量相同的肥胖者，若脂肪堆积在腰腹部，其患心血管疾病、血脂异常、高血压、糖尿病及中风的危险性高于脂肪堆积在大腿和臀部的肥胖者。

体脂过少也会危害人类健康。如长期节食、营养不良等造成体脂过少时，人体会出现代谢紊乱、身体功能失调，严重者可致死亡。

二、身体成分测量与评价

（一）常用评价指标

（1）理想体重。人体的理想体重是由身高与体重构成，指标计算公式如下：

$$理想体重（千克）＝身高（厘米）－105$$

$$正常体重＝理想体重±10\% 理想体重$$

体重若超出理想体重的 10%～20% 为超重；超出理想体重的 21%～30%

为轻度肥胖；超出理想体重的 31% ~ 40% 为中度肥胖；超出理想体重的 40% 以上为重度肥胖。低于正常体重为低体重。

利用身高和体重对身体进行评价简便易行，但不能评价体型，不能反映肥胖相关疾病的发病率和身体成分的组成，有着明显的局限性。

（2）体重指数。临床上和研究中常使用体重指数（BMI）来评价人的体重是否正常，体重指数与身体脂肪和某些疾病有着较高的相关性。体重指数的计算公式为：

$$BMI = 体重/身高^2 （kg/m^2）$$

BMI 的重要性在于它与所有原因引起的死亡之间呈现的曲线关系。研究表明，随着 BMI 曲线上升，心血管并发症（包括高血压病、中风）、某些癌症、糖尿病、胆石症、骨关节炎和肾脏疾病的危险性也随之增加（见表 2 - 1）。《中国成人超重和肥胖症预防与控制指南》中提出了中国成人超重和肥胖的体重指数和腰围界限参考值。

表 2 - 1　中国成人体重指数及腰围与相关疾病的风险关系

分类	体重指数（kg/m²）	与相关疾病的风险关系		
		腰围（男）<85腰围（女）<80	腰围（男）85 ~ 95腰围（女）80 ~ 90	腰围（男）≥95腰围（女）≥90
过轻体重	<18.5	…	…	…
正常体重	18.5 ~ 23.9	…	增加	高
超重	24.0 ~ 27.9	增加	高	极高
轻度肥胖	28.0 ~ 34.9	高	极高	极高
中度肥胖	35.0 ~ 39.9	极高	极高	极高
重度肥胖	≥40.0	极高	极高	极危

注：（1）相关疾病是指高血压病、糖尿病、血脂异常和危险因素聚集。

　　（2）体重过低可能预示有其他健康问题。

BMI 的局限性在于不能评价身体成分及与肥胖类型有关的身体脂肪分布。

（二）身体成分测量方法

1. 皮褶厚度测量法

皮褶厚度测量是指皮下脂肪的厚度检测。用特制的皮褶卡钳可以测量皮褶厚度，测量前须校正卡钳。被测试者只穿背心、短裤，自然站立，测量者右手持卡钳，左手捏起测量部位的皮褶，用卡钳卡住，钳头应与左手手指相距1厘米，读数后松开左手手指。常测的皮褶部位有上臂部、肩胛下部、胸部、腹部、髂部、大腿部和小腿部等，一般测量右侧。

皮褶测量的基本原理是由于皮下脂肪与身体脂肪总量成正比，全身均匀性肥胖者皮下脂肪的厚度与肥胖程度相关，因此，测量皮下脂肪的厚度在一定程度上能反映身体脂肪的总含量。

2. 生物电阻抗法

人体的导电性反映着身体的水含量，水含量与人体瘦体重密切相关。人体导电性阻抗的大小可以反映身体中的脂肪及瘦体重含量。测量前不宜剧烈运动，不能大量饮水，需安静及排空大小便，测量时电极置于肢体远端。

生物电阻抗测试仪适用于各类人群，但易受电极形状、月经周期、皮肤温度、测量前的体位及是否口服避孕药和运动脱水等因素的影响。目前有站立式、手捏式和手脚并用式测试仪。

3. 空气置换法

人体进入测试舱内几秒钟，利用电子感受器压力，测出人体排出的空气量以计算人体体积，结合精确测量的体重（精确度0.01千克）即可计算身体密度，根据密度估算体脂百分比和FFM。

4. 双能量X线分析法

双能量X线分析法是一种无创、准确、重复性好的低辐射测试新方法，初始用于人体骨矿含量的测量，现用于测试全身的FFM和LBM。原理是应用两种透过机体的不同能量光子，根据不同密度阻止光子能量的程度来计算体脂量、脂肪分布和骨密度。

5. 水下称重法

水下称重法为经典的身体成分估算方法。人体潜入水中，其浮力等于身体排开的水的重量。通过人体在水中和陆地上的体重变化来计算人体体积和身体密度（BD值），从而推算出体脂百分比、FFM和LBM。

检测仪器包括体重秤、80厘米×80厘米×180厘米的水箱及相配备的盘秤、肺活量计、电热水器、温度计、皮尺等。

检测方法有残气量估测、身体密度测量及计算体脂百分比等。

（1）残气量估测一般采用两种方法：①常数法，即将男子的残气量定为1300 毫升，女子残气量定为 1000 毫升。②肺活量法，设定男子的残气量相当于肺活量的 24%，女子的残气量相当于肺活量的 28%，要求准确测出肺活量。

（2）身体密度测量，通过测量陆地体重和水中体重，依公式计算 BD 值。注意，不同温度时水的密度不同。

$$BD \text{ 值} = \dfrac{\text{陆地体重（千克）}}{\dfrac{\text{陆地体重（千克）} - \text{水中体重（千克）}}{\text{水的密度（千克/平方米）}} - \text{残气量（毫升）}}$$

（3）体脂百分比可采用 Siri 公式和 Brozek 公式进行相关计算。

$$\text{体脂重（千克）} = \text{体重（千克）} \times \text{体脂百分比}$$

$$\text{瘦体重（千克）} = \text{体重（千克）} - \text{体脂重（千克）}$$

（三）体脂百分比及身体成分等级

1. 体脂百分比

体脂百分比是指人体身体脂肪重量占总体重的百分比。体脂越高，体脂百分比就越高，肥胖者体脂百分比可达 40% 以上。

2. 身体成分等级

LBM 和体脂的变化有年龄、性别、身体、种族和遗传等方面的差异。青春期开始常伴有 LBM 的急剧增加，男孩的 LBM 增加更明显，而女孩的体脂增加较明显。成年女性的体脂百分比较男性高，其 LBM 仅为男性的 2/3。在成年后期，男女 LBM 平均值有轻度降低。

研究发现，成年人 LBM 的波动小于体脂的变化，成年人的体重波动主要是由体脂的变化引起的。所有年龄段的 LBM 都与身高呈直线关系。东方人比西方人身材矮小，体重也较轻，所以 LBM 也较低。身高和体重受遗传影响，因此，LBM、总体脂量和皮褶厚度等同样也受遗传因素影响。

第三章　身体机能检查

　　身体机能检查是运动医务监督工作中的重要环节，是为客观了解和掌握体育运动参加者身体机能和不同器官系统功能水平的重要手段和方法。身体机能检查的结果可指导运动参加者选择适合自己身体状况和不同器官功能水平的运动形式、运动强度、运动时间等，还可判断运动对身体的影响效果。

　　身体机能检查应测定在安静状态、定量负荷状态及最大负荷状态下的机能反应。机能水平不同的人，在安静状态下反映身体功能状态的指标可无明显差异，但当完成强度较大的负荷后，可能会表现出明显差异。在机能检查中，需要根据被测试者的年龄、性别、身体健康状况来决定采取何种负荷试验、具体有什么要求，从而做出合理、科学的评价。

第一节　循环系统机能检查

　　循环系统的功能可反映个体的发育水平、体质状况和运动训练水平。循环系统机能试验可在室内或室外完成。

一、循环系统机能检查的常用指标

循环系统机能检查常用的指标有脉搏、血压、超声心动图等。

（一）脉搏

脉搏（即心率）受身体代谢状态、负荷情况、心脏功能等多种因素的影响。

1. 心率的测量方法

测量心率的方法有指触法、心音听诊法、心率遥测法、心电图记录法等。

（1）指触法：用手指触摸身体浅表部位动脉，其搏动速率可间接代表心率，为心率间接测量法；测量部位常为桡动脉，此外也可选择颈动脉、颞动脉和股动脉；测量仪器为秒表。

（2）心音听诊法：用听诊器在胸壁特定部位听诊测量出心率，为心率直测法；测量部位为心尖搏动处。

（3）心率遥测法：测量仪器为心率遥测仪（Polar 表）；测量步骤为用胸带将传感器固定在胸前心尖搏动的位置，手腕佩戴能够接收信号的手表，可以实时监测心率并通过相关软件进行心率变异性等指标的分析。

（4）心电图记录法：测量心电图是某一导联 3~5 个 P－P 间期或 P－R 间期，算出平均 P－P 间期或 P－R 间期，代表一个心动周期的时程，用 60 除以此数据为每分钟心跳的次数。

2. 评价标准

成人正常心率为 60~100 次/分。若心率小于 60 次/分，为窦性心动过缓，常见于经常参加训练、比赛的运动员，是长期系统训练的适应性反应，为身体功能状态良好的表现，优秀运动员的心率一般为 40~50 次/分；若心率大于100 次/分，则为窦性心动过速，常见于运动后、吸烟、紧张时和饮酒后。

用脉搏评定运动员的身体机能状况时，要从安静状态、定量负荷状态及极限负荷状态等不同的条件下进行分析。

（二）血压

1. 测量方法

测量仪器为水银血压计、听诊器或电子血压计。注意，测量前令被测试者安静休息 10~15 分钟；袖带缠绕松紧要合适，血压计的摆放高度要与心脏处于同一水平。

2. 评价标准

正常血压，收缩压 <140 毫米汞柱，舒张压 <90 毫米汞柱。

（三）超声心动图

超声心动图通过检测心腔内径和心壁厚度来了解运动员在安静、运动中和运动后恢复期心脏结构和功能的动态变化，对运动员心脏的判断具有重要意义，可评价左心室早期的收缩、舒张功能，具有实时、无创、可重复等优点。

（1）测试仪器：彩色超声心动仪。

（2）测试指标：左室每搏输出量、心输出量、射血分数等。

二、心血管系统机能检查试验

常用的定量负荷有以下几种。

（一）一次运动负荷试验

1. 30 秒钟内 20 次蹲起

被测者静坐片刻后，测安静时脉搏和血压，然后起立，令其在 30 秒钟内匀速地蹲起 20 次，要求深蹲，足跟不离地，两臂前平举。起时恢复站立姿势。蹲起结束后，立即测 10 秒钟的脉搏，其后 50 秒钟内测血压。如此测脉搏和血压连续 3 分钟。由于负荷量较小，适用于初参加锻炼者和少年儿童。

评定：负荷结束后脉搏上升不多，血压中等升高，3 分钟内基本能恢复者，评为机能良好；负荷结束后脉搏明显上升（增加率超过 70%），血压上升不明显或明显，3 分钟之内均未恢复者，评为机能较差。

2. 15 秒原地快速跑

先测安静时脉搏和血压。然后令被测者以百米赛跑的速度原地跑 15 秒钟。跑完后立即测 10 秒钟的脉搏，随后 50 秒钟内测完血压。如此连测 4 分钟。

评定：一般有 5 种反应类型（见图 3-1）。

（1）正常反应。收缩压和脉搏适度上升，两者大致平行，舒张压适度下降（降 5~10 毫米汞柱），或保持不变。负荷后 3~5 分钟内脉搏、血压恢复至安静水平。

（2）紧张性增高反应。负荷后第一分钟收缩压升高，可达 180~200 毫米汞柱，舒张压也升高 10~20 毫米汞柱，心率显著增加，恢复时间延长。这种反应系周围血管调节障碍所致，多见于训练水平不高或初次参加训练的人。青

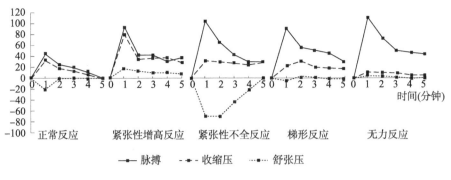

图3－1　一次负荷机能试验5种反应类型

春发育期的少年运动员，心血管系统兴奋性高，常常会出现这种反应。

（3）紧张性不全反应。负荷后第一分钟舒张压极度下降，至0毫米汞柱时仍能听到响声，出现所谓"无休止音"现象。如果这种现象持续2分钟以上，并且负荷后收缩压上升不明显，脉搏明显增加，恢复期延长，说明身体机能不良，或者是运动员早期过度训练的征象，属于血管调节中枢功能障碍、血管紧张度明显下降的一种表现。如果这种现象持续时间不超过1分钟，负荷后收缩压也较高，说明心肌收缩力较强，只因心率快，致使舒张期缩短。训练良好的运动员在激烈的竞赛后可能出现这种反应。

（4）梯形反应。收缩压不是在负荷后第一分钟，而是在第二、第三分钟升高得最多，呈现阶梯上升，之后才逐渐下降。同时脉搏明显增高，舒张压上升或不变，恢复期延长。这种反应提示，在进行负荷运动时，心脏功能已开始逐渐减弱。负荷结束后，由于得到休息，心收缩力渐渐恢复，心功能有所改善，故收缩压回升，出现后一分钟的血压高于前一分钟的阶梯现象。当身体有病尚未恢复，运动员过度训练时，均可出现这种反应，说明心血管机能不良。

（5）无力反应。负荷后第一分钟收缩压上升不多（一般不超过10～15毫米汞柱），甚至下降。脉搏急剧增加，恢复期延长。这种现象表示心肌收缩无力，每搏输出量减少，导致心率代偿性增加。运动员患病或过度训练时可出现此反应。

（二）联合运动负荷试验

由两种以上的负荷按照一定的顺序和时间组成的负荷试验称为联合运动负

荷试验。由于负荷强度大、时间长（约需20分钟），故只适用于运动员。

试验步骤如下：

（1）测安静时脉搏、血压。

（2）令被测者在30秒钟内匀速蹲起20次，休息3分钟。

（3）原地疾跑15秒钟，休息4分钟。

（4）原地高抬腿慢跑3分钟（女子和少年跑2分钟）。要求步频为180次/分钟。跑后休息5分钟。在上述所有休息期间的每分钟内，前10秒钟测脉搏，后50秒钟测血压。

评定：参照15秒钟原地快跑的一次运动负荷试验的5种反应类型（见图3-1）来评定心脏血管机能水平。联合负荷中的蹲起可视为准备活动，原地疾跑代表速度，原地慢跑则代表耐力负荷。所以试验结果（见图3-2）还能反映心血管对速度和耐力的适应能力。

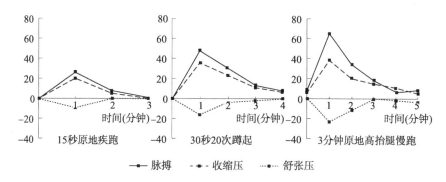

图3-2 心血管联合机能试验正常反应

(三) 台阶试验

以一定的频率，上下一定高度的平台并持续一定的时间，根据登台结束后恢复期脉搏变化评定心脏功能，称为台阶试验。最早的台阶试验是由美国哈佛大学研究设计的，称为哈佛台阶试验。以后又有不少改良和发展。

1. 哈佛台阶试验

采用的台阶高度，男子为50.8厘米，女子为42.6厘米。

（1）试验方法。被测者以每分钟30次的频率登台阶（一上一下为1次），持续5分钟。要求严格按动作规范和既定节奏频率完成试验（见图3-3）。上时，双脚应站在台中央；下时，全脚掌着地。身体和膝应充分伸直，不要跳跃和故意用力蹬踩，但允许换脚 1～2 次。如果中途连续 20 秒钟不能跟上节奏，即停止，并记下持续时间（秒）。负荷结束后，令被测者坐在附近的椅子上，测恢复期第二、第三、第四分钟的每分钟前 30 秒脉搏。

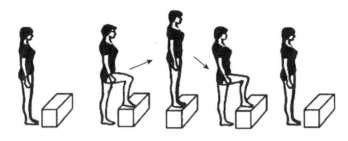

图 3 – 3　台阶试验（按节拍器节奏上下台阶）

（2）评定标准。按下列公式计算评定指数，指数越大，表示机能越好。

$$台阶指数 = \frac{登台持续时间（秒）}{2 \times 三次脉搏之和} \times 100$$

优：大于 90；良：80～89；中：65～79；下：55～64；差：小于 55。

我国在引用哈佛台阶试验时，将台阶高度规定为男 50 厘米，女 42 厘米。但评价方法和标准仍同上。

2. 改良台阶试验

为了使台阶试验能够更广泛地适用于不同年龄、性别的人群，长期以来对哈佛台阶试验中的平台高度、登台频率和持续时间进行过不少改良（见表 3 – 1）。

表 3 – 1　几种改良台阶实验

研究者	试验对象	人数	台阶高度（厘米）	登台频率（次/分）	持续时间（分）	备注
Clarke	大学女生	296	45.7	30	4	43% 被测者属差
Skubic 和 Hodgkins	大学和高中女生	5408	45.7	24	3	13.3% 被测者不能完成试验
Callagher 和 Brouha	12～18 岁男女生	18	45.72	30	4	体表面积 <1.85m² 者用
		20	50.8	30	4	体表面积 >1.85m² 者用

续表

研究者	试验对象	人数	台阶高度（厘米）	登台频率（次/分）	持续时间（分）	备注
蒋冠琳	7～9 岁	90	30	30	3	取恢复期第1.23分钟每分钟的后30秒心率
	10～12 岁	90	35	30	3	
	13～15 岁	90	40	30	3	
	16～17 岁（女）	60	40	30	3	
	16～17 岁（男）	60	42	30	3	
洪芝文	7～9 岁		25	30	3	
	10～12 岁		30	30	3	
	13～16 岁（女）		30	30	3	
	13～16 岁（男）		35	30	3	
	17 岁（女）		35	30	3	身高 >160 者用
	17 岁（男）		40	30	3	身高 >170 者用
	18 岁（女）		40	30	3	身高 >170 者用
	18 岁（男）		50	30	3	身高 >180 者用

目前，我国采用的方法为：

（1）台阶高度成年男子用 40～50 厘米高的台阶，女子用 30～42 厘米的；儿童少年可按年龄组别或按身高来选择适宜的台阶高度（25～40 厘米）。

（2）登台频率通常采用的频率有每分钟 30 次和每分钟 22.5 次两种。

（3）登台运动持续时间可选择 3 分钟、4 分钟或 5 分钟。

（4）试验方法和要求基本上与哈佛台阶试验相同。

（5）评定方法：

① 台阶指数或简易台阶指数评定法：同哈佛台阶试验评定方法，指数越大的机能越好。

② 脉搏恢复差值评定法：计算恢复期第二分钟的前 30 秒脉搏与负荷前安静时脉搏之差。差值越小表示恢复越快，机能越好。统计结果表明，第二分钟脉搏恢复差值与台阶指数呈负相关（见表 3 -2）。

表 3 - 2　少年儿童台阶指数和脉搏差对照表

男			女		
年龄（岁）	台阶指数	脉搏差	年龄（岁）	台阶指数	脉搏差
7	57.6 ±8.6	7.5 ±6.6	7	51.2 ±5	9.6 ±6.5
8	56.3 ±3.7	7.8 ±4.1	8	55.4 ±4.8	5.9 ±4.4
9	55.8 ±5.2	7.8 ±4.2	9	51.0 ±5	11.4 ±5.8
10	54.0 ±5.7	9.6 ±4.9	10	49.3 ±4.7	13.7 ± 6.8
11	55.8 ±6.6	9.4 ±4.7	11	49.9 ±4.3	14.9 ±4.5
12	56.61 ±6.41	9.9 ±4.0	12	50.91 ±7.8	15.7 ± 7.3
13	55.18 ±6.62	10.97 ±5	13	48.92 ±4.17	17.8 ±4.8
14	51.75 ±6.45	14.1 ±6.1	14	47.51 ±4.02	22.2 ±5.03
15	53.4 ±7.3	15.3 ±5.4	15	43.61 ±3.12	25.03 ±5.03
16	52.1 ±8	18.9 ±8.1	16	45.2 ±4.1	24.9 ±6.4
17	54.3 ±6.8	16.3 ±6.1	17	46.1 ±5.5	26.5 ±6.9

注：以上各年龄组人数均为 30。

第二节　呼吸系统机能检查

反映呼吸功能的指标有肺活量、最大通气量、最大摄氧量等，检查呼吸机能常用的试验有屏息试验、呼吸肌功能测试、运动心肺功能测试等。

一、反映呼吸功能的指标

（一）肺活量

肺活量（vital capacity）是指在不限时间的情况下，一次用力深吸气后，再用力呼出的气体总量，测试方法及评价如下。

1. 安静状态下的肺活量

测试仪器：电子肺活量计。

测试步骤：被测试者面对仪器站立，手持吹气口嘴，进行深呼吸动作，深吸一口气向口嘴处慢慢呼出至不能再呼为止。吹气完毕，液晶屏上的最终数字即为肺活量值（毫升），连测 3 次，每次间隔 15 秒，取平均值。

评价标准：成年男性，3500 ~ 4000 毫升，成年女性 2500 ~ 3000 毫升。

2.5 次肺活量试验用以测量呼吸肌的耐力

测试仪器：电子肺活量计。

测试步骤：被测试者在安静状态下取立位，每 15 秒测量 1 次肺活量，共测 5 次，每次测 15 秒时间，包括吹气和休息时间，即在 75 秒内连续测量 5 次肺活量。

评价标准：若 5 次测量的肺活量值基本接近或逐渐增加，为机能良好；若肺活量逐渐下降，尤其最后两次显著下降，为机能不良。

3. 定量负荷后 5 次肺活量试验

测试仪器：电子肺活量计。

测试步骤：先测量被测试者安静状态下的肺活量，然后做定量负荷运动，运动后恢复期每分钟测试 1 次肺活量，共测 5 次。

评价标准：若运动后肺活量逐次增加，或保持安静状态下的水平，提示呼吸功能良好；若肺活量逐次下降，经 5 分钟仍不能恢复至安静时的水平，为呼吸功能不良。

（二）最大通气量

最大通气量又称最大自主通气量（MVV），是指单位时间内以最快速度和最大幅度呼吸的气量，是重要的通气功能指标，可在安静时和不同运动负荷后进行。安静时每分钟进出肺部的气体总量为每分通气量，等于呼吸频率乘以潮气量。

测量仪器采用具有连续描记功能的肺活量计和气体代谢测试系统。测定时要求被测试者以最快速度与最大幅度呼吸 15 秒，呼出的总气量乘以 4，即为每分钟最大通气量。我国正常成年男性值为 100 升，成年女性值为 80 升。

（三）最大摄氧量（VO_2max）

最大摄氧量（VO_2max）是反映心肺功能的重要指标，也是有氧工作能力的重要指标。最大摄氧量的测定方法有直接法和间接法两种。

1. 直接测定法

利用自动气体分析仪或心肺功能自动分析仪，直接计算或自动分析出最大摄氧量的方法。

（1）使用仪器：功率跑台或功率自行车、心肺功能自动分析仪。

（2）试验方法：被测者戴好呼吸口罩，使呼出气与气体分析仪相连。然后在功率跑台或功率自行车上进行递增负荷运动，分析仪自动记录每分钟心率、通气量和摄氧量。此时，摄氧量随负荷的递增而递增。当心率达到180次/分以上，呼吸商超过1，摄氧量不再升高（或比两次测量数值相差少于2毫升/分），或者被测者极度疲劳不能再继续运动下去，这时的摄氧量即最大摄氧量。直接测定方法较复杂，而且要求被测者进行力竭的运动，故不便广泛应用，以后相继推出了不少较为简便的间接测定法。

2. 间接测定法

利用心率与运动功率、耗氧量的线性关系，建立推算公式来间接计算最大摄氧量的方法。推算公式有多种，常用的有以下两种。

（1）多波恩（Wilhelm Von Dobeln）推算法公式：

$$VO_2\,max = 1.29\sqrt{\frac{N}{f-60}} \times e^{-0.00884T}$$

式中，N 表示负荷功率（千克·米/分），f 表示负荷运动的最后一分钟心率（次/分），T 表示受试者年龄（岁），$VO_2\,max$ 表示最大摄氧量（升/分）。

令被测者在功率自行车或活动跑台上进行极限下强度负荷运动5分钟。测运动最后30秒的心率或运动停止后即刻10秒钟心率（均需换算成每分钟心率）。然后将负荷运动的功率 N、心率 f 及受测者的年龄 T 代入上述公式即可求出最大摄氧量。若采用登台阶负荷，台阶高度为40厘米，上下台阶的频率为30次/分，持续时间为5分钟。

（2）由 PWC_{170} 间接推算法。

PWC_{170} 指运动过程中心率达到170次/分的相对稳定状态下，单位时间内机体所做的功。研究证明，PWC_{170} 与最大摄氧量密切相关。1967年卡尔普曼提出了由 PWC_{170}（公斤·米/分）间接推算最大摄氧量的公式：

一般人：$2.2 \times PWC_{170} + 1240$（单位：毫升/分）

运动员：$1.7 \times PWC_{170} + 1070$（单位：毫升/分）

二、呼吸系统功能检查试验

（一）屏息试验（闭气试验）

屏息试验是反映机体耐受低氧能力的一种简易方法。一般可分为 3 种情况进行。

1. 平静屏息

被测者静坐休息后自然呼吸，听到屏息口令即开始屏息，直至不能坚持为止。记录屏息时间。

2. 深吸气后屏息

被测者听到屏息口令后，先做一深吸气，然后屏息。记录屏息时间。

3. 深呼气后屏息

被测者听到屏息口令后，先做一深呼气，然后屏息。记录屏息时间。

三种情况的屏息，以深吸气后屏息的时间最长。但是，实践证明，如果过分深吸气，反而易使屏息过早中断。屏息时间的长短和肺活量大小有一定的关系。

（二）呼吸肌功能测试

呼吸肌功能测试主要用于评价呼吸肌疲劳或呼吸衰竭，是协助诊断及指导治疗的一种肺功能检查项目，也是评价呼吸肌锻炼及药物治疗对呼吸肌功能影响的客观指标。

1. 测试仪器

呼吸肌力测试仪为常用的呼吸肌功能测试仪器。

2. 测试指标

（1）呼吸肌力量（RMS）：指呼吸肌最大收缩能力。测试指标有最大吸气压（MIP）、最大呼气压（MEP）和用力鼻吸气压。

（2）呼吸肌耐力（RME）：指呼吸肌维持一定水平通气的能力。测试指标有最大自主通气量（MVV）和最大维持通气量（MSVC）。

（三）运动心肺功能测试

运动心肺功能测试仪采用混合气体测试法或每次呼吸测试法，对运动过程中气体代谢指标如耗氧量（VO_2）、二氧化碳排出量（VCO_2）、呼吸频率、心率、呼吸换气率、通气量及环境温度、气压等参数进行数据的实时采集，通过软件分析人体的最大摄氧量、无氧阈和氧亏、氧债等多项指标，是评价机体有氧运动能力、制定科学合理的运动强度和运动处方、指导康复训练和药物疗效分析、营养评估的重要依据。有便携式和专业型运动心肺功能测试仪两大类。

1. 测试方法

佩戴面罩，并连接流量传感器进行测试。

2. 测试指标

（1）静态肺功能，包括用力肺活量（FVC）、第一秒用力呼气容积（FEV1）、第一秒用力呼气容积占用力肺活量比值（FEV1/FVC）、75%肺活量时的最大呼气流速（MEF 75%）、最大通气量（MVV）、最大肺活量（VCmax）、每分钟静息通气量（MV）等。

（2）运动肺功能，包括最大摄氧量（VO_2max）、最大运动通气量（VEmax）。无氧阈（AT）、代谢当量（MET）、呼吸交换率（RER）、呼吸商（RQ）、呼吸储备（BR）、呼吸频率（RR）、每分通气量（VE）、二氧化碳排出量（VCO_2）。

（四）注意事项

（1）测试前禁止吸烟至少 24 小时。

（2）运动前 12 小时不进行大强度的体力活动。

（3）2 小时内不能饮酒及含酒精的饮料。

（4）测试应在餐后 1.5 小时进行。

第三节　运动系统机能检查

人体运动机能是指人的整体或其组成的各系统、器官在运动时的运动表现。人体运动机能发育与机体形态素质发育基本一致，运动机能大多在 20 ~ 30 岁达到高峰，然后下降。运动系统机能检测有助于了解运动机能水平和运动能力，发现功能紊乱和潜在的病理变化等，在运动风险评估、体质健康状况评价、伤病程度判断、运动处方制定、运动康复方案制定和运动效果评价等方面具有广泛的应用价值。运动系统机能检测内容一般包括力量素质检查、柔韧素质检查、灵敏素质检查、弹跳素质检查等。不同的运动专项机能检测应选择与该专项较符合的运动方式，确保运动机能检测的客观性、有效性和可靠性。

一、力量素质检查

力量素质是指人的机体或机体某一部分肌肉工作时克服内外阻力的能力。研究表明，儿童、青少年和成人的力量素质水平与其整体健康水平密切相关。中等以上力量素质可有效降低成人的死亡数和死亡率，高水平的力量素质可正向影响身体成分、心肺功能及骨骼健康水平，减少慢性病和残疾风险。

肌力测定方法主要包括徒手肌力检查（MMT）、等长肌力检查（IMMT）、等张肌力检查（ITMT）、等速肌力检查（IKMT）等。

1. 徒手肌力检查（MMT）

徒手肌力检查（MMT）是一种不借助任何器材，靠检查者使用双手，凭借自身的技能和判断力，通过观察肢体主动运动的范围及感觉肌肉收缩的力量，根据现行标准或普遍认可的标准，确定所检查肌肉或肌群的肌力是否正常及其等级的一种检查方法。这种方法简便易行，在临床中得到广泛应用。

目前，国际上普遍应用的是 1916 年美国哈佛大学矫形外科学教授 Lovett 提出的肌力分级方法。肌力检查分为 0 ~ 5 级六个级别（见表 3 - 3）。

表 3 - 3　徒手肌力检查分级标准

级别	评价	标准	相当于正常肌力的百分比
0	零，0	肌肉无任何收缩	0
1	微缩，T	有轻微肌肉收缩，但不能引起关节活动	10%
2	差，P	在减重状态下，能做关节全范围运动	25%
3	尚可，F	能抗重力做关节全范围运动，但不能抗阻力	50%
4	良好，G	能抗重力，抵抗部分阻力运动	75%
5	正常，N	能抗重力，并完全抵抗阻力运动	100%

2. 等长肌力检查（IMMT）

常用的等长肌力检测方法为，各肌群等长收缩时用测力计（如握力计、背力计、便携式肌力测试仪）进行定量检查。肌肉等长收缩时最大力量即该角度最大等长肌力，其长时间维持亚极限负荷能力即为肌肉耐力。肌肉抗阻试验也是肌肉、肌腱损伤时临床上常用的定性检查方法。等长肌肉耐力可在等速测试仪上设定角速度为 0°/s，测定肌群以最大等长收缩起始至收缩力衰减50%的维持时间。等长肌力检测的优点是方便、省时，缺点是检测结果易受关节角度的影响，检测方法难以标准化。

3. 等张肌力检查（ITMT）

等张肌力检测方法有卧推、蹬腿、屈臂和负重蹲起等，而肌力大小通常以能够 1 次成功完成的最大重量，即 1 次重复重量（One Repetition Maximum，1RM）来表示。等张肌耐力检测一般以一定百分比（通常为 70%）的 1RM 为负荷重量，然后让被测者以一定速度重复完成规定的练习，记录练习次数，用以表示等张肌肉耐力水平。也可以采用常用的俯卧撑、仰卧起坐和单杠引体向上等方式，了解不同部位肌群动力性肌耐力水平。等张肌力检测同样有方便、省时的优点，缺点是仅反映关节运动过程中最弱的肌力。

4. 等速肌力检查（IKMT）

等速运动又称可调节抗阻运动或恒定角速度运动，即在预定角速度的前提下，利用专门的仪器，根据关节活动范围中的肌力大小变化相应地调节所施加的阻力，使肌肉在整个关节活动范围内或处于各种不同角度时均能承受相应的最大阻力，产生相应的最大张力和力矩输出。与传统的等长肌力、等张肌力以及常见的力量素质现场评价相比，等速肌力检测克服了等长肌力评价存在的"关节角度效应"和肌肉力量现场测试存在的"运动技术水平"等影响肌力评价效度的因素。等速肌力检测的优点是能检测肌力、肌肉做功功率、肌肉爆发力和肌肉耐力等多种数据，还可分别测试向心收缩、离心收缩及等长收缩等数据，且较完整、精确、合理，并可同时完成一组拮抗肌的测试；肌力因疲劳而减弱时，阻力也随之下降，主动收缩停止时阻力随即消失，不至于过度负荷，也无反弹牵拉，故较安全。因此，等速肌力检测已成为目前体育科学、康复医学和临床医学等学科肌肉力量检测与评价的最佳方法。此外，等速肌力检测还有重复性好、自动化程度高等优点。等速肌力检测的缺点是测试设备价格昂贵，检测耗时且需专业操作人员进行操作，不能进行手足等小关节的测定，肌力太弱时不能进行测定。

二、柔韧素质检查

柔韧素质是指人体单个关节或多个关节协同移动时所经过的最大运动弧度，它主要取决于关节囊、韧带、肌肉和肌腱的伸展能力。同关节活动度一样，柔韧性分主动活动和被动活动。影响柔韧性的因素除了影响关节活动度的因素外，还有跨过关节的关节囊、韧带、筋膜、肌腱、肌肉和皮肤的伸展性等因素。其中肌肉肌腱的伸展性对于提高局部柔韧性的影响最大。柔韧素质的提高对增强身体的适应能力，更好地发挥力量、速度灵敏性等素质，提高技能和技术，以及防止运动创伤、延迟性肌肉酸痛有积极的作用。

目前常用的整体柔韧性检测方法主要有坐位体前屈、肩部柔韧性测试等。一般来说，女子柔韧性优于男子，年龄愈小，柔韧性愈好。不过柔韧性具有局部性的特点，不同部位的柔韧性不相同。

三、灵敏素质检查

灵敏素质是指身体迅速、准确地改变位置和运动方向的能力。灵敏性对于从事滑雪、拳击、篮球、足球等需要变换方向、急停、闪避运动的运动员极为重要。灵敏素质的测试有：50米×2蛇形往返跑、六角反应球测试法、"T"形往返跑、"Z"字跑、"8"字跑、折回跑、三角形障碍跑、十字变向障碍等。

（一）50米×2蛇形往返跑

1. 场地设施

跑道长50米，从起跑线到第一标志杆为5米，以下15根杆，杆间距为3米，最末一根杆（即第16标志杆）为转折点，终点在起点处（见图3-4）。

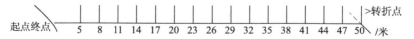

图3-4 50米×2蛇形往返跑场地

2. 测试方法

（1）通过转折点，即最末一根标志杆后，蛇形跑回原起点处即终点停表。

（2）在跑途中只能绕杆前进不能触杆，凡触杆者，每触一次杆增加计时 1 秒；撞倒或少绕一根杆增加计时 2 秒。

（3）撞倒的标志杆不再复插原处，受测者返回时，跑至被撞倒的标志杆处可绕杆直接跑向下一杆。

（4）测试计时的数据可以直观地显示运动员的灵敏素质差异。

（二）六角反应球测试法

为了探索随机性条件下运动员的灵敏素质特征与规律，采用六角反应球这个工具进行灵敏素质测试。

1. 测试工具：六角反应球

六角反应球（见图 3 - 5）由橡胶制成，带有六个角状突起，从一定高度落地后反弹的方向与高度等是随机的。该球一般在提高人体反应能力训练时使用。测试时需要学生在球落地后最短时间内抓到球，学生抓到球过程中涉及下肢、躯干、上肢、眼手协调等多方面素质，对于测试身体综合的灵敏素质比较有效。

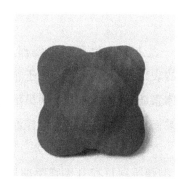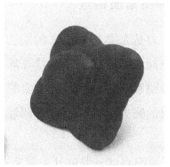

图 3 - 5　六角反应球

2. 测试方法

将六角球从 2 米高度以近似自由落体的方式落下，测试对象站在距六角球投影点正前方2米的地方，在六角球落地的瞬间，以最快的速度去抓球，每名测试对象可进行3~5次抓球，最后取各项指标的均值进行分析。该测试方法不仅可以体现出环境变化的突然性、随机性，而且还可以准确反映学生身体综合灵敏素质，而不仅仅是局部灵敏素质。此外，该方法测试工具简单，操作方法便利，适合于所有年龄段的运动员。通过记录六角反应球测试指标的数据，综合整理之后可以轻松地掌握被测试运动员的灵敏素质（见表3-4）。

表3-4　测试指标选取

主要指标领域	指标具体内容
身体综合灵敏素质	抓球使用的时间
身体重心变化灵敏素质	抓球过程中"弯腰"的次数
	抓球过程中"屈膝"的次数
上肢控制物体灵敏素质	尝试抓到球的次数
	空中抓到球的次数
	单手抓到球的次数
下肢位移灵敏素质	抓球过程中"跑"的次数
	抓球过程中"跨步"的次数
	抓球过程中"转身"的次数
	抓球过程中"交叉步"的次数

四、弹跳素质检查

弹跳能力是人类与生俱来的能力之一，人类的生存和发展都离不开它，尤其是专业高水平运动员在竞技赛场上的表现更依赖于它。对于很多运动项目来说，弹跳素质是一项十分重要的身体素质指标，它是运动员的速度素质与力量素质的完美结合，更是协调性、柔韧性、中枢神经系统控制能力的综合表现。

弹跳素质的测试一般可分为两类：A型弹跳项目和B型弹跳项目。A型弹跳项目包含：原地跳、连续纵跳、半蹲负重连续快起、负重深蹲；B型弹跳项目包含：连续纵跳、三级跨跳、30米跑、负重深蹲（见表3-5）。

表3－5　A、B型弹跳检测项目分类

A型弹跳检测项目			B型弹跳检测项目		
	项目	代表意义		项目	代表意义
一	原地跳	全身性爆发力	一	连续纵跳	反弹性爆发力
二	连续纵跳	反弹性爆发力	二	三级跨跳	协调性爆发力
三	半蹲负重连续快起	速度性爆发力	三	30米跑	速度素质
四	负重深蹲	重量性力量	四	负重深蹲	重量性力量

运动员助跑起跳或原地起跳后的身体腾空是其采取合理动作结构进行起跳，使全身性爆发力作用于地面所引起的运动学结果。一般地说，人体腾空的高度由这种爆发力的大小决定。这种爆发力的大小则主要与起跳时下肢肌群的弹力，小腿后肌群、大腿前外侧肌群、上臂屈肌群的爆发力，各有关肌群的协调用力和用力意识的强弱因素具有密切关系。

"原地跳"规定不允许做任何附加形式的踏地动作。运动员为增加跳起高度，关节和膝关节的屈伸幅度往往很大，以使肌肉收缩前形成适宜的初长度，从而获得较大的收缩力。原地起跳时，小腿三头肌、股四头肌、臀大肌、竖棘肌等肌群具有强烈的肌电活动。原地跳实质上反映了下肢、躯干伸肌群综合性全身爆发力。而助跑起跳恰恰也是全身反弹性爆发力的体现。

"半蹲负重连续快起（提踵）"反映了下肢肌群在膝关节屈曲度类似于助跑起跳角度的情况下，由快速连续退让转为克制收缩的速度性力量。它能较好地反映助跑起跳时，伸膝、屈足的同步活动能力。在做此项动作时，腓肠肌、踇长屈肌、股四头肌、股外侧肌、臀大肌等肌群具有强烈的肌电活动。

"三级跨跳"是一种双脚交换、单脚落地后的一刹那即刻转入向前蹬跨起跳的动作。由于该动作结构复杂且单脚支撑起跳，因而对于单腿下肢的负荷刺激强度很大。从解剖学角度上讲，对跨跳动作起影响作用的是下肢伸肌群在特定膝关节角度下产生收缩的爆发力，以及躯干伸肌群、屈臂划弧摆臂有关肌群的爆发力，还有上下肢配合的协调用力。因此，其对提高弹跳力水平的训练价值是很高的，同时，对于提高弹跳动作的协调性及平衡性也是十分有益的。

"30米跑"反映了运动员的绝对速度。它不仅能够反映运动员肌肉收缩与放松的快速交换能力，同时也能反映运动员神经系统兴奋与抑制的转换速度及肌肉的兴奋性、灵活性发展程度。尽管在动作结构上，其与弹跳动作差异甚大，但它所反映的肌肉收缩速度却是弹跳动作的动力学因素之一。因此，采用此法提高肌肉收缩速度正是提高弹跳水平的训练途径之一。它对弹跳力的发展有相对较强的影响作用。

"连续纵跳"主要反映了下肢肌群爆发式地由退让转为克制收缩的工作能力。由于每次落地都是下次起跳的开始，所以运动员膝关节的缓冲角度及髋关节的伸展幅度均不大。因此，从解剖学角度上看，该动作的主动肌是小腿后肌群。此练习项目主要是腓肠肌，其次是踇长屈肌、股外侧肌的弹力决定着连续纵跳的高度。因为小腿后肌群弹力功能是决定 A、B 型弹跳高度的解剖学重要因素之一，所以其对弹跳高度的影响是显而易见的。

"负重深蹲"主要反映了运动员下肢关节角度相对较小时，股四头肌、臀大肌等肌群相对最大抗阻力的大小。该动作的结构导致在负重深蹲时，其对股四头肌的影响是非常突出的。在做此动作时，下肢肌群的股四头肌、臀大肌发生了电变化。并且，股四头肌的电变化在蹲起时，随下蹲的深度而增强。股四头肌的功能也是决定 A、B 型弹跳力的关键因素。

第四章　医务监督的基本问题

第一节　运动员选材

　　运动员选材是竞技体育活动的发端，是挑选具有良好运动天赋及竞技潜力的儿童少年或后备力量参加运动训练的起始性工作。选材时，应注意考虑各个运动项目的特点，力求使用科学的测试和预测方法，努力提高选材的成功率。按不同项目、性别、年龄的要求分别制定出科学的、多指标的优秀运动员选材模式，依此对照和预测。一般分为初选、再选和精选，内容有形态、机能、遗传、发育程度、一般素质、专项素质、心理素质、神经类型、运动技术、智力、思想品质等。

一、运动员选材的任务

（一）获取参训候选人现实状态信息

　　一般通过调查和测试，获取儿童少年运动员形态、遗传、生理、心理和各种运动能力的信息，并进行定量描述和科学的分析，以最终获得各种现实状态的信息。

　　运动员选材是对运动员起始运动能力的第一次全面"诊断"，依据该诊断，首先分析其运动能力的潜能及适合的运动方向；其次，如果选材结果是肯定的，则选材测试信息是开始实施早期专业运动训练计划的重要依据。

（二）评价参训候选人现实状态信息

1. 相对评价

相对评价是指将个体实际调查和测量的数据与某一个专项儿童少年运动员群体的选材标准进行比较，从而确定该个体所处的水平。这种评价方法是相对于某一专项运动员群体的现实状态而言的。

2. 绝对评价

绝对评价是指将个体实际调查和测量的数据与某一个专项优秀运动员群体的特征数据进行比较，从而确定该个体距离成为一名优秀运动员所存在的差距。这种评价是相对于某个专项优秀运动员群体的理想状态而言的。

（三）预测参训候选人的竞技潜力

选材是把握成才可能性的基础，对个体现实状态准确判断是进行科学预测的前提；所以，建立有效、可靠和客观的选材指标体系和评价标准是科学选材的核心内容。

总之，选材的最终任务是为竞技体育选拔、培养和储备一批能够夺取奥运金牌的优秀后备人才，其目的是进一步提高运动训练的效率，扩大运动训练的潜力空间。需要强调的是，在选材工作中，不可忽略教练员在长期实践中积累的选材经验，只有将科学的测试、评价、预测和教练员的经验有机地结合起来，才能提高成才率。此外，选材只是为运动员的成才提供了一个可能性，而成才的现实性还需要科学训练作保障。

二、运动员选材方法

（一）自然选材

根据孩子们的自然喜好，在没有经过特殊训练的情况下，能表现出比同年龄组的孩子们更好的运动技能和身体素质，以自然的方式来发掘运动员。

（二）经验选材

多数是根据教练员的经验，用目测的方法，看出运动员身体结构、体型、体能、技能以及心理状态的潜力。

（三）科学选材

使用特殊的测验方法，包括运用运动生理学、运动生物力学、运动心理学、体育测量学、遗传学和运动训练学等方法，经过科学分析，找出适合其本人的运动项目。

3 种选材方法可以综合应用，其中科学选材尤为重要，目的是使运动员的先天优势通过训练全部发挥出来，从而达到运动成绩的顶峰。采用遗传学的方法在科学选材中尤为重要，因为遗传在运动员创造最好成绩方面起着至关重要的作用。希腊的运动遗传家克力萨茹司（Klissouras）认为，最大摄氧量的93.4%和最高心率的85.9%受遗传因素的影响，运动员后天的可训练性仅有百分之十几。

三、运动员选材阶段

在运动实践中选材工作不可能一蹴而就，一般分成 3 个阶段。

1. 初期阶段

选材的初期阶段大部分在 3～10 岁这个年龄段，初测不可能做出最后的判断，仅为一般的咨询，检测的主要点在 3 个方面。

（1）儿童的一般健康状况，有无先天性的缺陷。

（2）发现该儿童在运动方面的先天遗传优势，而预测其未来的发展成就。

（3）用简单方法看候选人的一般身体发展情况，如身高与体重的比例。

2. 审核阶段

一般在青春期前后，如技巧性项目在 9～10 岁左右已经是确定选材的重要阶段。在这个阶段，生物测量学和生理学的重要参数应当确立，例如，15 岁的女生两肩峰间的直径应当有 38 厘米左右，18 岁的男生应当有 46 厘米左右。还要检查有无关节的松散、扁平足等，这些都不利于跳跃项目。在选材的审核阶段，运动心理学家也开始扮演重要的角色，判断是否有该项运动所需要的特殊心理特征，如跳水运动的胆量和勇气、拳击运动的抗压能力等。

3. 最后阶段

这是通过综合测验和参加大型比赛，对运动员的运动能力做出最后决定的阶段。例如，是否选入国家队，是否选为主力队员，要通过身体检查、心理测验、比赛测试。在这个阶段最好不要与该项目世界上最优秀的运动员进行常模的比较，对比应当是全方位的、立体的、系统的，针对不同运动项目应当建立一个可接受的理想常模，借此能够挑选出尽量接近理想常模的高运动能力的群体；因此，教练员要建立世界优秀运动员的数据库，这一工作对选材非常重要。

四、运动员选材的测试指标

（一）测试指标确定的原则

1. 专项性原则

确定的选材指标必须与运动员将要从事的竞技运动项目的要求有机地结合起来，而且选材指标必须符合专项运动的要求，要选择与专项成绩相关系数较大的和受遗传因素影响较大的指标。

2. 定量性原则

在运动员选材过程中，尽量选择那些能够量化的、客观性强的指标，以便准确评价选材对象的运动潜力，也用于在不同个体之间进行横向比较。

3. 综合性原则

根据提高专项运动能力的需要，多方位地全面考查和分析各项指标，对选材对象的专项运动潜力做出整体评价。影响竞技运动能力的因素包括个体的形态、机能、素质、心理、技术、战术、智力和情感等方面，在获得诸多的指标数据后，要进行系统分析；必要时，可根据各类指标对专项运动成绩贡献的重要程度，赋予不同的权重。

4. 可操作性与可接受性原则

确定选材指标时要根据具体物质与人员条件，因地制宜并少而精地选择测试指标，尽量选择既有效又无创伤性或只有微创性的测试指标，便于选材对象接受。

（二）科学选材指标体系的确定

1. 形态指标

人体的各类形态指标属于多基因遗传，且遗传度较高。其中，身高是多数项目运动员选材的重要条件。在选拔儿童少年运动员从事体能主导的运动项目时，身高应作为高权重性指标。体重一般不作为单一的指标进行评价，而是以其与身高的相应比例关系来判断，或者以身体成分的比例来衡量。常用的指标是体重指数（BMI），以此反映选材对象体重与身高的比例。另外，瘦体重也能反映肌肉系统的发展潜力。

根据我国《优秀青少年运动员科学选材的研究》提纲，其中必测的形态指标有 23 项：身高、体重、坐高、上肢全长、手长、手宽、下肢全长、小腿加足高、小腿长、足长、足宽、肩臂长（指距）、平静时胸围、紧张和放松时上臂围、大腿围、小腿围、小腿最细围、肩宽、骨盆宽、转子间距、臀厚、足背高、跟腱长。在选材过程中应该特别关注肢体的长度和围度，尤其是下肢的长度指标对于青少年运动员的选材更为重要。

2. 生理机能指标

人体生理机能是选材对象的运动潜力体现和发挥的重要条件，因此，对神经、循环、血液和呼吸等机能水平的测试、评价与预测显得更为重要。在神经机能中，脑组织所能承受的工作强度、各神经中枢之间活动的均衡性以及大脑皮层活动形式转换的灵活性，是选拔儿童少年运动员时必须考查分析的重要指标。因为这些指标关系到儿童少年运动员对运动负荷刺激的耐受性，对兴奋和抑制的控制能力，以及对环境变化迅速准确的适应与应变能力。血液、循环和呼吸系统机能与氧的运输能力相关，常用的选材指标有安静心率、最大心率储备、运动后心率恢复的速度、血压、每搏输出量和心输出量、心功能指数、运动负荷试验的指标，以及肺活量和时间肺活量、最大摄氧量和屏气时间等。常用的生理生化测试指标有肌纤维类型、血乳酸、磷酸肌酸、血红蛋白、无氧和有氧代谢酶等。此外，对处于青春发育期的儿童少年的血液睾酮水平也应充分关注，因为较高的血液睾酮浓度有利于体能的发展和竞技水平的发挥。

3. 身体素质指标

身体素质是身体机能的外在表现。力量素质是优秀运动能力的首要条件，也是其他各项素质的基础。力量素质的有效指标有绝对力量、相对力量、速度力量（爆发力）等。其中，速度力量受遗传影响最大，因此是选材时要重点考查的内容，常用立定跳远的距离衡量。而绝对力量受环境和训练因素影响较大，在选材时不必过分强调。虽然耐力素质的遗传度也较高，但实践表明，在青春发育期后，少年运动员的耐力还可以有 10% 的上升空间。灵敏性指标的遗传度一般大于柔韧性指标，但这两项指标的可训练性较大，除特别要求这两项素质的运动项目外，在选材时只要达到平均水平即可。

4. 运动技能指标

运动技能是一项综合素质，是各项身体素质在某项运动中的有机组合与运用，因而是真正体现某项运动能力的指标。运动技能有很大的后天获得性，但也不能完全排除遗传的影响。例如，球感、水感、器械感等，取决于本体感受器，而本体感受器的敏感程度有一定的遗传因素。因此，在儿童少年运动员的选材时，要特别注意观察他们在完成动作过程中所体现的运动动力定型，这对于选材对象的迅速培养及成绩的提高是非常重要的。

第二节　运动性疲劳

在 1982 年第 5 届国际运动生物化学会议上，将运动性疲劳定义为"身体机能的生理过程不能持续在特定水平或整体不能维持预定的运动强度"。这个定义反映了运动性疲劳的特点，主要表现在：①在运动性疲劳的研究过程中，要将身体各组织器官的机能水平和运动能力结合起来分析疲劳发生和发展的规律；②评定运动性疲劳要将生理生化指标和运动能力结合起来；③运动性疲劳应注意专项特点。过去，以"机体不能维持原强度工作或工作能力下降"为依据来判定疲劳，现在根据运动性疲劳的新概念来评定，应增加身体机能评定指标，这有利于研究的客观性和合理性。

一、产生机制

运动性疲劳产生机制的研究与阐述可谓众说纷纭，至今仍没有统一的定论。不过，对于运动疲劳产生机制的认识，已经从单纯的能量消耗或代谢产物堆积，向着多因素、多层次、多环节、综合作用的认识发展。

1. 衰竭学说

认为疲劳的产生主要是运动过程中体内能源物质大量消耗而得不到及时补充引起的。

2. 堵塞学说

认为疲劳的产生主要是由于某些代谢产物在体内大量堆积而又不能及时消除，从而影响体内的正常代谢，造成运动能力下降引起。

3. 内环境稳定性失调学说

认为人体在运动时，由于 pH 值下降，水盐代谢紊乱和血浆渗透压改变引起内环境稳定性发生失调而致疲劳。

4. 保护性抑制学说

认为运动性疲劳是大脑皮质产生的保护性抑制。运动时大量的冲动传至大脑皮质相应的神经细胞，使其长时间的兴奋导致消耗增多，为避免进一步的消耗，当消耗到一定程度时便产生了抑制过程，这对大脑皮质具有保护性作用。

5. 突变理论

认为肌肉疲劳是能量的耗竭。疲劳是力量和兴奋性下降等多方面因素使三维空间关系突然发生改变而引起的，即疲劳是存在不同途径所致的逐渐衰退突变的过程，形如一条链的断裂。

6. 自由基学说

认为运动时，运动性疲劳是氧自由基—脂质的氧化、内分泌调节功能的下降、保护性抑制等因素综合作用的结果。

上述几种运动性疲劳产生机制的假说是从不同角度提出的。运动性疲劳是体内一系列复杂变化综合作用的结果，必须综合分析和认识以消除运动性疲劳，同时也必须根据运动方式、运动强度、运动时间、个体差异等因素来采取有针对性的恢复措施。

二、诊断

正确地认识和判断运动性疲劳的发生和程度，对于科学地安排运动训练和体育教学、提高运动成绩和保持运动员的健康均具有重要的实际意义。目前，有多种方法可以用于诊断运动性疲劳。

（一）骨骼肌疲劳的诊断

运动性肌肉疲劳是指运动引起肌肉产生的最大收缩力量暂时性下降的生理现象。在系统的、持续性的不同强度运动训练过程中，运动性肌肉疲劳的发生和发展伴随着运动的全过程，其发展的速度与运动负荷的强度有关，并会呈现出动态变化。运动性肌肉疲劳是人体对运动负荷的一种必然性反应，同时也是引起人体进一步产生适应性变化、提高运动能力和生活能力的有效应激性刺激。

1. 肌力

运动引起疲劳最明显的特征是肌肉力量下降。因而可根据参与工作的主要肌群进行测试，以上肢为主的运动可测试握力或屈臂力量，以腰背肌为主的项目可采用背力测试等。测试时间可安排在运动训练前、后或早、晚。如次日晨已恢复，可判断为正常；如果几次力量测定值连续下降，即为肌肉疲劳；如果一次训练课后，肌肉力量连续几天不能恢复，则为深度疲劳。

2. 肌围

中、长距离和超长距离的走、跑、滑和自行车等运动项目，在训练或比赛时由于重力作用，下肢血液回流受影响，导致组织液增多，引起下肢围度增加。

3. 肌电图

肌电图是肌肉兴奋时所产生的电变化，可反映肌肉的兴奋与收缩程度。疲劳时肌电图的特征是：肌电振幅加大、频率降低，电机械延迟（是指从肌肉兴奋产生动作电位开始到肌肉开始收缩的这段时间延长），反映了神经肌肉功能下降。积分肌电图和均方根振幅都增大。

4. 呼吸肌耐力

连续测 5 次肺活量，每次测定间隔 30 秒，疲劳时肺活量逐次下降。

（二）神经系统疲劳的诊断

1. 膝跳反射阈值

疲劳时阈值升高。不同疲劳程度的膝跳反射阈评定参见表 4 - 1。

表 4 - 1　膝跳反射阈评定

疲劳程度	增加角度（°）	恢复速度
轻度	5 ~ 10	隔夜恢复
中度	15 ~ 30	隔两夜恢复
重度	≥35	休息一周后恢复

2. 反应时

疲劳时反应时延长。

3. 血压体位反射

此反射主要是测定心血管系统的调节机能，运动员在大运动量负荷训练后，会引起植物性神经系统调节机能下降，血管功能的调节出现障碍。其具体方法是，被测者坐位安静休息 5 分钟后，测安静时血压，随即仰卧床上 3 分钟，然后托被测者背部，使其被动坐起，立即测血压，每隔 30 秒测 1 次，共测 2 分钟。如果在 2 分钟内，血压完全恢复，说明调节机能正常没有疲劳；恢复一半以上，为调节机能欠佳，属于轻度疲劳；完全不能恢复，为调节机能不良，属于重度疲劳。

4. 脑电图

脑电图（EEG）可以反映中枢神经系统的机能状态。疲劳时由于神经中枢抑制过程的发展，脑电图可表现为慢波增多。

（三）心血管系统疲劳的诊断

1. 心率

心率是评定运动性疲劳最简易、最直接的指标，一般常用基础心率、运动中心率和运动后心率恢复进行判断。

（1）基础心率。可反映机体最基本的功能状态。身体功能状态正常时，基础心率相对稳定；而进行大负荷运动训练时期，如基础心率较平时增加 10

次/分以上，则认为有疲劳现象；如连续几天持续增长，则表明疲劳累积，应调整运动负荷。

（2）运动中心率。一般用运动后即刻心率来代替。按照"训练—适应"理论，随着训练水平的提高，完成同样运动负荷心率应有逐渐下降的趋势，如增加则表示身体功能状态不佳。

（3）运动后心率恢复。如运动后心率恢复到以前的状态的时间延长则可视为疲劳。

2. 心电图

运动中心脏疲劳可使心电图出现异常变化，T 波下降或倒置及 S - T 段下移，可用来判断心脏疲劳。

（四）感觉机能疲劳的诊断

1. 皮肤空间阈

疲劳时触觉功能下降，辨别皮肤两点之间最小距离的能力下降。

2. 闪光频度融合

疲劳时视觉功能下降，可根据闪光融合频率的阈值诊断疲劳。

（五）主观感觉疲劳诊断

运动时来自肌肉、关节、呼吸系统、心血管等的各种刺激都会传到大脑的感觉中枢，产生感应，因而，运动员在运动时的自我体力感觉，也是判断疲劳的重要标志。瑞典生理学家冈奈尔·鲍格（Guenzel Borg）制定了判断疲劳的主观体力感觉等级表（RPE）（见表 4 - 2），使原来粗略的疲劳定性分析变为较精确的半定量分析。

具体方法是：放一块 RPE 木板在运动现场，运动员在运动过程中根据RPE 表指出自我感觉的等级，以此来判断疲劳程度。如果用 RPE 的等级数值乘以 10，相应的得数就是完成这种负荷的心率。如果出现疲劳，RPE 等级也会相应增加。

表4-2　主观体力感觉等级表

自我感觉	等级
非常轻松	6、7、8
很轻松	9、10
轻松	11、12
稍累	13、14
累	15、16
很累	17、18
精疲力竭	19、20

三、恢复的理论依据

(一) 超量恢复学说

运动时和运动后供能物质的变化是消耗和恢复过程保持平衡的结果。运动时以消耗为主，恢复过程赶不上消耗过程则表现为能源物质减少；运动后休息期，以恢复过程为主，消耗过程下降，能源物质逐渐恢复，达到或超过原来的水平。该学说主要是从运动时能源物质的消耗、结构蛋白的变化和恢复过程的规律来说明运动能力提高的机理。超量恢复学说是运动性疲劳恢复的重要依据，可为大运动量训练、训练的节奏性、训练的系统性等提供理论基础。

(二) 应激学说

应激学说在运动训练中的应用主要是针对不同专项、不同性质的超负荷运动时机体产生的应激反应，并以垂体—肾上腺皮质激素调节为核心，从机体的能源储备和动员能力、代谢和机体调节能力、身体防御能力3个主要方面研究机体对运动训练的生理、心理适应和提高过程的规律，为超负荷的大运动量训练、训练期适应和运动能力提高提供理论指导。

两种学说从不同角度说明运动负荷要适当地达到最大，安排适宜的休息间歇，掌握大、中、小运动负荷强度，运用有效的恢复手段，使身体不断适应强烈的负荷刺激。

四、运动疲劳消除方法

（一）运动性手段

1. 积极性休息

积极性休息是指在运动结束后，采用继续运动而不是静态休息的方式消除疲劳。可以变换运动类型，比如，在右手处于工作状态较长时间后，可以采用活动左手的方式代替安静状态的放松；在大脑长时间运转后，可以采用肢体活动的方式进行放松休息。长时间在运动场上进行训练，会造成运动员的运动系统和视觉等各方面的疲劳，教练员可以带领运动员到野外训练，变换训练环境，在训练的同时达到休息放松的目的。

2. 整理活动

整理活动是指在运动之后做一些让身体放松的身体动作练习。在剧烈运动后，代谢产物堆积，肌肉硬度增加，可以进行 3 ~ 5 分钟的慢跑或其他放松练习，帮助肌肉恢复到之前的放松状态，促进乳酸的消除和利用。另外，还可以做一些静态性牵拉练习，通过身体各部位的静态牵拉，伸展动作的静态保持，让身体各部位肌肉得到放松。

3. 睡眠

睡眠对身体机能的恢复非常重要，人在睡觉的时候可以减少能耗，达到消除疲劳的目的。除了正常的睡眠时间外，在大负荷训练或比赛期间可以适当增加睡眠时间。运动员要保证充足的睡眠来促进身体机能的恢复，成年人每天需保证 8 ~ 9 小时，青少年则要 10 小时以上。

（二）物理学手段

1. 按摩

按摩是运动训练中经常采用的运动性疲劳恢复手段之一。按摩的方法很多，通常采用的是手法按摩，对身体各部位的肌肉或局部的肌肉进行针对性按摩，对于消除肌肉疲劳、缓解肌肉酸痛有很好的效果。

2. 针灸

针灸时可同时选用 2 个或多个穴位，用手针顺着肌纤维的方向刺入，停留

5 分钟左右。

3. 吸氧

大负荷运动往往伴随着无氧运动，运动后吸氧可以促进堆积的乳酸的清除，同时促进机体疲劳的消除。

（三）营养学手段

1. 能源物质的补充

糖、脂肪、蛋白质是人体三大能源物质，人在运动时的主要能源来源于糖，长时间运动前后都要适量地补充糖，一方面防止低血糖；另一方面又可以增强耐力和爆发力，推迟疲劳的发生。像越野滑雪、马拉松这些项目，消耗的能量比较大，还要适量补充脂肪。

2. 维生素与矿物质的补充

维生素是维持人体正常生理功能必不可少的有机化合物。如维生素 B 族是能量代谢中各种酶的辅助成分，补充维生素 B 族有助于保证运动员运动中的能量供应；补充维生素 A 有助于增强运动员的免疫能力和应激能力。钾、钙、钠、镁、磷、铁可以调节体内酸碱度与电解质的平衡，运动员在运动时会大量排汗，电解质丢失过多，必须通过饮食来补充，帮助消除运动疲劳。

3. 中药补剂

在医生的指导下，合理地服用中药可以增强身体的免疫力，还可以促进疲劳快速消除。很多中药都能补肾理气养血，对提高机体运动能力有显著作用，能够增加肌糖原、肝糖原的储备，延缓运动疲劳的产生。此类单味中药有红景天、人参、黄芪、刺五加、黄精、当归、生地、五味子、冬虫夏草等。中药复方可以有针对性地治疗、调理身体，可以很好地消除运动性疲劳的中药复方有补气活血方、理气调补方、升阳益胃汤、益气生津方，此外还有二仙汤、北芪花粉复方、四君子汤、复方党参片、回力宝口服液、宫廷葆春酒、补肾益寿片、蚝公口服液、复方生脉散等。

第三节　兴奋剂问题

随着现代体育运动的商业化、职业化发展，运动员以强化和提高运动成绩为目的而使用兴奋剂的问题日益突出。为营造一个公平竞争的比赛环境，国际体育组织与世界各国联合起来，发动了长期而坚决的"反兴奋剂战争"。1999年世界反兴奋剂中心（WADA）在瑞士洛桑成立，在人类体育史上具有里程碑式的意义：它通过实施"零容忍"的反兴奋剂政策，不断加强对违禁药物使用的监管和惩戒力度。然而，WADA在2017年10月发布的《2016年反兴奋剂测试数据》显示，运动员的兴奋剂检出率仍然呈增长的趋势。兴奋剂丑闻也愈演愈烈，从职业体育领域蔓延到业余体育领域，从运动员个体使用兴奋剂发展到集体有组织地使用兴奋剂。尤其是在2017年12月，俄罗斯奥委会因"系统性操纵反兴奋剂工作"被国际奥委会取消2018年冬奥会的参赛资格，这一处罚事件引起了国际社会的强烈反响。

一、兴奋剂的定义

兴奋剂的英语为"dope"，原义为"供赛马使用的一种鸦片麻醉混合剂"，指参赛运动员为了提高运动成绩而使用的任何形式的药物或非正常量、通过不正常的途径摄入体内的生理物质。由于最早被禁用的一批药物大多属于兴奋剂，所以，尽管后来出现了并不具有兴奋作用的其他类型的禁用药物，国际上还是习惯将体育界所有违禁药物统称为"兴奋剂"。

国际奥委会认可的"使用兴奋剂"的定义为：运动员应用任何形式的药物，或者以非正常量或通过不正常途径摄入的生理物质，企图以人为的和不正当的方式提高他们的竞赛能力。上述"使用兴奋剂"的定义中既包括使用，也包括参与使用非法药物和方法。此外，国际奥委会在解释什么是"使用兴奋剂"时还明文规定：当需要进行医务治疗时，使用任何可因其性质、剂量或用法而人为地不正当提高运动员竞赛中的运动成绩的物质，也被看作是使用兴奋剂。

二、兴奋剂的种类

从 1968 年禁用兴奋剂至今，兴奋剂的种类已经从最初的 8 种增加到现在的 140 余种，除传统兴奋剂外，还出现"激光兴奋剂""基因兴奋剂"等新型兴奋剂。按照国际奥委会 2021 年的分类，兴奋剂主要有 7 大类：刺激剂、麻醉止痛剂、合成类固醇类、利尿剂、β-阻断剂、内源性肽类激素和血液兴奋剂。

1. 刺激剂

刺激剂是最早使用，也是最早被禁用的一批兴奋剂。此类药物能通过对神经系统的作用，增强人的精神与体力，被认为是最原始意义上的兴奋剂。可提高运动员训练和比赛中的注意力，提高运动的机敏性。常见刺激剂有苯丙胺（精神刺激药物）、麻黄素（拟交感神经胺类药物）、可卡因（咖啡因类药物）、士的宁（杂类中枢神经刺激物质）等。

2. 麻醉止痛剂

麻醉止痛剂包括吗啡、其衍生物及同类合成制剂。这类兴奋剂就是常见的毒品，其副作用显而易见。吗啡对中枢神经系统有强烈的麻醉镇痛作用，使用后能使人产生快感及心理亢奋，提高运动员对疼痛的耐受力，使运动员无法正确判断自身情况，继续参加比赛将造成更为严重的伤害。

3. 合成类固醇类

合成类固醇是一类在结构上和生物活性方面与睾酮相似的化学合成物质，其药理作用是使肌肉增大和力量增强。多集中在速度力量性项目使用，如举重、短跑、摔跤、柔道、投掷、自行车、游泳和橄榄球等。最常用的有：大力补、康力龙、苯丙酸诺龙等。这些药物用作兴奋剂是频率最高、范围最广的一类，也是药检中的重要对象。虽然国际奥委会只是禁用了一些主要品种，但其禁用谱一直在不断扩大。

4. 利尿剂

临床上，利尿剂主要用来促进尿液的生成与排出，从而缓解或消除水肿等症状。而运动员使用利尿剂的目的主要有：快速排出体内水分，减轻体重；增加尿量，来稀释尿液中其他兴奋剂代谢产物，以逃避兴奋剂检查；加速其他兴奋剂及其他代谢产物的排出，从而缓解副作用。常见于重竞技项目以及马术、体操等项目。

5. β - 阻断剂

β - 阻断剂主要作用机制是通过抑制肾上腺素能受体，减慢心率，减弱心肌收缩力，降低血压，减少心肌耗氧量。在不需要剧烈体力活动而对心理状态要求较高的项目中，β - 阻断剂可以降低比赛时情绪激动引起的心率加快，从而减少机体耗氧量。

6. 内源性肽类激素

这类药物是通过基因重组技术合成的。国际奥委会禁止使用的此类药物有：人体生长激素、促肾上腺皮质激素和促性腺激素。由于这些物质也存在于正常人体内，故检测十分困难。

7. 血液兴奋剂

使用血液兴奋剂又称为血液红细胞回输技术，是一种在竞技运动中禁用的技术。违禁者在赛前向体内输入血液，短期内增加血液中红细胞数量，从而达到提高血氧含量的目的。研究表明，运动员经血液回输后，最大摄氧量和耐力水平均有所提高。

三、兴奋剂的危害

兴奋剂之所以屡禁不止，主要是因为它能够在短时间内使身体机能得到最大限度的发挥，进而提升运动成绩。但是，兴奋剂的使用玷污了竞技体育的纯洁性，损害公平竞争的体育原则，是对奥林匹克精神的严重亵渎。同时，对运动员自身来说，兴奋剂的使用可以说是在透支生命，它给人的生理和心理带来的损害往往是长期的，甚至是不可逆转的。科学研究表明，不同种类和不同剂量的兴奋剂对人体的损害程度也不尽相同。

（一）刺激剂的危害

刺激剂的大量使用会导致身体能量超量消耗，从而造成身体各器官的损伤。例如，会表现出呼吸困难、过度脱水、易怒失眠、性格改变等。在 1908 年奥运会上，一名意大利马拉松运动员因服用过量的刺激剂——士的宁，导致跑到终点后昏迷。

（二）麻醉止痛剂的危害

运动中主要利用其镇痛作用，减轻运动中因创伤所引起的疼痛。主要危害有如下几方面。

1. 削弱运动员机体损伤预警系统的作用

麻醉止痛剂的使用等于提高了人体的自我保护系统的阈值，这可能造成运动员伤势进一步加重，也可能使运动员在短期内头晕目眩、恶心呕吐、产生幻觉。

2. 成瘾性

长期反复使用此类兴奋剂会产生躯体依赖性，即成瘾性，过量服用会引起急性中毒从而危及生命。

3. 其他

长期服用的话，会使人变得冷漠、恍惚、精神抑郁，且记忆力及认知能力出现障碍，可能因幻觉而伤及自己或他人。

（三）合成类固醇类的危害

长期大量使用此类药物对身体和精神都会造成伤害。表现在以下方面。

1. 破坏内分泌和生殖系统

男女性均出现男性化症状，如多毛、痤疮、长胡须、月经紊乱（女）、声音变粗，进一步还可致秃头、阴蒂肥大（女）和不可逆的声音变粗。男性长期服用，会导致阳痿、睾丸萎缩、抑制精子生成，诱发前列腺疾病。

2. 损害肝功能

长期使用合成类固醇会造成肝细胞被破坏，血清谷丙转氨酶、碱性磷酸酶等指标升高。

3. 诱发心血管系统疾病

长期使用合成类固醇可引发心肌病变、心脏扩大、心律失常，使体内糖、脂肪、蛋白质代谢异常，血压升高，血液中高密度脂蛋白减少，低密度脂蛋白增多，从而增加心血管疾病发病率。

4. 影响运动系统

合成类固醇使用后肌肉体积重量增加较快，而肌腱韧带等组织并没有相应地增强和加固，且肌腱韧带弹性较差，易引起运动员剧烈运动时肌肉与韧带和肌腱之间的张力承受度差异，从而造成肌腱与韧带撕裂断裂，甚至撕脱性骨折。

5. 心理行为异常

大剂量使用会引起发怒、暴力倾向以及精神障碍。

（四）利尿剂的危害

（1）长期大剂量使用利尿剂可导致心脏功能障碍，破坏体内的生理平衡。

（2）短时间内机体内水的流失和体重的锐减会导致肌肉痉挛和血糖升高。

（五）β-阻断剂的危害

β-阻断剂是一种抑制性药物，其不良反应是使人头晕、失眠、抑郁、产生幻觉、心动过缓、血压低，长期使用后若突然停药，会引起血压上升、严重心律失常，甚至产生急性心肌梗死或猝死。

（六）内源性肽类激素的危害

内源性肽类激素是人体内本身就存在的物质，过量输入这类激素无疑会导致人体内激素的代谢紊乱，对人体造成伤害。这类激素的代表为生长激素类与促红细胞生成素，前者可促进肌肉生长，降低体脂，促进骨骼肌肉损伤愈合，后者可增加有氧能力。主要危害有如下两个方面。

1. 生长激素类副作用

主要有引发过敏反应、继发性糖尿病、肢端肥大、高血压、心脏病，增加体脂，造成关节韧带易损伤等问题。

2. 促红细胞生成素副作用

主要有使血流缓慢，引发高血压、心脏病、血栓形成、中风、肺栓塞，其他包括引发心悸、皮疹、恶心和铁缺乏等。

（七）血液兴奋剂的危害

输血使人体内的血量突然增加，会引起血压升高，加重心脏负荷，导致心力衰竭或代谢性休克。异体输血则可能出现严重输血反应，例如，产生过敏、急性溶血，或有感染肝炎和艾滋病的危险。

特别令人担心的是，兴奋剂对运动员所造成的伤害并不都是立即表现出来的，许多副作用在多年之后才显现。即使是医生也不能准确判断哪些运动员暂时不会出问题，哪些正处于危险期。

四、兴奋剂检查

（一）检查类型

1. 赛内检查

赛内检查是指在一次特定的比赛中挑选运动员进行的检查，检测所有的禁用药物和禁用方法，一般在比赛结束后立即通知运动员进行检查。选定受检运动员一般以比赛名次、是否破纪录或抽签结果作为取舍标准，也可根据特殊情况任意指定运动员接受检查。

2. 赛外检查

又称飞行药检，是指任何非赛内检查的兴奋剂检查，包括在训练、休假、学习等任何时间进行的检查，只对部分禁用药物进行检测。赛外检查的对象主要是那些著名的运动员和在短时期内成绩异常提高的运动员，所以运动水平越高、优秀选手越多的国家受到赛外检查的频率就越高。运动员必须按规定报告自己的行踪信息，如果没有按规定报告而造成检查失败或逃避检查，运动员将受到相应的处罚。例如，悉尼奥运会男子 200 米跑金牌得主肯特里斯和女子 100 米跑银牌获得者萨努斯，因为在雅典奥运会开幕前一天故意逃避兴奋剂检查和制造假车祸，被国际田联禁赛。

赛外检查可在一年中的任何时间和任何地点进行，检查重点一般都放在训练阶段，特别是非赛季的训练阶段，因为运动员最有可能在训练阶段为增加肌肉力量、加速消除疲劳而使用违禁药物。

赛外检查的通知方式有 2 种：事先无通知检查和短时间通知检查。我国的赛外检查主要是第一种，就连检查官也是到检测地后才知道要检测哪些运动队、哪些队员和哪些禁用药物。

（二）检查方式

采用尿样检查、血样检查和血尿联检 3 种检查方式。自国际奥委会在 1964 年奥运会上首次试行兴奋剂检查以来，国际上一直采用的是尿检；直到 1989 年，国际滑雪联合会才在世界滑雪锦标赛上首次进行血检。尿检是主要方式，血检只是作为一种辅助手段，用于应对那些在尿样中难以检测的违禁物质和违禁方法，如 1994 年利勒哈默尔冬奥会实施的血检，主要是针对异体输血。针对促红细胞生成素（EPO）的检测是血尿联检的方式。

（三）检测程序

1. 选定接受检查的运动员

检测机构应同有关单项体育联合会和竞赛组委会进行磋商，确定接受检查运动员的数量及挑选受检运动员的方法。

2. 采取检样

（1）接受检查的运动员被按照事先定好的抽查原则叫入检查室。检查人员将检查通知单交给被选定接受检查的运动员，运动员在通知单（一式两份）上签名确认后，必须在 1 小时内携带身份证明到指定的兴奋剂检查中心报到。如果运动员还有比赛任务，则应告诉通知你的人，以便另外安排到达检查站的时间。在此期间，该运动员的一切行动都须在兴奋剂检查官的视线之内，运动员由检查人员陪同，不得排尿。运动员到达检查站的时间及个人情况需要登记在记录单上。

（2）运动员自己挑选一个留尿杯，当着一名同性检查官员的面留取尿样（至少 75 毫升），取尿时不得有其他运动员在场。运动员如果一时排不出尿或尿量不够时不要紧张，要尽量放松自己的情绪，饮用由兴奋剂检查站提供的饮料，并耐心等待（此时，任何人员都不应催促运动员排尿）。

（3）运动员自己从几套未使用过的、有号码的密封样品瓶（A 瓶和 B 瓶）中挑选一套，先将尿样倒入 A 瓶（至少 50 毫升），然后再倒入 B 瓶（至少 25 毫升）。经检查官检测留尿杯中残留的尿，如果尿比重低于 1.010 或 pH 值不在 5~7 之间，运动员则必须重新留取另一份尿样。

（4）运动员自己盖紧并密封瓶子后，将瓶子放进能插入印有号码的防拆安全卡的包装盒里，并把瓶子号码和包装运输盒密封卡号码记录在兴奋剂检查正式记录单上。

（5）运动员如果在最近 3 天内服用过什么药物、维生素或健康补剂，必须如实登记在检查记录单上，并亲笔签字。如果运动员或其陪同人员认为检查未按规定程序执行，应把自己的看法和说明写在检查记录单上。

（6）采集到的尿样必须由指定的监护运送人签单验收，并按照规定程序尽快送到指定的检测实验室。当尿样到达实验室后，必须在兴奋剂检查官的监督下，按照严格的步骤检查有无偷换和破损并签署收据，然后才能送交检测。

3. 样品分析

兴奋剂检测实验室收到尿样后应尽快完成检测分析。样品分析严格采用经国际奥委会医学委员会批准的技术方法。如果 A 瓶尿样的分析结果为阳性，必须立即书面报告有关当局。兴奋剂检查机构的官员在检查核对后，应立即书面通知有关单项体育联合会，然后再按规定程序通知运动员及其代表团的官员，并尽快确定 B 瓶尿样的检测分析（复检）结果，复检在同一个实验室进行，但由不同的人操作，反兴奋剂机构、有关单项体育联合会和运动员所属代表团均可派人观察检测分析过程。如果 B 瓶的检测分析结果仍为阳性，则该运动员的兴奋剂检查结果即被判定为阳性。

五、兴奋剂监控

（1）教练员、运动员应树立正确的体育道德观，刻苦训练，端正赛风，不能有投机取巧的想法，从思想上拒绝兴奋剂。

（2）了解和掌握有关兴奋剂、兴奋剂检查以及用药申报的现行有效的规定。如治疗必须使用一些违禁药物，要及时申报用药豁免。

（3）运动员发生疾病需要使用药物时，一定要明确药物成分，以免误服兴奋剂。某些西药制剂中含有禁用成分，例如，不少感冒药含麻黄素、苯丙醇胺等违禁药物，特别是近几年的一些新药，如白加黑含有伪麻黄碱，康泰克、复方美沙芬中含有苯丙醇胺。在治疗疼痛、感冒、鼻炎、支气管炎等疾病时尤需特别注意。单纯抗菌素或抗组胺药物是允许使用的，但应注意这类药物的某些制剂中含麻黄碱或其他拟交感胺成分。某些中药也含有禁药成分，如敛肺、涩肠、止痛的罂粟壳含有吗啡，通络止痛、散结消肿的马钱子含有士的宁，发汗散寒、宣肺平喘、利水消肿的麻黄含有麻黄素。特别是一些中成药，由于未注明成分，很容易造成误服，我国最早被检查出使用兴奋剂的运动员就是使用了含有兴奋剂成分的中草药制剂。因此，对中草药的使用也必须注意，在不了解其化学成分之前不能轻易服用。

（4）不准以恢复性治疗的名义使用违禁药物。有的医生及体育工作者认为，大运动量训练及剧烈比赛后，某些运动员血睾下降，身体处于疲劳或过度疲劳状态，应允许适当补充合成类固醇（包括睾酮）。对此，国际奥委会医学委员会经过讨论，最后决定，还是不准以恢复性治疗的名义使用合成类固醇。

（5）慎用营养补剂。一定要确认运动员所使用的营养品中不含违禁物质，因为营养补剂的质量良莠不齐。我国兴奋剂检测实验室近年来检测了1000多种营养补剂，其中，含有违禁物质的占11%以上。目前，用于消除运动性疲劳和促进体力恢复的中药较多，我国兴奋剂检测室曾在一些所谓的纯中药补剂中检测到非天然的违禁成分。有些中草药本身就含有国际奥委会已经禁用的化合物，如温肾补精、益气养血的胎盘（紫河车）含有人绒毛膜促性腺激素，补肾壮阳的鞭类含有性激素，壮肾阳、益精血的鹿茸含有性激素等。

（6）遵守纪律，随队集中食宿，不随便吃东西，尽量杜绝接触可能污染了违禁物质的食物，如含瘦肉精（克伦特罗）的肉制品，瘦肉精是一种 $\beta2$ - 受体激动剂。我国兴奋剂检测实验室曾经做过实验，吃了含有克伦特罗的猪肉或猪肝都能使兴奋剂尿检结果呈克伦特罗阳性。

第五章 运动性疾病

运动性疾病是由于体育运动负荷或训练比赛安排不当，导致机体各器官、系统的功能紊乱或病理改变而引发的疾病。这些疾病将对运动员的运动成绩、运动生涯及身体健康等方面产生不良影响，甚至危及生命。因此，了解、掌握运动性疾病的发病规律，及早诊治并采取有效措施进行预防，可以保障运动训练、比赛和体育教学的顺利进行，提高运动员的运动成绩，延长运动寿命，促进体育运动参加者的身心健康。

第一节 过度训练

过度训练是过度训练综合征的简称，是运动负荷与身体机能间不相适应，以致疲劳连续累积而引起的一系列功能紊乱或病理状态，也称为"过度疲劳"。过度训练是运动员训练不当造成的运动性疾病之一。在运动训练中，负荷量是逐渐增加的，后一阶段的训练量超过前一阶段的负荷量，这种超负荷原则是现代训练学的重要组成部分。这种原则有助于机体的适应性达到理想状态。当这种超负荷量过大时，训练后不能得到恢复，机体未获得适应性，运动员就会发生过度训练。运动员发生过度训练，有可能丧失参加重要比赛的机会，或者虽然参加了比赛，但因体力和心理状态不佳而不能取得应有的运动成绩。多年来，如何防治运动员的过度训练成为体育科学的重要研究课题。

一、病因与发病机理

（一）发病原因

1. 训练安排不当

训练中未遵守循序渐进和系统性原则，训练明显缺乏节奏，长时间过多地采用与身体训练水平不相适应的运动负荷，训练中未充分考虑个人特点（如年龄、性别、运动水平等因素）区别对待，冬训转春训或跨地域训练时没有考虑季节和气候变化而对运动负荷做适宜的调整，训练方法单调枯燥，局部负荷量过大，运动员开始出现某些不良症状时没有及时发现并调整运动量和训练内容，连续大运动量训练后缺乏必要的恢复。大运动量训练是提高运动员训练水平和技术所必需的，这已经被多数学者的研究和实践证实；但是，当大运动量训练持续过久，且缺乏必要的节奏和间歇，过大强度运动量的刺激或训练要求超过了运动员机体承受能力，破坏了内在的稳定，就会造成身体的过度疲劳状态，易发生过度训练。

2. 运动量安排不当

比较常见的现象是教练员为了追求成绩，没有根据运动员，尤其是高中运动员的身体状况和训练水平循序渐进地增加运动量。有时运动员为了急于出成绩，随意增加运动量造成运动量增加过早、过快。这些运动员常合并局部肌肉和韧带的劳损症状。不少运动员在感冒后或没有足够的体力和精神准备的情况下参加训练，或训练过多而间歇过短，使运动员体力消耗过大，精神过分紧张，此时容易出现过度训练症状。

3. 运动员自身

如果运动员身体素质，特别是心肺功能较差，就有可能因为无法承受长时间大强度运动训练而导致过度训练的发生。另外，运动员在身体机能不良的情况下（如伤后病后、身体衰弱或未完全恢复、旅途劳累等）参加紧张的训练和比赛，也会引发过度训练的情况。没有经历过系统训练的运动员由于训练基础薄弱，缺乏身体全面训练的基础就集中练习专项，再加上运动训练安排不当，容易造成过度训练。经常睡眠不足，生活没有规律，生活条件差，过度兴奋或焦虑不安以及在患有疾病时容易出现过度训练症状。

4. 营养不良

运动员长期大强度训练，身体大量消耗，如果营养得不到及时补充，极易发生过度训练。

5. 心理作用

运动员心理调节非常重要，如果运动员在不同诱因（如精神上的打击、感情上的挫折、人际关系不协调、学习训练不顺心、比赛成绩欠佳等）的影响下长期心理健康状况堪忧，也可诱发过度训练。

运动员过度训练的发生，往往是上述几种原因同时存在所致，而不是单一因素引起的。在相同的训练条件下，运动员是否发生过度训练，取决于多种因素的共同作用。

（二）发病机理

目前，过度训练的发病机理还不十分清楚。苏联学者认为，过度训练的发生是由于运动员神经系统的过度紧张，造成兴奋和抑制之间失去平衡，从而引起全身多个系统功能的失常，所以一直把过度训练视为一种特殊的"神经官能症"。最近有医学研究发现，过度训练与人体内分泌系统紊乱有关。大运动量训练引起的月经失调、血睾酮水平下降等与下丘脑—垂体—性腺轴的功能改变有关，因此强调，神经内分泌系统兴奋和抑制之间的不平衡是造成过度训练的主要机制，并且过度训练时常伴有内脏器官的病理学改变和组织学改变。

二、症状与体征

（一）早期

（1）一般自觉症状：疲乏无力、倦怠、精神不振。

（2）对运动的反应：没有训练的欲望或厌烦训练，严重时表现为厌恶或恐惧训练，且在训练中疲劳出现得早，训练后疲劳加重而不易恢复，运动成绩下降，运动协调下降。

（3）其他：头昏、记忆力下降、精神不集中、激动、失眠多梦、早醒、盗汗、耳鸣、眼花、食欲不振。

（二）晚期

（1）心血管系统：心悸、胸闷、气短，晨脉明显加快，运动后心率恢复慢，心律不齐。

（2）消化系统：食欲不振，出现恶心、呕吐、腹胀、腹痛、腹泄、便秘，甚至消化道出血。

（3）运动系统：肌肉持续酸痛，负荷能力下降，易出现肌肉痉挛/肌肉细微损伤。

（4）其他：易发生感冒、腹泻、低热，全身乏力，体重下降，运动后蛋白尿，运动性血尿等。

三、分类

根据植物神经功能紊乱的假说，过度训练可以分为交感型（也称巴塞多型或经典型）和副交感型（也称阿狄森型或现代型）两种。

交感型主要表现为交感神经兴奋，如安静心率增加、血压增加、食欲丧失、体重下降、睡眠障碍、情绪不稳定、基础代谢率提高等，多见于爆发类及非耐力项目，年轻运动员较易出现。

副交感型主要表现为副交感神经兴奋，如易疲劳、安静心率降低、运动后心率快速恢复、安静血压降低等，多见于耐力项目，年长运动员较多。

四、治疗

治疗基本围绕4个方面进行：①消除病因；②调整训练内容和/或改变训练方法；③加强各种恢复措施；④对症治疗。

1. 早期治疗方法

早期和轻度的过度训练一般经2周左右即可基本消除，主要方法有以下几种。

（1）调整训练内容和/或改变训练方法，减少运动量，控制训练的强度，减少力量性练习等。

（2）增加睡眠时间，必要时可适量服用镇静剂。

（3）注意营养和热能平衡，饮食应适当减少，食物中应含有充足的维生素和矿物质，食物易消化吸收。

2. 中晚期治疗方法

对中晚期或比较严重的过度训练者，除按上述基本原则处理外，还应包括以下几个方面。

（1）暂停专项练习，训练应以健身为主或转换训练环境，停止大负荷、大强度训练。

（2）药物治疗，补充维生素，如复合维生素 B、维生素 E、维生素 C，也可选用人参、刺五加、红景天、三七、枸杞等中药治疗。

（3）康复治疗，如按摩、水浴、气功、理疗、心理治疗等。

五、预防

（一）遵循运动训练的科学化原则

训练计划和训练方法应该根据个人的年龄、性别、体质状况、运动专项和训练水平而制订，根据个人的喜好和身体特征选择运动项目，采取先进的思想和先进的科学训练方法，合理地安排训练内容与运动负荷，确保训练的合理化和科学化。

（二）加强训练中的机能评定

在训练中加强运动员、教练员、医务人员的联系与合作，运用医务监督手段督导运动员的训练过程，在大强度训练中做好运动员的机能评定，运动员必须详细记录每次训练的主观感觉。另外，还可以通过对血乳酸、血尿、血清肌酸激酶、尿胆红素等生化指标的定期检测来分析判定运动员负荷的适宜程度，预防运动损伤的发生。

（三）培养运动员自我诊断的能力

运动员在长期的训练中摸索出一套自我诊断的方法，及时感知过度训练的早期信号，早发现，早预防，有效预防过度训练。

（四）避免容易引起过度训练的高危险训练模式

应注意避免以下容易引发过度训练的训练方法与模式。

（1）没有充分恢复就连续参赛，或在一系列比赛之间没有足够的恢复时间。

（2）突然增加训练量或训练强度，而不是循序渐进。

（3）采用单一的训练模式，导致某一肌群或某一能量系统的疲劳延续。

（4）生活中的应激因素增加，如睡眠不足、营养不良等。

第二节　运动应激综合征

运动应激综合征又称过度紧张，指运动员在训练或比赛时，体力负荷超过了机体的潜力而发生的生理功能紊乱的病理现象。这是一种常见的运动性病症，多发生在训练水平低、经验较少的新手，因伤病中断训练较长时间后突然恢复训练的运动员和受强烈精神刺激后的高水平运动员身上。

运动应激综合征多见于中长跑、马拉松、中长距离滑冰、自行车、划船、足球等运动项目中。随着全民健身运动的蓬勃开展，普通人积极参加各项体育运动，由于部分运动爱好者缺乏运动常识，盲目冒进，使得运动爱好者运动应激综合征发生率有所增加。

一、病因与发病机理

（一）发病原因

运动应激综合征的主要发病原因是训练或比赛负荷过大。训练水平低、生理状态不良和比赛经验较少的新手，因患病而长期中断训练后突然参加剧烈运动或比赛的运动员，精神过度紧张或受心理社会因素（如紧张的比赛气氛、沉重的思想包袱）影响的运动员，发病率都较高。此外，疲劳、饥饿、疼痛、高温脱水、寒冷、缺乏睡眠等因素也是发生运动应激综合征的重要诱因。

（二）发病机理

主要是在剧烈运动，再加上心理与环境等刺激时，机体不耐受，从而导致机体过度强烈的急性应激反应，进而引发各种类型的急性病症，如虚脱、应激性胃肠功能紊乱/溃疡、应激性心律失常或心肌损伤等。强烈的急性应激反应可通过血管减压反射造成血管舒缩障碍，最终导致血压快速下降而出现虚脱症状。急性应激时交感神经过度兴奋，大量儿茶酚胺分泌可致应激性胃肠功能紊乱或应激性溃疡。另外，急性应激反应时大量儿茶酚胺等的分泌，植物神经系统平衡失调以及水、电解质、酸碱平衡紊乱等也可致心律失常、冠状动脉或脑血管痉挛，甚至直接造成心肌损伤，对原有心肌损害或冠脉结构异常者可诱发运动猝死。

二、症状与体征

（1）单纯性虚脱。运动后即刻出现面色苍白，恶心呕吐，头昏无力和大汗淋漓。

（2）昏厥型。运动中或运动后出现一过性神志丧失，清醒后诉说全身无力、头痛、头昏，可伴有心、肺、脑功能降低的现象。昏厥可由"重力性休克"引起，也可能与心脏异常有关。

（3）脑血管痉挛。运动员在运动中或运动后即刻出现一侧肢体麻木，动作不灵活，常伴有恶心呕吐。

（4）急性胃肠综合征和应激性溃疡。急性胃肠功能紊乱是最常见症状，表现为恶心、呕吐、头晕、头痛、面色苍白，多发生在中短距离跑步、游泳和自行车运动之后。轻者在剧烈运动后出现症状，经 1～4 小时后逐渐缓解。有时由于胃肠道血管痉挛可引起出血性糜烂，此时呕吐物呈咖啡样，这被称为应激性溃疡。

（5）急性心功能不全和心肌损伤。运动后出现呼吸困难、憋气、胸痛、咳血性泡沫性痰、右肋部疼痛、肝肿大、心跳快而弱或节律不齐、血压下降、全身无力、面色苍白等心功能不全症状。

三、治疗

（1）对单纯性虚脱者，应让患者卧床休息，保暖，可饮用温水。

（2）对昏厥者，应让患者平卧休息，嗅以氨水或针刺人中，有条件可给予氧气吸入或静脉注射25%～50%葡萄糖40～60毫升，必要时应送医院治疗。

（3）对脑血管痉挛者，让患者平卧，头稍低，保持呼吸畅通，并进行一系列脑部检查，以发现脑血管病变。

（4）对发生急性肠胃痉挛症候群者，让患者平卧休息，注意保暖，吃流食，这样很快就可使患者恢复健康。胃出血者，应暂停专项训练，休息观察，必要时服用止血药物，吃流食、半流食和易消化食物。

（5）对急性心功能不全或心肌损伤者，身体可取半卧位，保持安静并保暖，给予吸氧等急救处理后立即送医院进一步抢救。

四、预防

（一）做好赛前的心理准备

赛前心理准备的目的是通过提高运动员对比赛的各种情况的适应能力，形成最佳心理状态。提高心理适应能力的主要方法有以下两种。

（1）收集有关比赛的情报。在赛前收集、了解有关比赛的规模、时间、地点、场地条件、天气状况、对手的打法及战术和心理特点，从中分析有利和不利因素，在此基础上确定每个队员的比赛任务，制订比赛方案和计划，使运动员做到知己知彼。

（2）进行模拟训练。为运动员创造一些与比赛相似的条件，以便进行针对性训练。赛前技术状况不佳或有明显弱点，运动员心里无底，容易诱发运动应激综合征。而当运动员技术熟练、得心应手的时候，就会大大减少发生运动应激综合征的概率。

（二）掌握自我调节方法

（1）兴奋转移法。这种方法的原理是运用高级神经活动过程相互诱导的规律，建立一个新的优势兴奋中心来转移注意力，抑制紧张情绪。如在赛前阅读感兴趣的书籍，听喜欢的音乐，进行与比赛内容无关的谈话，回忆与比赛无关的、感兴趣的事都可以转移对比赛的注意力。在比赛中多想想技术动作或者思考战术来排除杂念。在极度紧张时，利用运动间隙系鞋带、擦汗也有助于稳定情绪。

（2）肌肉放松法。运动员情感的紧张往往伴随肌肉的紧张。通过放松肌肉，使机体释放的能量减小，紧张情绪就会得到调节。通过自我暗示就可以控制有关肌肉群的紧张与放松，这一方法经过一段时间的训练就可掌握，无论是赛前还是赛中均可随时运用，简单易行。

第三节　运动性晕厥

晕厥是由于短暂的全脑低灌注导致的短暂意识丧失（transient loss of consciousness，T – LOC），特点为发生迅速、短暂、自限性，并能够完全恢复的意识丧失（短时内自发完全恢复意识）。

运动性晕厥是指在运动中或运动后由于脑部一时性供血不足或血液中化学物质的变化引起突发性、短暂性的意识丧失、肌张力消失并伴跌倒的现象。大多数是由于脑部供血供氧不足引起的，是过度紧张的一种表现。运动性晕厥包含血管减压性晕厥、重力性休克性晕厥、体位性低血压性晕厥等类型。

一、病因与发病机理

（一）发病原因

运动性晕厥发生的基本原因是暂时性脑供血不足和脑缺氧。导致晕厥的原因很多，一般是由于心输出量降低、神经调节功能障碍等引起的血压急剧下降、脑供血不足。其中，心源性晕厥也是运动猝死的绝对危险因素，需要特别引起注意。

（二）发病机理

1. 血管减压

血管减压性晕厥，又称血管迷走神经性晕厥或单纯性晕厥，其发病率占各类晕厥的首位。情绪波动、精神刺激或运动伤痛等因素可通过迷走神经反射诱发短暂的血管扩张，使回心血量及心输出量减少、血压下降，脑供血不足，发生晕厥。通常见于年龄较轻或比赛经验不足的运动员，以女性多见。运动员在伤病恢复期、过度疲劳以及停训后突然参加高强度的训练或比赛时易发生此类晕厥。前驱症状包括眩晕、出汗、恶心、面色苍白、肢体发软等，上述症状持续数十秒至数分钟后出现意识丧失，数秒至数十秒后可自行苏醒。

2. 重力性休克

当运动员进行以下肢为主的运动时，下肢肌肉耗氧增加、毛细血管扩张，如果剧烈运动后骤停，会使大量血液淤积在下肢血管中，回心血量、心输出量减少，脑供血不足，引发晕厥，多见于田径比赛项目。前驱症状包括头昏眼花、无力、恶心、面色苍白、四肢发冷，严重者可晕倒。

3. 体位性低血压

当运动员突然由水平位变为直立位时，肌肉泵功能及血管调节功能障碍可致血液淤积于下肢，出现一过性脑缺血，多发生在游泳比赛后。突发意识丧失，无前驱症状。

4. 发作性肌无力

发作性肌无力又称突发性无力，是指由于中枢神经系统反应阈值降低造成四肢抗重力伸肌的暂时性损害而出现猝倒，多见于划船比赛。运动员在完成比赛几分钟后出现虚脱无力，继而晕厥，晕厥持续时间短，仅几秒钟。

5. 原发性意识丧失

由于脑干部网状组织缺氧和低碳酸血症引起神经传导方向异常而出现的晕厥，往往发生于激烈比赛和大强度训练后，如长距离赛跑。发作前伴有意识模糊，意识丧失程度较深，晕厥持续时间较长，清醒后不能记忆比赛最后时刻的情景，苏醒后可伴有神经系统症状，如失语等。

6. 过度换气综合征

由于呼吸过度或呼吸急促时体内二氧化碳排出过多，可导致呼吸性碱中毒，从而引起脑毛细血管收缩，脑细胞缺血缺氧，导致晕厥。在潜水及游泳前为闭气做准备而采取的过度通气，可致晕厥，这是运动员溺死的主要原因。

7. 低血糖

运动性晕厥中较常见的类型，多见于长距离运动项目。有低血糖病史者运动时易诱发低血糖。前驱症状包括饥饿感、无力、出汗、头晕、心动过速、神志恍惚等，补充葡萄糖后意识可迅速恢复。

8. 心源性疾病

由各种心脏病，如肥厚型心肌病、冠脉畸形、冠心病、心肌炎、心脏瓣膜性疾病、马凡氏综合征、窦房结动脉狭窄、预激综合征、长 QT 综合征（复极延迟综合征）、致心律失常性右室心肌病等所导致的心输出量减少、脑缺氧，继而出现晕厥，是比较危险但又十分常见的一类晕厥，可见于足球、篮球、自行车、网球、冰球、马拉松等项目。

9. 脑源性疾病

在运动时，脑部血管发生一过性广泛缺血而出现的晕厥，多见于患有脑血管先天畸形、粥样硬化、高血压和颈椎病的运动员及教练员。发作时多伴有头痛、眩晕、呕吐，有时出现失语、轻偏瘫和视力减退等症状。

10. 中暑

运动时体内产热较多，而由于外界环境温度高，人体体温调节能力下降，导致体温升高和多器官功能障碍，尤其是中枢神经系统功能障碍；此外，大量出汗脱水、体内水和电解质失衡以及血容量减少，也可导致晕厥。该病多在高温、高湿环境下发生，多见于长跑、马拉松、越野跑、自行车和足球等项目。运动员在夏季进行训练和比赛时易出现头昏、头痛、胸闷、口渴、恶心、呕吐、心动过速和肌肉痉挛等症状，此时如果没有及时采取降温措施，可出现晕厥甚至死亡。

11. 胸内压和肺内压增高

举重过程中由于长时间憋气用力使胸腔压力增高，左心室充盈障碍，血压下降，脑血流减少，进而出现短暂的晕厥。

12. 其他

伤后剧烈疼痛、腹腔丛或颈动脉窦受打击等亦可引起晕厥。

二、症状与体征

发病前患者有全身乏力、面色发白、头昏、耳鸣、恶心、眼前发黑和出虚汗等症状，严重的会突然失去知觉晕倒。晕倒后，患者面色苍白，四肢发凉，脉搏细弱，呼吸缓慢；一般在晕倒片刻之后，由于身体处于水平位，脑缺血消除，知觉恢复而清醒，醒后精神不佳，仍有头晕和无力感。

三、治疗

运动中一旦出现晕厥的前期症状，即应在他人帮助下，慢跑或慢走一段距离，然后平卧片刻待身体逐渐恢复。

1. 一般治疗

晕厥者采取仰卧、下肢抬高位以增加脑血流量，同时松解衣领及裤带，将头转向一侧。必要时给予吸氧，并指压或针刺人中、涌泉、合谷等穴位或嗅氨水。血管减压性晕厥、体位性低血压性晕厥、发作性肌无力、原发性意识丧失者接受上述治疗后一般均可缓解。

2. 针对治疗

在潜水及游泳时，发生意识丧失至死亡的时间一般不超过 2.5 分钟，因此应迅速抢救。低血糖晕厥：静脉注射 50% 葡萄糖 60 毫升；心源性晕厥：立即吸氧，根据病因给予抗心律失常、抗休克或抗心衰治疗，及时转运至医院；脑源性晕厥：吸氧，保持呼吸道通畅，降颅压等，而后转运至医院；中暑晕厥：将患者迅速移至阴凉通风处，给予物理降温。

四、预防

（一）定期进行体格检查

运动员应定期进行体格检查，尤其是在重大比赛和大强度训练前。对发生过晕厥的运动员应做全面检查，避免再次发生晕厥。

（二）科学锻炼量力而为

日常生活中要加强体育锻炼，增强体质，提高健康水平；锻炼时不宜选择超过身体负荷的运动，避免发生过度疲劳、过度紧张等运动性疾病；疾病恢复期或年龄较大者参加运动时必须按照运动处方进行。

（三）培养良好运动习惯

疾跑后不要骤停，应继续慢跑一段并做深呼吸；久蹲后忌骤然站起，以免摔伤；避免在夏季高温、高湿或无风条件下进行长时间训练及比赛；进行长距离运动时要及时补充糖、盐和水分；拳击等对抗性项目注意防护颈、腹部，避免受伤，严禁犯规动作；不宜在闭气下做长距离游泳，水下游泳运动应有安全监督措施；疾病恢复期和年龄较大者参加运动时必须按运动处方进行。

（四）做好公共卫生急救预案

在大型公共场所，尤其是在运动场合，需做好急救准备，一旦发生晕厥或猝死状况须争分夺秒地抢救。

第四节　运动性腹痛

运动性腹痛是指由于体育运动而引起或诱发的腹部疼痛。一般可分为两类，一类是由腹内脏器病变所引起的；另一类是由腹腔以外脏器或全身性病变所引起的。这类疼痛大多在静息时不发生，运动时才发生，常见于中长跑、马拉松、竞走和自行车等耐力型运动项目中。

一、病因与发病机理

（一）发病原因

运动性腹痛主要是由痉挛、损伤及病理性的腹部慢性疾病等引起。胃痉挛是由外界或胃酸等对胃的刺激所引起；肠痉挛是由于吃了易产生气体或不易消化的食物，腹部受凉，蛔虫的刺激等引起，另外宿便也能引起肠痉挛；如果在运动中，人体排出大量的盐分而得不到补充，导致机体的水盐代谢紊乱，则会诱发腹直肌痉挛从而引起腹痛，腹直肌痉挛引起的腹痛一般发生在运动后期。

在运动中，由于运动前准备活动做得不充分或过于激烈，可能会导致肝脾的淤血肿胀或髂腰肌拉伤产生血肿而导致腹痛。另外，腹部慢性疾病也能引起腹痛，如慢性肝炎、溃疡病或慢性阑尾炎患者在参加剧烈运动时，由于病变部位受到被动的牵扯和震动，可能引起腹痛。

（二）发病机理

1. **准备活动不充分**

在内脏器官还处于"惰性"状态时，就开始进行强度较大的运动，致使内脏器官跟不上肌肉工作的需要，从而引起肝脾淤血肿胀并发生腹痛。

2. **肝脏淤血**

其发生原因可能与运动中心血管功能不协调有关。开始运动时，准备活动不充分，急于加快速度和加大强度，以致内脏器官负荷过大。特别是心肌收缩力较差时，心输出量减少或无明显增加，心腔内压力增加，下腔静脉血回心受阻，进一步导致下腔静脉压力升高，肝静脉回流受阻引起肝脏淤血，造成血液淤积在肝脏内。肝脏由于淤血体积增大，增加肝被膜的张力，使被膜上的神经受到牵扯，因而产生肝区疼痛。

3. **呼吸肌痉挛**

呼吸肌包括肋间肌和膈肌，当痉挛时多感到季肋部和下胸部锐痛，与呼吸活动有关，患者往往不敢做深呼吸。其发生可能是由于运动中未注意呼吸节律与动作的协调，未注意加深呼吸，以至于呼吸肌功能紊乱，呼吸表浅急促，呼吸肌收缩不协调并过于频繁、紧张而发生痉挛或微细损伤。另外，准备活动不充分，心肺功能未适应肌肉工作的需要，使呼吸肌缺氧，引发呼吸肌痉挛而加剧了疼痛的发生。

4. **胃肠道痉挛或功能紊乱**

剧烈运动使血流重新分布，胃肠道缺血、缺氧，或因各种刺激，如饭后过早参加活动、吃得过饱、喝得过多（特别是喝冷饮过多），空腹运动时空气刺激等都可能引起胃肠痉挛，导致胃壁和肠壁的神经受到牵扯而发生疼痛。

二、症状与体征

腹部可划分为上、中、下和左、中、右各3个部分，共9个区（见图5-1）。

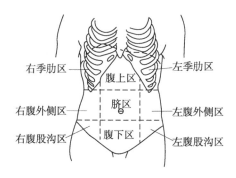

右季肋区 腹上区 左季肋区
右腹外侧区 脐区 左腹外侧区
右腹股沟区 腹下区 左腹股沟区

图 5 - 1　腹部分区

右季肋区疼痛，多为肝脏淤血等；腹上区疼痛，多为胃痉挛等；左季肋区疼痛，多为脾脏淤血；脐区疼痛，多为肠痉挛。疼痛性质可以是钝痛、胀痛甚至绞痛。一般情况下，运动性腹痛不伴随其他特异症状。个别运动员出现无力、胸闷、下肢沉重等症状。

三、治疗

病理性的腹痛往往疼痛的范围较大，且在不运动时仍有不适的感觉。因而患者可凭自我感觉来判断疼痛的性质。如患者判断是运动性腹痛，可采取低速跑、深呼吸，同时按压疼痛部位，弯腰运动一段时间，疼痛一般会减轻或消失。如果这样处理后疼痛仍不能减轻或反而加重，应立即停止运动，做进一步的鉴别诊断和处理。如果是由胃肠痉挛引起的，可口服普鲁本辛（每次一片），并用手指掐、点、揉内关、足三里、大肠俞等穴位；如果是由腹直肌痉挛所引起的，可进行局部按摩或采用背伸动作拉长腹直肌。产生腹痛的原因非常复杂，在发生运动性腹痛时，患者可根据自身的感受采取相应措施。

四、预防

在日常生活中应合理安排膳食，养成良好的生活习惯，饭前 1～1.5 小时之前和饭后 1.5～2 小时之后方可进行剧烈运动，且运动前应做好充分的准备活动，运动时应根据自己的实际情况循序渐进；夏季上体育课时要适当地补充无机盐；各种腹部脏器的慢性疾病应及早就医检查并彻底治疗，在疾病未愈或大病初愈时，应减少或暂停大强度练习。

第五节　运动性贫血

我国普通人群血红蛋白正常值范围，男性为 120～160 克/升，女性为 110～150 克/升。我国普通人群安静时血红蛋白正常范围和贫血诊断数值适用于运动员，即成年男性低于 120 克/升，成年女性低于 110 克/升，14 岁以下男女均低于 120 克/升作为贫血的参考值。世界卫生组织判断贫血的标准是：6 个月至 6 岁低于 110 克/升、6～14 岁低于 120 克/升、成年男女分别低于 130 克/升～120 克/升。

贫血是指红细胞数、血红蛋白浓度低于正常值的状态。运动性贫血是由于运动引起血红蛋白浓度下降，从而导致机体一系列生理变化和病理性损伤。血红蛋白是诊断贫血的主要指标之一。运动性贫血对于运动员而言，尤其是耐力运动员，不仅影响运动技能的发挥和成绩的提高，而且损害身体健康。加强运动训练中铁对代谢和红细胞溶解等状况的监控，对于预防运动性贫血有着十分重要的意义。

一、病因与发病机理

关于运动性贫血产生的机制，虽然目前尚无定论，但多数专家认为主要有下述 3 种原因。

（一）运动引起血容量改变

运动引起高血浆容量反应，已被多数专家的实验证实。Victora Convertino 报告，8 名运动员经 8 天的运动训练后，血浆容量增加 12.2%，红细胞压积由 38.0% 降至 35.5%，血红蛋白由 14.7 克/升降至 13.6 克/升。Magnusson 等人报告，运动员组的红细胞压积是 41.7%，而对照组是 44.4%，这也是运动引起血浆容量增加的结果。

专家们一致认为，运动引起的高血浆容量反应，血红蛋白、红细胞压积相对下降是机体适应性增强的表现。运动员通过运动训练增加血浆容量，可使其在大量出汗后仍维持较好的循环血量。同时，血浆容量增加可降低血液的粘滞度，从而减少血流阻力，有利于血液的灌注和氧的运输。

一般认为，高血浆容量反应，血红蛋白、红细胞压积相对下降可刺激、动员红细胞生成素系统，加速红细胞生成，以维持血液中血红蛋白、红细胞等成分的动态平衡。血浆容量增加，伴随血红蛋白、红细胞压积相对降低，不是真正的贫血。因为单位体积内血红蛋白、红细胞压积虽有下降，但总血量增加，血红蛋白总量仍然是增加的。机体通过增加心输出量来代偿血红蛋白、红细胞压积的相对下降，以保证组织的供血、供氧。

（二）运动引起血液中红细胞破坏增加

1. 溶血及溶血性贫血

正常人成熟红细胞的平均寿命为 120 天，在正常情况下，全身成熟红细胞总数中每天约有 1/120 消亡，同时有相当数量的成熟红细胞生成，体内成熟红细胞总数保持恒定。若某种原因使红细胞寿命缩短，过早过多地破坏消亡，即称"溶血"。此时骨髓加速红细胞的生成和释放，以资代偿。如果红细胞破坏的速度超过骨髓生成红细胞的代偿能力，则血循环中红细胞数量减少，出现贫血，成为溶血性贫血。在体育运动中，特别是从事竞走、长跑等耐力性项目的女子青少年运动员，发生溶血或血红蛋白尿的机率更高。

2. 溶血发生原因

红细胞膜的正常结构是保证红细胞膜可变性和柔韧性的重要条件，而红细胞膜结构异常在溶血性贫血的发病机理中占有重要地位。运动训练对红细胞膜结构和变形能力影响的研究，可归纳如下。

（1）红细胞膜过氧化作用加剧。运动时，由于红细胞运氧速率加快，氧合血红蛋白转变成高铁血红蛋白时产生的自由基增多。自由基引发膜磷脂不饱和脂肪酸发生过氧化，使膜流动性降低，膜变硬，红细胞变形能力显著下降，造成溶血。

（2）红细胞能量供应不足。运动使血糖下降时，能量供应不足以满足红细胞膜上钠钾泵工作的需求，将会引起细胞渗透压改变，致使红细胞变形能力下降。

（3）血液酸化。在生理 pH 下，红细胞具有最大的变形性。在大强度、持续时间稍长的运动中，乳酸堆积使血液 pH 值下降时，会使血红蛋白与骨架蛋白亲和力增加，从而使细胞变硬，也使溶血作用加重。

（4）血浆渗透压改变。血浆渗透压在 200 ~ 500mOsm/（kg·H$_2$O）时，红细胞变形性较稳定；渗透压过高或过低，可影响细胞内正常的水分分布，引起细胞内黏度或形态异常，导致变形性下降。长时间运动中，机体通过泌汗以增加散热。大量泌汗而不及时补充适宜饮料时，势必造成机体高渗性脱水，使内环境渗透升高；如果只是补充纯水，又将造成内环境渗透压下降。二者均对红细胞变形性产生不利的影响。

（5）运动引起激素水平变化。运动应激引起肾上腺素释放增多，肾上腺素引起脾脏收缩和释放溶血因子，该物质增加红细胞的破损。当溶血发生时，红细胞膜破裂，释放出血红蛋白，红细胞压积下降。此时，机体一方面动员红细胞生成素系统，加速红细胞的生成；另一方面血液中的结合珠蛋白与游离血红蛋白结合，生成结合珠蛋白—血红蛋白复合物。这种复合物很快被肝细胞吞噬，血红蛋白中的铁和珠蛋白重新被身体吸收利用，代谢产生胆红素，这一过程可消除一定量的游离血红蛋白。但是，当溶血严重时，血中游离血红蛋白浓度超过结合珠蛋白的结合能力时，多余的游离血红蛋白就从肾脏排出，发生血红蛋白尿。血红蛋白尿的出现是机体严重溶血的标志。

（三）运动影响血红蛋白合成

血红蛋白分子是由 1 分子珠蛋白和 4 分子亚铁血红素组成。训练期间膳食蛋白质和铁的供给量以及小肠的吸收水平，直接影响血红蛋白的合成能力。

1. 运动影响血红蛋白合成的蛋白质因素

在连续大负荷训练中，当糖代谢释放的能量不能满足机体需要时，蛋白质分解代谢随之增强。如在长时间剧烈运动中，肝脏尿素的生成量可增加 4 ~ 5 倍，提示蛋白质消耗量增加。因此有学者认为，运动性贫血是由于运动训练时蛋白质需要量增加，若摄入蛋白质不足，一段时间后便会引起贫血。有实验证实，在 3 周时间内，运动员的运动量无明显改变，但营养供给量减少，则会出现血红蛋白含量下降，说明营养因素对血红蛋白含量有直接影响。有学者报道，运动员每千克体重每日供给蛋白质低于 1.5 克，就会出现运动性贫血；如在 2 克以上（动物性蛋白质占 25% 以上）即可预防因蛋白质摄入不足引起的贫血。青少年运动员正处于生长发育阶段，建造和修补组织的负担较重，更容易因蛋白质摄入不足而引起血红蛋白合成下降，致使运动性贫血发生。

2. 运动影响血红蛋白合成的铁因素

人体内含铁约 3～5 克，其中 60%～70% 存在于血红蛋白中，3% 在肌红蛋白中，酶系统中约占 1%，剩余约 26%～36% 以铁蛋白或含铁血黄素形式正常储存于肝、脾、骨髓等组织中。血浆中的铁与储存的铁保持动态平衡。我国正常成年男子、女子每天的需铁量分别为 12 毫克、15 毫克。

运动员需铁量高于常人，并随着运动时间、强度和环境等因素而变化。根据文献报道，运动员普遍铁营养状况不良，尤其是耐力运动员、女运动员、青少年运动员缺铁状况更为严重，易出现缺铁性贫血。运动员缺铁的可能原因主要有以下三个方面。

（1）铁丢失增加。运动员训练时汗液中铁的丢失较常人多。有文献报道，长跑、竞走、足球等运动员每天从汗液中丢失的铁约 14 毫克。国外学者报道，7 名马拉松运动员比赛后，每克粪便中血红蛋白定量分析值达 30 毫克，相当于一天中有 3 毫升血（2.0 毫克铁）因胃肠道渗血而丢失，最多者每天失血 43 毫升（28.6 毫克铁）。女运动员每次月经失铁量也较常人多。

（2）铁吸收、摄入不足。有文献报道，长跑运动员失铁量为常人的两倍，而对铁的吸收水平仅为常人的 1/2。有国外学者报道，患铁缺乏症的运动员吸收饮食铁的能力低于非运动员缺铁症者。运动员中普遍存在饮食结构不合理，膳食不平衡，摄入脂肪过多，蛋白质及多种维生素摄入不足等情况，易造成运动员铁吸收、利用不足，特别是女运动员和食素者。

（3）需铁量高于正常人。应用总体计算技术发现，运动员肌肉湿重每增加 10%，则需铁量增加 170 毫克；循环血量每增加 9%，则需铁量增加约 200 毫克。再加上收缩肌挤压、机械摩擦引起的红细胞溶血，若不给予足够的铁补充，很可能发生运动性贫血。

二、症状与体征

（1）轻度贫血。安静状态和小运动量训练时不出现症状或症状不明显，仅在大运动量训练时才出现某些不适症状。

（2）中度和重度贫血。由于血红蛋白明显降低，已经影响氧气的运输，这时可出现周身不适、头痛、头晕、失眠、心悸、气促、容易疲劳、反应能力降低等因缺氧引发的一系列症状，运动后症状加重。

三、治疗

（1）采用传统的治疗贫血的方法。临床上传统的治疗贫血的方法是饮食治疗，尤其补充铁、蛋白质、造血原料以纠正贫血。对有明显缺铁性贫血的运动员更应及时和积极进行治疗，以缓解贫血，避免运动员在长期贫血情况下进行运动训练而造成不良后果。

（2）合理安排运动训练。当女运动员的血红蛋白低于 90 克/升时，应停止中等和大强度训练，以治疗为主，待血红蛋白上升后，再逐渐恢复运动强度。当血红蛋白在 90～110 克/升时，可边治疗边训练，但应在训练中减少训练强度，避免长距离跑等，重度贫血者应以休息和治疗为主。

（3）药物治疗。西药常用硫酸亚铁、富血铁等。中药治疗以党参 30 克、红枣 10 枚、生地 30 克、地骨皮 1.5 克、白芍 12.5 克、乌梅 5 枚、鸡血藤 30 克、生地榆 30 克、仙茅 10 克、硫酸亚铁 2.05 克，煎熬后压制成片剂，每日 3 次，每次 5 片，共服 5 日，12 岁以下儿童服用量减半，治疗后的有效率为 88%。此外，还可采用猪血球粉研制成复方血片（猪血粉加其他铁剂）和全血球粉片剂。每日供给的铁补充量分别为 18.2 毫克和 12.6 毫克，治疗 1 个月后血红蛋白平均增加 8～10 克/升。

四、预防

（1）预防运动性贫血首先要加强营养，保证有充足的蛋白质和铁的供应，运动前后补充维生素 C。

（2）参加体育锻炼时应循序渐进，尽量不超越自身的生理负荷极限。

（3）在运动前后适当补充一些抗氧化剂，如维生素 C、维生素 E，能够增强红细胞抗氧化能力。

（4）如果出现了运动性贫血的症状，应及时减少运动量，并补充蛋白质和适量的铁剂、叶酸和维生素 B12 等造血原料，症状就会很快减轻或消失。

（5）运动员高原训练时，低氧刺激机体产生一系列有利于运动能力提高的抗缺氧生理适应（如血红蛋白和肌红蛋白的增加），可以提高血液运输氧气及肌肉利用氧气的能力，减少运动性贫血的发生。

第六节　运动性血尿

正常人尿液中无红细胞或偶见个别红细胞，如果离心沉淀后的尿液在光学显微镜下每高倍视野有 3 个以上红细胞，可称为血尿。血尿轻者尿色正常，需经显微镜检查方能确定，称显微镜血尿。重症者尿呈洗肉水状或淡红色，称肉眼血尿。

血尿是一个重要的临床症状，可由泌尿系统疾患引起，也可由全身性疾病（如血液病、感染性疾病、风湿病、心血管疾病、代谢性疾病等）、尿路邻近器官疾病（如前列腺炎、盆腔炎、直肠癌等）、药物和化学因素（如磺胺类、汞剂等药物）而引起。

运动性血尿又称运动性假性肾炎、运动员肾、足球血尿等，是运动性疾病之一，指由运动引起的一过性或肉眼血尿。血尿出现在较剧烈的运动后，多无其他症状和异常体征，血尿持续时间一般不超过 3 天，最长不超过 7 天，肾功能和泌尿系统放射性核素检查一般均无异常发现。少数可能出现肾盂肾盏畸形或膀胱黏膜充血出血等变化，发病与肾缺血、肾小球通透性改变、肾和膀胱损伤有关。在各个体育项目中，无论是有训练经验的运动员，还是刚开始训练的新手都有报道，尤其在跑（如长跑）、跳（如三级跳）、球类和拳击项目中较多见。男运动员发生率较高。

一、病因与发病机理

运动性血尿的发生主要与剧烈运动有关，其病因和发病机理尚不十分清楚，主要与下列因素有关。

1. 肾静脉高压

有些运动员肾脏周围脂肪组织较少，在直立位长时间做蹬地动作，使肾脏位置下移，肾静脉与下腔静脉之间的角度变小，可发生两静脉交叉处的扭转，引起肾静脉压增高，从而导致红细胞漏出，出现运动性血尿。

2. 肾脏缺氧

运动时肾上腺素和去甲肾上腺素分泌增多，全身血液重新分配，肾血管收缩，肾血流减少，造成肾脏缺血、缺氧，同时血液中乳酸、丙酮酸等酸性物质增加，pH 值下降，均可使肾小球毛细血管的通透性增加，导致红细胞漏出而出现血尿。

3. 肾损伤

运动时腰部的屈伸扭转、撞击和挤压均可造成肾组织和肾内毛细血管的轻微损伤而引起血尿。

4. 膀胱损伤

在膀胱排空的情况下跑步，脚落地时的震动使膀胱后壁和底部相互接触、摩擦，容易造成膀胱黏膜的轻微损伤。由于解剖特点不同，这一学说不适用于女运动员。

二、症状与体征

运动后即刻出现血尿，其程度与运动量和运动强度的大小有关。出现血尿后若停止运动，则血尿迅速消失，一般不超过 3 天。除血尿外，一般无其他征象，血液化验、肾功能检查、腹部 X 线平片及肾盂造影等项检查均正常。不伴随全身和局部特异性症状和体征，半数以上运动性血尿的运动员无任何伴随症状，少数运动员有身体机能下降、腰痛、腰部不适、尿道口烧灼感等症状。

三、治疗

（1）对出现肉眼血尿者，不论有无其他伴随症状，均应停止训练；对无症状的镜下血尿的运动员，应减少运动量，继续观察。

（2）试用止血药，如维生素 K、维生素 C、安络血等。

（3）伴有机能不良者可用 ATP 和/或维生素 B，肌肉注射，每日 1 次，10 次为一疗程。

（4）器质性疾病和外伤所致的血尿，应针对病因进行积极治疗，一般不能进行正常训练。

四、预防

（1）遵守科学的训练原则。运动员的负荷量和训练强度要循序渐进，避免骤然加大负荷量和训练强度，做好充分的准备活动。因疾病或其他原因停止训练又重新恢复时，运动量、运动强度应从小到大，逐渐增加。

（2）合理补充水分。运动员在长时间、大强度训练和比赛过程中要适当补充水分。

（3）装备要与场地契合。在硬场地进行跑、跳等运动时，可穿着带有弹性鞋底或鞋垫的鞋，暂停跑、跳及腰部动作较多的运动项目，久治不愈者应考虑调换运动项目。

第七节　运动性血红蛋白尿

血红蛋白尿是由于血管内溶血，大量血红蛋白游离至血浆中而形成。运动性血红蛋白尿是指仅在运动后出现，通过详细检查找不到相关病理性原因的血红蛋白尿。

运动性血红蛋白尿大都在直立体位的运动后发生。多数病例在长跑、行军后出现，少数在球类活动（主要是篮球）、舞蹈练习（主要与练习小翻动作较多有关）后发生。在水平体位的运动（游泳等）和骑自行车后一般不出现血红蛋白尿。

一、病因与发病机理

运动性血红蛋白尿的病因和发病机理还未完全清楚，存在许多学说，如肾脏局部溶血、肌肉过分运动性溶血、红细胞基质缺陷等，目前普遍赞同的有以下学说。

1. 局部红细胞机械性损伤引起的局部溶血

足底红细胞在跑跳或直立位运动时受到机械性损伤而引起局部溶血，常见于人体跑跳时穿的鞋底过硬、场地过硬或步伐过重缺乏缓冲，脚落地时震动使足底受到较大撞击力，致使流经足底血管中的红细胞受破坏。

101

2. 血中结合珠蛋白不足

研究表明，95%的铁人三项运动员比赛后的结合珠蛋白较赛前下降，平均下降32%，而且溶血的程度与比赛的距离呈正比。因此，血中珠蛋白不足可能是运动性血红蛋白尿发生的机制之一。

3. 红细胞破坏增加

剧烈运动时，血流加快，红细胞与血管壁机械性碰撞加剧，加速了对红细胞的破坏，造成血液中游离的血红蛋白增多。同时，运动会使脾脏分泌的溶血卵磷脂增多，并释放入血液，加剧了红细胞壁的脆性，使红细胞破坏增多。

二、症状与体征

（1）运动后尿色改变。本症几乎仅见于"健康"男性，运动后突然出现尿色异常。尿的色泽因溶血程度的不同，可为"樱桃红色"、"红葡萄酒色"、"褐色"、"浓茶色"或"酱油色"等。运动后尿色异常是暂时性的，一般持续2~4小时，所以往往运动后第1~2次尿不正常，第3次尿大都转为正常。

（2）特殊症状。在发病期间，一般患者无不良感觉。少数人可有头昏、腰酸、贫血等症状。

（3）实验室检查。化验尿液除颜色异常外，尿蛋白常在"＋＋"以上，潜血试验阳性，红细胞少数或没有，有时见到含铁血黄素，尿饱和硫酸铵试验或分光光度计检查可证实尿蛋白为血红蛋白。

（4）自愈倾向。本病有自愈的倾向，所以一部分患者出现本症后，持续一段时间就自行停止，再做同样运动时则不再出现。

三、诊断及鉴别诊断

根据前述的临床特点，一般诊断运动性血红蛋白尿并不困难。但应与运动后血尿、睡眠性血红蛋白尿和运动性肌红蛋白尿等相鉴别。所以运动后出现尿色异常，应做进一步的检查，以明确诊断。

四、治疗

（1）服用维生素C。服用较大剂量维生素C有助于血红蛋白尿的消除。

（2）中药治疗。采用清热利湿的中药治疗有一定效果，可采用当归、白芍、阿胶、生地、木通、栀子、丹皮、元参、紫草、鲜茅根、小蓟、竹叶等，也可采用车前子加红糖治疗。

五、预防

循序渐进地增加运动负荷量和训练强度，可以有效预防运动性血红蛋白尿的发生。避免在较硬场地上连续进行大强度的跑或跳练习，尽量穿有弹性的跑鞋进行训练。当跑后尿色有异常时，可在跑鞋内添加弹性较大的鞋垫或泡沫塑料鞋垫，以避免尿色异常进一步发展。参加铁人三项等超长距离比赛前，必须进行充分的体力准备。

第八节　女运动员三联征

女运动员三联征是指女运动员的能量利用、骨骼健康和月经失调之间相互关联、相互影响的一种医学症候群。临床上具体表现为饮食紊乱（饮食障碍）、闭经（月经失调）、骨质疏松（骨量低）等一系列相关疾病。通常认为，女运动员或规律参与体育锻炼的女性，凡出现女运动员三联征中一种或一种以上征象，均可视为该综合征的潜在风险人群。

女运动员三联征始于饮食紊乱，随之而来的是闭经和骨质疏松，其中饮食紊乱是核心问题，三种征象相互独立又紧密联系。饮食紊乱可改变代谢和性激素水平而影响月经，导致月经紊乱和闭经；骨质疏松则因雌激素水平低和饮食失调的双重影响，而引起骨钙沉积不良、骨质丢失加快和骨密度低下。

该病在高中生运动员、大学生运动员和竞技运动员中的患病率为 0～16%，其中饮食紊乱在竞技运动员中的患病率是 6%～42%，具体取决于项目种类，在艺术体操、长跑、游泳、舞蹈和潜水等强调瘦体重的运动项目中，大学生运动员患病率为 2%～20%，精英运动员患病率为 21%～42%。

一、病因与发病机理

（1）低能量利用。低能量利用（饮食紊乱）会对女性生理和心理健康产生不利影响。低能量利用产生的原因有：饮食紊乱/障碍造成的能量摄入不足，过度运动训练产生的能量消耗。

（2）月经失调。月经受下丘脑—垂体—卵巢轴调控，是生殖器官对雌性激素应答的结果，女运动员受运动、环境、营养、心理等因素影响，下丘脑—垂体—卵巢轴功能失调，最终导致月经紊乱。除此之外，造成月经失调的原因很多，体脂含量、低能量利用、运动负荷、训练初始年龄、心理压力均与之关系密切。

（3）低骨密度。骨密度全称是骨骼矿物质密度，是骨骼强度的一个重要指标，以克/立方厘米表示，是一个绝对值。由于不同的骨密度检测仪的绝对值不同，故临床上通常使用 T 值判断骨密度是否正常。T 值是一个相对值，正常参考值在 −1 和 +1 之间，当 T 值低于 −2.5 时为不正常。骨骼健康受可利用能量状态和生殖健康状态的影响。低能量利用将导致生殖激素紊乱，而长期的生殖健康水平下降则会影响骨骼健康。低能量利用状态下，骨形成减少，骨吸收增加，骨质量受到明显影响。月经失调如不进行治疗，将以每年 2% ~ 3% 的速度丢失骨量。其他的医学问题也会对骨骼产生不利影响，如性腺机能减退、甲状腺机能亢进和营养缺乏等。

二、症状

女运动员三联征的主要表现是低能量利用、月经失调和低骨密度。

（1）低能量利用。长期遭受低能量利用的运动员可能会出现营养不良（包括贫血）、慢性疲劳、焦虑抑郁的状况，并增加感染和罹患疾病的风险。低能量利用的并发症涉及心血管系统、消化系统、内分泌系统、生殖系统、运动系统、泌尿系统和神经系统。同时，低能量利用伴随的脂肪和糖类物质缺乏会引发激素及代谢异常、不良的血脂检查结果和内皮功能紊乱，导致心血管疾病风险增加。

（2）月经失调。月经失调包括原发性闭经、继发性闭经、月经稀发、无排卵月经、黄体功能失调等。正常月经是指在 21 至 35 天间隔内发生的有规律的月经周期，在青少年中月经周期从 21 天到 45 天不等。长期的月经失调和闭经将影响女性的生殖健康，同时产生如焦虑、抑郁、自我认知失常等心理疾病。

（3）低骨密度。低骨密度会导致应力性骨折风险的提升，当出现女运动员三联征的一个征象时，应力性骨折发生率为 15% ~ 21%，出现两个征象时，应力性骨折发生率为 21% ~ 30%，而三个征象同时出现时，应力性骨折发生率高达 29% ~ 50%。

三、诊断与评估

已有女运动员三联征症状和体征的运动员，应做实验室、心电图和影像学的检查。

（1）实验室检查。运动员存在月经失调、饮食障碍或其他危险因素，应接受实验室检查（见表 5 - 1），以评估潜在的病因及并发症问题。

表 5 - 1　实验室测试

基础的实验室测试	其他可能的实验室检查
孕激素	T3 和 T4
全血细胞计数	铁，总铁结合能力
综合代谢检查	红细胞沉降率
铁蛋白	维生素 B12 和叶酸
促甲状腺激素	镁、磷
脂代谢	白蛋白、总蛋白
维生素 D	尿分析
瘦素	黄体生成素/卵泡刺激素、雌二醇、催乳素、睾酮
	骨转换标志物：骨钙素、Ⅰ型前胶原 N 端肽、Ⅰ型前胶原 C 端肽、羟脯氨酸、脱氧吡啶啉、吡啶啉、N 端交联肽、C 端交联肽

（2）心电图检查。推荐运动员做心电图检查，因为代谢失调可增加运动员室性心律失常的风险。

（3）影像学检查。双能 X 射线是测量骨密度的金标准。月经紊乱可辅以排卵前卵泡直径超声波检查来判断月经是否正常。

四、治疗

（一）非药物治疗

增加能量的摄入，饮食结构合理化，做到高蛋白质、高维生素及低脂饮食，形成良好的饮食习惯。骨质疏松者可摄入富含钙和维生素 D 的食物，适当增加富含植物激素的食物。合理安排运动量和运动时间，高强度、大运动量运动员出现上述症状应降低运动强度和运动量，直至月经周期恢复正常。

（二）药物治疗

（1）西医药物治疗。饮食紊乱出现神经性厌食的患者可使用抗抑郁药物进行干预；对无法减少运动量的闭经运动员，可选用口服雌激素进行替代治疗；对于骨质疏松患者可口服抗骨质疏松药或使用雌激素替代疗法。

（2）中医传统疗法。选择针灸、中药等中医传统疗法治疗闭经，如针刺关元、三阴交、合谷、肾俞等穴位，或服用大补元煎、左归丸、膈下逐瘀汤、温经汤等方剂。

（3）康复治疗。合理应用各种康复训练方法及治疗手段，在女运动员三联征的治疗中效果明显。对饮食紊乱的患者，可进行康复心理干预，通过行为和认知矫正训练，改善饮食结构和饮食习惯；对闭经的患者，可使用直流电疗法、超音频电疗法、阴道或直肠腔内疗法、蒸汽疗法、中药灌肠疗法配合微波疗法等，均可取得显著的效果；对骨质疏松的患者，可采用低频脉冲磁场、短波、超短波及温热疗法等，改善骨代谢和骨重建，也可通过运动疗法，如快走、登台阶等，刺激骨形成并抑制骨吸收，从而促进骨重建。

五、预防

（1）制定健康食谱。依据运动项目及个人情况制定严格的健康食谱，对女性运动员的饮食情况严密监控，发现问题后及时做出调整和解决。

（2）定期筛查。对女运动员应定时进行三联征筛查，主要涉及月经史、饮食营养记录、身体形态等，一旦发现问题应及时纠正。

（3）心理疏导。做好心理疏导工作，避免出现精神紧张。

（4）健康教育。树立正确的健康观和审美理念，不盲目追求低体重。

第九节　运动相关性肌肉痉挛

运动相关性肌肉痉挛是指在体育运动期间或运动后立即发生的、不自主的骨骼肌疼痛性痉挛综合征。运动中多发生在腓肠肌和屈趾肌。常见于参加长距离耐力项目比赛的运动员中，如铁人三项、马拉松和超级马拉松赛。在其他运动项目中也有报道，包括篮球、足球、美式橄榄球、英式橄榄球、网球和自行车。据报道，铁人三项选手的发病率为 67%、马拉松运动员为 30% ~ 50%、橄榄球运动员为 52%、自行车运动员为 60%。

一、病因与发病机理

（1）寒冷刺激。在寒冷的环境进行体育运动，若没有做准备活动或准备活动不充分，身体因突然受到寒冷的刺激，通过神经系统作用于肌肉，使肌肉兴奋性增高，造成肌肉强直性收缩而引起肌肉痉挛。例如，游泳受到冷水刺激，冬季在户外运动受到冷空气的刺激，都可能引起肌肉痉挛。

（2）电解质丢失过多。运动时大量出汗，特别是长时间进行剧烈运动，或在高温环境下进行运动，或因运动员急性降体重，使体内大量的电解质从汗液中丢失，造成体内电解质平衡紊乱，引起肌肉兴奋性增高而发生肌肉痉挛。

（3）肌肉舒缓失调。在紧张激烈的训练和比赛中，由于肌肉连续过快地收缩，放松时间太短，或肌肉突然强烈地收缩，均可使肌肉收缩与放松的协调交替关系发生破坏，引起肌肉痉挛。这种情况多见于短跑和自行车项目的运动新手或训练水平不高的运动员。

（4）运动性肌肉损伤。运动性肌肉损伤（指反复运动所致的肌纤维损伤）后，钙离子进入细胞膜内，肌细胞内钙离子增高，使肌纤维收缩丧失控制，产生无效性收缩，从而引起局部肌肉痉挛。还有人认为，剧烈运动造成局部缺血，可产生某些致痛物质，当这些物质堆积到一定程度时，它会刺激肌肉内的痛觉神经末梢，引起疼痛，而疼痛又会反射性地引起肌肉痉挛。这类肌肉痉挛在周期性运动的耐力项目（如马拉松）中较多见。

二、症状

运动相关性肌肉痉挛临床症状为急性疼痛、僵硬、明显的肌肉突起，可能持续几天的疼痛。它可以没有任何预兆便突然发生，受影响的肌肉通常是随机的，当一束肌纤维松弛时，相邻肌束收缩，给人一种痉挛游走的感觉。大多数持续 1 ~ 3 分钟，但运动员常诉说在运动后 8 小时内仍然会发生肌肉痉挛症状，这种运动后再发生肌肉痉挛概率增加的状态被称为易痉挛状态。运动相关性肌肉痉挛可以使肌力下降，虽然在某些情况下似乎不影响运动成绩。

三、治疗

（1）牵伸。解除肌肉痉挛可采用向相反的方向牵伸痉挛肌肉的方法。小腿腓肠肌痉挛，让患者取仰卧位或坐位，膝关节伸直，牵引者双手握住患者足部，将患者踝关节缓慢地背伸。当踇长屈肌和趾长屈肌痉挛时，可用力将足和足趾背伸，然后屈伸膝关节几次，再点按或针刺涌泉。牵引时切忌用力过猛，以免造成肌肉拉伤。

（2）高盐溶液。一旦发现有肌肉抽搐或轻度痉挛的迹象，立即口服高盐溶液，可有效缓解痉挛或防止肌肉震颤发展成完全的运动性肌肉痉挛。服用高盐溶液后，通常运动员可立即恢复训练或比赛，并且在一个小时或更长时间内发生肌肉痉挛或抽搐的可能性大大降低，但需要每隔一定时间服用额外的低钠溶液。

（3）西医处理。药物缓解痉挛可服用烟酸肌醇，补充钙、维生素 D、维生素 E 等，同时也可饮用含糖液体。

（4）中医处理。局部按摩（如用揉、揉捏）痉挛肌肉，点按或针刺穴位（承山、委中、阿是穴等）。针刺时，最好采用斜刺，并顺着肌纤维走向，这样肌肉痉挛就能得以缓解。芍药甘草汤可结合运动员的个人体质进行加减用药，对肌肉痉挛具有很好的缓解作用。

四、预防

（1）运动前必须做好充分的准备活动，对容易发生痉挛的肌肉，运动前适当按摩。

（2）夏季运动出汗过多时，要及时补充水、盐和维生素 B1。

（3）冬季运动要注意保暖。

（4）疲劳和饥饿时不要进行剧烈运动。

（5）游泳下水前，应用冷水淋湿全身，使机体对冷水的刺激有所适应；水温较低时，游泳时间不宜过长。

第十节 运动性猝死

世界卫生组织将运动性猝死定义为，在运动过程中或运动后 24 小时之内发生的非创伤性意外死亡；国内多数学者倾向于将运动中或运动后即刻出现症状，发病 1 小时内死亡定义为运动性猝死。运动性猝死具有发病急、病程短、病情重、难救治等特点，多见于中长跑、短跑、足球、篮球、排球、网球和自行车等运动项目。运动性猝死所涉及的人群很广泛，不单从竞技体育向群众体育蔓延，而且明显年轻化，学生猝死病例显著增多。与其他运动性损伤相比，运动性猝死的发生率极低。

一、病因与发病机理

（一）心源性运动猝死

1. 冠心病

心源性猝死 90% 都是由于冠心病引起的，因此首先要预防冠状动脉粥样硬化、防止血管产生斑块。其次，已经有动脉硬化症状或高血压、高血糖、高血脂的中老年患者，要控制住血压，避免过度劳累，防止斑块脱落造成心梗。年龄在 35 岁以上的人更易引发冠心病，发生猝死。

2. 马凡氏综合征

马凡氏综合征是一种染色体显性遗传疾病，主要涉及全身结缔组织，引起骨骼、心血管、眼部的病变。体型瘦、四肢长、关节活动幅度大是患有此综合征的身体特征，并且患者同时患有二尖瓣扩张和潜在主动脉夹层病变。

3. 肥厚性心肌病

肥厚性心肌病是一种较为罕见的遗传性疾病，它的遗传特点是左心室肥厚，其诊断标准是心室间隔与左心室厚度达 15 毫米或以上，但是左心室肥厚的特征要到成年时期才能完全表现出来。肥厚型心肌病占年轻运动员心源性猝死的 1/3 以上。

4. 其他心源性猝死

病因包括扩张性心肌病、致心律失常性右室心肌病、长 QT 间期综合征、主动脉破裂、主动脉瓣狭窄、二尖瓣脱垂、冠状动脉畸形、预激综合征等。

（二）脑源性运动猝死

脑血管畸形、动脉瘤以及动脉硬化导致的脑源性运动猝死较常见，而脑血栓和脑栓塞所致猝死比较少见。这是因为剧烈的运动和过度的劳累都可使交感神经兴奋，收缩压升高后导致原有动脉硬化、脑血管瘤或者血管畸形破裂出血而引起死亡。

（三）其他因素

体内某些微量元素（如镁等）的缺乏、脱水、呼吸道痉挛、肝肾功能衰退，特殊环境（如高温、低温、缺氧环境），服用兴奋剂等因素均可引起运动性猝死。

二、症状

（一）临床表现

运动性猝死的先兆主要有明显的疲乏感、短暂眼黑、眩晕、心慌、面色灰白、心悸、呼吸困难、大汗淋漓、血压下降、神志异常等，随后突然昏迷、意识不清、呼吸停止、心跳骤停、脉搏消失、紫绀、痉挛、瞳孔散大。如不及时抢救，则可迅速死亡。

（二）发病特点

（1）男性运动性猝死发生率高于女性。

（2）好发年龄较小，多在 30 岁以前。

（3）与运动项目有关，长跑、球类项目在我国发病率最高，此外还有公路自行车、举重、游泳等。

（4）在耐力项目中，运动性猝死的发生时机由高到低依次为终点后死亡、终点前死亡、跑步开始或途中的死亡。

（5）运动员与非运动员相比，非运动员多死于心肌梗死，运动员多死于潜在的心脏病。

三、治疗

治疗急性心跳骤停，防止发展为心脏猝死，4 分钟内是抢救的黄金时间。心跳停止 4 分钟，大脑细胞将发生不可逆转的坏死而留下严重的神经后遗症。应在 30 秒内确认心脏骤停、呼吸停止，并进行有效的心脏按压、人工呼吸、电击除颤和药物复苏等心肺复苏操作，应尽可能在持续进行心电监护与治疗的情况下，争分夺秒地送往医院救治。

四、预防

（1）定期体格检查。参加剧烈运动和紧张的比赛前必须进行体格检查，包括临床检查和运动负荷机能试验，特别是心血管系统的检查。必要时做深入的专科检查。

（2）遵守生活制度。保持作息规律。剧烈运动和紧张的比赛后不要立即进行长时间的热水浴（盆浴、池浴和淋浴），不吸烟、不喝酒、不喝咖啡和浓茶。

（3）遵守科学锻炼原则。运动适量，节奏明显，严防过度训练和过度疲劳。

（4）临场医学监督。密切观察，早期诊断，早期治疗，如有运动中和运动后胸痛、胸闷、胸部压迫感、头痛、头晕、极度疲乏、无力等症状必须进行严密的临床医学观察和深入的专科医学诊断治疗。

（5）科学选材。对入选校运动队或竞技运动队的队员应进行健康检查、运动医学检查和评估，包括安静心电图、超声心动图、心电图运动负荷试验，必要时可进行 24 小时动态心电图和磁共振等无创性检查。

（6）劳逸结合。对于精神紧张和心理压力大的脑力劳动者，要强调劳逸结合，注意积极性休息，适时变换工作项目和内容，调节大脑皮层的兴奋抑制过程，避免熬夜，学习并养成个性化的科学健身和养生之道，长期坚持。

第十一节　停训综合征

运动员经过多年系统训练和比赛后，突然中断训练，机体可能产生各系统和器官的功能紊乱，出现各种异常反应，称为停训综合征。此病多发生于高水平运动员，也见于突然停止训练或明显减量训练的长期系统训练者。

一、病因与发病机理

（一）发病原因

多因运动员急性伤病住院治疗需较长时间卧床而被迫突然停止训练，或为了减轻运动员某些体力和精神上的压力而采用明显减量的训练所引起。另外，高水平运动员退役后，突然中止训练，也容易诱发停训综合征。

（二）发病机理

运动训练引起的心血管系统、运动系统、神经系统和内分泌系统的适应并非是永久性的。当骤然停止训练或明显减量训练一段时间后，心血管系统的功能和骨骼肌的代谢能力会明显下降。这种训练适应性的丧失常伴随亚极量运动能力和最大运动能力的丧失，从而导致各个系统功能都下降。停训会导致内啡肽分泌突然减少，造成神经系统功能紊乱。因此，停训之后可能诱发以心血管系统、消化系统和神经系统功能紊乱为主要特征的停训综合征。

二、症状

（1）心血管系统症状。胸闷，气憋，心前区不适、隐痛，心律不齐（出现早搏）等。

（2）消化系统症状。食欲下降、腹胀、胃部不适、便秘等。

（3）精神症状。烦躁不安、头痛、乏力、易怒、失眠等。

（4）其他。个别运动员可出现神经性尿频、尿急、脱发、消瘦等症状。

三、治疗

（1）心理放松措施。可采用自我暗示放松、催眠放松、音乐放松、气功调理等方法促进心理健康。

（2）药物治疗。可服用维生素 B1、维生素 C、维生素 E、谷维素、刺五加等药物。

四、预防

为了预防运动员在重大比赛前被迫明显减量训练或停训时出现停训综合征，关键的措施是尽量采取逐渐减少运动负荷量的办法，急性外伤后应在可能范围内让未受伤的肢体进行适当的活动。

第六章　运动训练医务监督

　　运动训练医务监督是指对参加运动训练的运动员进行医学检查，以确定其是否能够参加运动训练和比赛，为科学制订运动训练计划提供依据；定期进行生理功能指标的监测，以评定运动员的功能状况和训练水平，为合理安排训练提供依据；对运动性伤病提出预防措施，同时安排伤病恢复期的运动训练。

　　医务监督的基本任务包括以下 7 个方面：

　　（1）研究体育活动中出现的生理和病理现象的界限。研究人体对运动的最大适应能力，掌握大运动量训练中的各种生理现象和可能产生的病理状态，以便充分发挥机体的最大潜力，防止出现伤病。

　　（2）评定运动员身体机能状态。通过综合的体格检查（包括各种机能试验）评定运动员对负荷的适应能力、训练水平和机能潜力，为合理安排训练提供科学依据。

　　（3）防治运动性疾病。运动性疾病的发生同运动量和运动强度有密切关系，治疗时必须对训练计划做适当的调整。

　　（4）研究伤病后恢复训练等问题。研究伤病后开始恢复训练的合理时间、训练内容、训练方法等问题。伤病后，伤员应根据机体恢复情况逐步增加运动量，避免过早参加大运动量训练或比赛，要根据伤病的特点提出符合生理原则的训练措施。

　　（5）研究运动卫生。研究运动训练、比赛的各项卫生措施及运动员个人卫生条例等，涉及个人卫生、环境卫生、营养卫生、运动场地卫生等。

　　（6）研究运动员的选材。为了避免浪费人力、财力和时间，防止对儿童施以错误的训练而损害健康，选材是一个非常重要的研究内容。从家族、身体发育、身体素质、体型、骨骼发育、肌纤维成分、最大摄氧量等方面入手，将成才希望大的儿童选拔出来，进行长期、系统的训练，可取得良好的运动成绩。

（7）研究消除疲劳的措施。训练后，在体能上、精神上感到疲劳是一种机体自我保护的生理现象。疲劳的积累如果未能及时消除，可以造成机体功能紊乱和体力下降，轻则影响训练效果，重则影响正常的生活和工作。消除疲劳的基本方法包括休息（主动休息和被动休息）、睡眠和补充营养；此外，还可采取水疗、电疗、按摩等物理措施缓解疲劳。

第一节　自我监督

自我监督是在训练和比赛期间采用自我观察和检查的方法，对健康状况、身体反应、身体机能状态及比赛成绩进行记录和分析。它既是体格检查的重要补充，也是间接评定运动负荷强度、预防运动性伤病及早期发现过度训练的有效措施，还能促使运动员遵循科学的训练规律、培养良好的运动卫生习惯。因此，自我监督是调整训练计划的重要依据。自我监督包括主观感觉和客观检查两个方面。将这两部分内容逐日填写在自我监督表中（见表6-1）。

表6-1　自我监督表

姓名：　　　　　　　　　　　　　　　　　　　填写日期：　　年　月　日

主观感觉	运动心情	渴望训练　愿意训练　不愿训练
	自我感觉	良好　一般　疲惫
	睡眠	良好　入睡迟　失眠　持续9个小时
	食欲	良好　食量大　不佳　食量减少
	排汗量	一般　增多　夜间出冷汗
客观检查	脉搏	次/30秒　节律齐　停跳
	体重	kg
	握力	kg
	背力	kg
	运动成绩	增长　不变　下降

其他：本栏可填写伤病情况和运动成绩

注：各项指标现象，可用"√"标记。

1. 主观感觉

记录一般包括运动心情、自我感觉、睡眠、食欲、排汗量等。

（1）运动心情。身体健康、精神状态良好的人一般是乐于参加体育运动的。如果出现对运动不感兴趣，表现为冷淡、厌倦，或特别厌烦与运动有关的场地、器材、人物和语言，可能是教学训练方法不当或疲劳的表现，也可能是过度训练的早期征象。

（2）自我感觉。运动员正常的自我感觉应该是精神饱满，体力充沛，渴望训练，每次训练后稍有疲劳和肌肉酸痛感，但经过休息能很快恢复。如果感到精神不振，有厌烦训练的情绪（如游泳运动员"怕水"，田径运动员"怵"跑道，球类运动员厌球），且有无力、困倦、头晕、容易激动以及局部关节肌肉酸痛、胸部憋闷、气短、腹胀、腹痛，甚至恶心、呕吐等不良征象则都属于异常。

（3）睡眠。睡眠是一种基本的生理需求。良好的睡眠状态应当是入睡快，醒后感到精力和体力旺盛。如果经常失眠，夜间易醒，或者睡醒后仍感疲劳，表明睡眠异常。

（4）食欲。正常训练情况下食欲应当是良好的，但在一次大运动量训练或紧张比赛后，食欲可能暂时下降，但很快就能够恢复。如果食欲减退，且在一定时期内仍不见恢复，则要考虑健康状况不良或运动量安排不当。

（5）排汗量。出汗多少与气温、饮水量有关，也和训练程度、个人特点以及神经系统的机能状况有关。在外界条件相同的情况下，随着训练水平的提高，排汗量可减少。如果排汗量增多，甚至出现夜间盗汗，常表明身体极度疲劳。

2. 客观检查

客观检查的生理指标有脉搏、体重和肌力，此外还应检查运动成绩。

（1）脉搏。训练期应每天测晨脉（即早晨醒后起床之前测脉搏）。测晨脉对了解身体机能变化有重要意义。一般情况下，在训练时期，晨脉基本是稳定的，或者随着训练水平的提高稍有减少；晨脉增多，每分钟增加12次以上，常表明机能反应不良，如果显著增多，且长期不能恢复，可能是过度训练的表现。如果发现脉搏节律不齐，需采用心电图等方法进一步检查。

（2）体重。成年运动员的体重比较恒定，初期参加训练时体重可稍有减轻，经过一段时间又能回升。在一次大运动量训练之后，体重可下降达 1 ~ 4 千克，经过 1 ~ 2 天也能恢复。如果训练期间体重不明原因地持续下降，结合其他征象分析，可能是健康不佳，或者是过度训练。反之，若体重逐渐增加，皮褶也增厚，表明运动量太小，热能蓄积过多。儿童少年运动员的体重长期保持不变，甚至下降是不正常的。

（3）肌力。训练状态良好时，握力、背力均增加。如果肌力持续下降，应引起注意。此外，根据项目需要，可以选择其他素质测验，将结果记录下来。

（4）运动成绩。运动成绩长期不提高或下降，可能是身体机能状况不良的反映，也可能是早期过度训练的表现。

在客观指标中，除上述几种外，还可根据现有条件和专项特点，定期测肺活量、呼吸频率和其他生理指标。

对于那些容易发生损伤的运动项目，在训练期间，每天要进行伤情的预防性检查。例如，排球、体操等肩部易伤的项目，应做肩反弓抗阻试验，检查肩袖是否受伤；篮球、排球、跳高等项目易发生髌骨劳损，应检查有无半蹲痛。借此早期发现运动损伤以及时采取防治措施。

女运动员应记录月经情况，填写月经卡片。

第二节　运动医务监督的常用指标

在运动训练过程中应定期进行机能诊断，以及时了解训练计划是否与运动员身体机能状态相适应，评估运动员的运动能力，为制订下一步切实可行的训练计划提供科学依据。

一、心率（脉搏）

心率（脉搏）是反映生理负荷量、判断疲劳的最简单、最重要的指标。心率变化反映出人体运动时的机能水平、能量代谢、训练负荷强度及身体机能恢复程度。检测心率可监控运动强度、促进运动伤病的恢复、保证训练效果及预防过度训练。

1. 安静时心率（脉搏）

健康成年人安静时心率（脉搏）平均为 70 次/分左右，正常范围为 60 ~ 100 次/分。经常参加体育活动的人心率较低，一些优秀的耐力运动员安静时心率小于 50 次/分。一般心率低于 60 次/分，称为窦性心动过缓。运动员窦性心动过缓的发生率较高，约达 55%，多见于从事耐力性项目的运动员，如马拉松和公路自行车运动员。国内资料显示，运动员窦性心动过缓达到的最慢心率为 33 次/分，国外有报道为 29 次/分。运动员的窦性心动过缓是长期运动训练引起交感神经张力降低和心脏对迷走神经冲动敏感性增高的表现，是心脏对长期运动训练产生的适应性反应，多数情况下标志着良好的训练状态。少数心脏病（如冠心病、心肌炎）患者也会表现为心动缓慢，但多伴有心悸、胸闷等不良症状。

安静时心率超过 100 次/分，称为心动过速；常由心脏疾病、甲亢、发热等病理原因引起。正常人静息时心动过速或心率比平时明显加快表示身体机能状态不良、过度疲劳或早期过度训练。此时，更应注意晨脉变化，必要时进行临床医学检查，以便查出原因，及时调整训练计划。

在测量安静心率之前，被测者应避免剧烈运动，测量前需令被测者静坐 10 分钟以上，每次测量的环境条件要一致，测量应记录至少 30 秒，以减少误差。

2. 运动中的心率

运动中的心率与运动训练量和强度息息相关。运动时心率可遥测监控，用于提示运动的强度。运动时心率分为极限负荷心率（180 次/分以上）、次极限负荷心率（170 次/分左右）和一般负荷心率（140 次/分左右）。运动时的最大心率可随年龄增长而逐渐下降，一般以 220 减去年龄来估算最大心率。最大心率与安静时心率之差为心率储备，反映人体运动时心率可能增加的潜在能力。根据心率储备可以评估运动员可挖掘的运动潜力，从而适时科学地增加训练负荷，以达到提高训练成绩的目的。

研究表明，运动时心率的快慢与运动强度有关。强度越大，心率越快，运动成绩越好。以同样的运动强度持续运动 2 ~ 10 分钟，心率就会保持在一定水平上，称为稳定状态。在达到稳定状态之前，心率与运动强度之间基本呈线性相关。故在训练过程中不能一味追求心率升高。在相同运动负荷时，运动员心率上升愈慢提示运动员身体机能状态愈好。进行同一强度的运动训练后，运动员的最大心率降低则表明运动员的运动能力增强。记录一组训练结束后的即刻脉搏和休息 2 分钟后的恢复脉搏，通过两次脉搏之间的差值来判断训练负荷是否适宜。

3. 运动后的心率

检查训练课后心率的恢复情况可了解运动负荷的大小。课后 5～10 分钟，心率已恢复到课前水平，属小运动负荷；心率较课前快 2～5 次/分，属中等运动负荷；心率较课前快 6～9 次/分，属大运动负荷。

检查定量负荷运动后的心率有助于了解身体机能状态。如运动后即刻心率增加的幅度不变或下降，说明身体机能状态提高，训练中运动负荷安排得当；如运动后即刻心率增加的幅度明显上升，说明身体机能状态较差或训练安排不当，可能是过度训练。

在触摸脉搏监控频率的同时，应注意血管的紧张度、充盈度和节律是否正常。

二、血压

血压是血管内血液对血管壁产生的侧压，它是心室射血和外周阻力两者互相作用的结果，也是反映运动员身体机能状态及疲劳程度的常用指标。在训练期间应经常做血压检查。动脉血压的正常值为：收缩压 <140 毫米汞柱，舒张压 <90 毫米汞柱。如果收缩压 ≥140 毫米汞柱或舒张压 ≥90 毫米汞柱，称为临界高血压；如果收缩压 ≥160 毫米汞柱或舒张压 ≥95 毫米汞柱，称为高血压。

1. 晨血压

身体机能状态良好时，晨血压较为稳定。若晨血压比平时升高 20% 左右且持续 2 天以上未恢复，则为身体机能状态下降或疲劳的表现。

2. 运动时的血压

一般情况下，收缩压随运动强度的加大而升高，舒张压则不变或有轻度的上升或下降。但若出现以下情况，则说明运动员机能下降或疲劳，如运动时脉压差增加的程度比平时减小、出现梯型反应和无休止音、运动中出现无力型反应等。血压异常时，应调整训练计划，如伴有头晕、头痛等症状则应适当休息。

　　青少年因神经系统和心血管发育尚不完善，故可能出现青春期高血压。青春期高血压患者往往无自觉症状，常在体格检查中发现，20 岁以后，血压可逐渐降至正常。血压的这种暂时性增高是由于发育引起某些内分泌腺功能亢进、交感神经兴奋性增高所致，多见于体格发育较快、身高增长迅速、较易兴奋或激动的青少年。其特点是收缩压稍高，超过 140 毫米汞柱，但不超过 160 毫米汞柱，舒张压不增高。

　　对于患有青春期高血压的运动员，一般允许继续参加运动训练，但要加强医务监督，定期检查身体，暂不宜参加足球、篮球、举重和器械体操等运动。因为足球、篮球等运动容易引起神经系统高度兴奋；举重、器械体操等运动需要憋气，会增加血液循环的阻力。

三、心功指数

　　根据安静时的心率和血压可计算出布兰奇心功指数，该指数能全面地反映心脏和血管的功能。

　　布兰奇心功指数 = 心率 × (收缩压 + 舒张压)/100。数值为 110 ~ 160 时提示心血管功能正常，平均值是 140；如果布兰奇心功指数超过 200，可能是过度训练或身体机能状态不良的表现，或有循环系统疾病，应做进一步临床检查。

四、尿蛋白

　　正常人尿中无蛋白或偶有微量蛋白，每日蛋白质总量在 150 毫克以下，一般排出量为 40 ~ 80 毫克。因运动导致的一过性蛋白尿，称为运动性蛋白尿。正常情况下运动性蛋白尿在运动后数小时至 24 小时内可恢复正常。运动性蛋白尿几乎可出现于所有的运动项目中，长距离跑步、游泳及足球等运动后发生率较高，但也存在个体差异。

　　运动性蛋白尿发生率及恢复情况与运动训练的强度、运动负荷、训练水平和身体机能状态有关。如果运动后尿蛋白排泄率比以往高，说明训练时运动强度大或身体机能状态不良。训练后第二天尿蛋白排泄率仍很高，特别是训练期间晨尿中蛋白排泄率高，说明训练课运动负荷过重或身体机能状态不良，应及时调整训练计划，加强休息及补充营养，以防过度训练造成身体伤害。

运动性蛋白尿经休息、调整负荷后会逐渐减少至消失。如仍不消失，甚至不运动仍有蛋白尿，则提示可能为病理性蛋白尿，如肾炎等，此时应停止训练，并做进一步检查。

五、血红蛋白

血红蛋白是红细胞中具有携氧功能的含铁蛋白质。根据我国标准，正常男子血红蛋白含量为 120～160 克/升，女子为 110～150 克/升。血红蛋白是评定运动员身体机能状态的一个重要生理指标。在训练期间，血红蛋白正常，成绩提高，说明身体机能状态好；如果血红蛋白下降，男子低于 120 克/升，女子低于 110 克/升，称为运动性贫血，此时一般伴有运动成绩下降，自我感觉不良，说明身体机能状态不良，提示为过度训练和过度疲劳，应当调整训练并且在饮食中多补充铁和蛋白质，以弥补运动训练中的消耗。

根据国内外的研究发现，不常运动的人在开始训练阶段，由于血浆容量增加可引起相对性贫血，也称为高血浆容量反应。一般认为，高血浆容量反应伴随血红蛋白浓度、红细胞压积的下降，不是真正的贫血，因为单位体积内血红蛋白、红细胞含量虽有下降，但总血量增加，血红蛋白总量仍然是增加的。血红蛋白浓度、红细胞压积相对降低可刺激红细胞生成素分泌增多，加速红细胞生成，以维持血液中血红蛋白、红细胞的动态平衡。

运动员在大运动量训练的开始阶段也会出现血红蛋白水平下降，而这种下降是红细胞破坏增加所引起的，若继续坚持训练，多数运动员随着对大运动量的适应，血红蛋白回升，运动成绩可明显提高。但也有少数运动员的血红蛋白持续下降，这可能与运动量、运动强度增加过快有关，也可能与过度训练或其他疾病有关，故应及时查明原因。如无其他疾病存在，只要调整运动量、降低运动强度，适当注意营养，运动员的血红蛋白就会较快恢复。

同时，还应关注铁储备。机体自缺铁发展到缺铁性贫血是一个持续的过程，故机体出现缺铁性贫血之前已有不同程度的缺铁，但血红蛋白值可能是正常的，此时的缺铁具有隐蔽性。血清蛋白是诊断体内缺铁及铁负荷过多的一项最敏感、最特异的指标。铁储备开始下降表现为血清铁蛋白（SF）值低于 12 微克/升，运铁蛋白饱和度（TS）、红细胞游离原卟啉（PEP）和血红蛋白水平正常。

因此，在评价运动员是否贫血时，要同时观察血红蛋白和血清铁蛋白的含量。此外，运动员血红蛋白水平过高时也应考虑其不利的影响。

六、最大摄氧量

最大摄氧量是指在极限的肌肉活动情况下，呼吸循环功能达到最高水平时，单位时间所能摄取和利用的最大氧量。

最大摄氧量是反映人体在极限运动负荷时心肺功能水平高低的一个主要指标，也是评估运动员身体工作能力的重要依据，在运动医学中运用广泛。最大摄氧量的测定方法可分为两类：第一类是直接测定法，直接测定法又可分为运动场测定法和实验室测定法；第二类是间接测定法，是利用自行车测功计、活动平板、台阶实验等进行亚极量负荷后，根据机体吸氧量、心率等数值推算最大摄氧量的方法。一般认为，训练有素的高水平运动员应尽量用直接测量法，青少年、老年人、心肺病患者或受其他条件限制的患者，多采用间接测定法。目前，常用的最大摄氧量间接测定的方法包括 Astrand 推测法、PWC_{170}法、12分钟跑等。

研究表明，最大摄氧量值的高低主要取决于最大心输出量，即与心泵功能的强弱相关。经长期运动训练，特别是耐力训练，运动员的最大摄氧量可显著提高。我国青年男子普遍最大摄氧量约为 50 毫升/(千克·分钟)，女子约为 45 毫升/(千克·分钟)；而有良好训练的男女运动员分别约为 70 毫升/(千克·分钟)、55 毫升/(千克·分钟)。

当运动员由于过度疲劳或过度训练引起心肺功能下降时，最大摄氧量会明显下降，运动成绩也会下降。经过运动负荷调整和相应的休息后，其值会回升。

新参加运动训练的运动员，在训练期间最大摄氧量值稳步提高，说明训练计划得当，心肺功能提高明显，身体机能状态良好。

七、肺活量和最大通气量

肺活量和最大通气量是监测肺通气功能的重要指标，反映了运动员的训练水平和有氧能力。在训练期间，其数值的变化还反映了训练负荷和身体机能状态。如果训练后所测得的值比训练前明显下降，或者在恢复期逐渐下降，说明训练课的运动负荷过大，运动可能造成过度疲劳。当运动员机能水平下降或过度训练时，肺活量和最大通气量也会下降。如果训练期间其数值稳步上升，说明训练计划和运动负荷适宜，身体机能状态良好。

八、血乳酸

乳酸是糖在无氧代谢时的重要产物。肌肉活动时其生成率与运动项目、训练水平、运动强度、运动持续时间、糖原含量、环境温度及缺氧等因素有密切关系。目前血乳酸指标主要用于有氧代谢能力的评定，负荷强度—血乳酸浓度曲线右移表示有氧代谢能力强，反之表示有氧代谢能力弱。

在绘制负荷强度—血乳酸浓度曲线时，通常采用连续或间断逐级递增负荷试验，起始强度可因运动员的运动项目、训练水平和性别不同而异。进行 5 ~ 6 级负荷试验，在自行车测功计上起始功率可选定 60 瓦（女）和 90 瓦（男），每递增一级是增加 30 瓦或 50 瓦；在活动平板上起始速度可选 10 千米/时，每递增一级是增加 2 千米/时（坡度为 5%），每级负荷持续时间不少于 3 分钟，每级负荷后即刻取动脉耳血（或手指血）测定血乳酸值，从而描绘负荷强度血乳酸浓度曲线。一些学者将 4 毫摩尔/升血乳酸对应的负荷强度视为有氧向无氧代谢的转换点，称无氧阈。

九、睾酮

睾酮是体内主要的促合成代谢激素之一，它除了促进男子生殖器官的生长和维持男子性功能和副性征外，还刺激组织摄取氨基酸，促进核酸与蛋白质的合成，促进肌纤维和骨骼生长，刺激促红细胞生成素分泌，增加肌糖原储备，维持雄性攻击意识。

1. 清晨安静状态下血总睾酮测定

此为首选方法，其指标主要反映训练后下丘脑—垂体—性腺轴功能恢复情况，其特点是直接、简便、快速。在强化训练阶段做定期（如 1 个月）或不定期的检查是必要的。

血睾酮值个体差异较大，仅以某一次的测定值与正常人的参考范围作对比来判断血睾酮水平是不够全面的，积累数据进行自身的纵向比较更有意义。一般认为，在不受任何药物干扰的情况下，当运动员增加训练量后血睾酮低于这个训练周期开始时的25%且持续不回升时，应调整训练计划。

2. 血中性激素结合球蛋白（SHBG）测定

首先通过SHBG的测定，结合血睾酮的测定值全面了解血中具有生物活性的睾酮量。另外，女性的雌激素分泌不具有血黄体生成素（LH）与性腺之间的反馈调节，卵巢分泌的雄激素一定程度上是通过SHBG的合成量与激素代谢率来调控的。因此，女性测定SHBG还能反映出机体对睾酮的调控情况。

3. 清晨安静状态下血黄体生成素（LH）和卵泡刺激素（FSH）测定

当血睾酮水平较低时，如果伴有LH和/或FSH无明显变化或降低，表明垂体功能有所下降；如果LH与FSH升高，提示无垂体功能下降。

除以上运动医学医务监督的常用指标外，可用于运动医务监督的医学指标还有很多，选用时一定要根据训练的需要、运动项目的特点、时间、地点、检测条件进行选择。必要时可增加机能评价方面的检测，并将生理、生化指标与机能评价结果一并进行分析，以便更准确地了解和判断运动员的身体机能状态，更科学合理地安排训练。

第三节　比赛期间的医务监督

在比赛期间，神经系统处于高度紧张状态，运动系统、循环系统、呼吸系统及内分泌系统功能都处于较高活动水平，能量消耗很大。某些运动项目体力消耗极大，还有些运动项目对抗激烈，容易引起一些运动性疾病和运动损伤。所以，掌握比赛特点，做好赛前、赛中和赛后的医务监督，对保护运动员的身心健康、保证比赛的顺利进行有着十分重要的意义。

一、赛前医务监督

（一）赛前体格检查

运动会前应对参赛运动员进行体格检查，了解运动员的健康状况和身体机能状态。检查的重点应该是循环系统和运动系统（测量安静脉搏、血压、心脏听诊，X线胸透，关节检查），询问近期的伤病情况，必要时还应做功能试验。如果发现有慢性病和身体其他异常情况，应做进一步的特殊检查，如血常规、肝功能、血液生化、尿常规，以及心电图、X线检查等。如果一切正常，健康状况良好，一般均可参加比赛；如果有感冒、发热、过度疲劳、体格检查和特殊检查结果异常、外伤未愈等情况，一般不允许参加比赛。

在体检中发现心脏杂音时，应注意区分生理性杂音和病理性杂音。如果是生理性杂音，平时在运动或训练时无不适感觉，心血管功能正常，应允许参加比赛。对那些有心血管疾病史，或心血管检查及心电图检查有异常的心脏杂音者，特别是出现舒张期杂音者，一般不允许参加比赛，以免发生意外或加重循环系统损害。

（二）赛前组织管理

医务人员应协助竞赛组织者做好比赛程序的组织编排工作。制订比赛计划和日程时，应考虑气候因素特点，在炎热的环境中不宜安排长时间激烈的竞赛项目。竞赛分组要按性别、年龄阶段划分。每位运动员每日比赛项目不能过多。各项比赛之间要有充分的休息时间。

（三）做好赛前准备活动

准备活动是调整赛前身体机能状态和缩短进入比赛状态时间的重要措施，也是防止运动性伤病的主要手段。因此，要督促运动员做好准备活动，包括一般准备活动和专项准备活动，其强度和时间应根据不同项目的特点、运动员的赛前状态和气候等因素来确定。

赛前还应对比赛场地、器材和运动服装进行认真的安全检查，做好伙食管理工作，配备好医务人员，准备好急救用品及药物以保证参赛者的健康，保障比赛的顺利进行。

二、赛中医务监督

应建立临场医疗急救站，对比赛中出现的常见伤病，如腹痛、晕厥、肌肉痉挛、挫伤、撕裂伤、擦伤、韧带损伤等要及时发现和处理。对一些严重伤病，应做现场紧急处理后送医院急救。

在比赛中应做好饮料供应，加强饮食的卫生管理，特别是在炎热的气候条件下，饮水及补充盐分是防止中暑和电解质紊乱的重要手段。

三、赛后医务监督

（一）赛后体格检查

根据运动项目的特点，在赛后有针对性和选择性地进行体检，测定某些生理、生化指标，如脉搏、血压、体重、尿蛋白、血红蛋白、心电图、功能试验，询问运动员的自我感觉，观察机体的恢复状况。如发现异常，应分析原因并及时处理。

（二）消除赛后疲劳

比赛引起的疲劳常不能在 1~2 天内恢复，因此，采用多种方法帮助消除疲劳是必要的，除保证充足的睡眠时间外，还可采取温水浴、局部按摩、热敷和局部负压等手段消除疲劳。赛后散步、听音乐、参加各种娱乐活动等积极性休息方式对于精神疲劳和体力疲劳的消除都有良好的作用。此外，赛后应注意补充营养，以促进能量物质和机体功能恢复，但切忌赛后暴饮暴食。

第四节　体重控制

体重是反映人体骨骼、肌肉的发育程度以及肥胖程度的指标，也是反映人体体形的一项指标。运动员面临来自体育竞赛、社会以及自身的压力，为了提高竞技能力，一些项目运动员需要减少、增加或控制体重。体重是由体脂（脂肪体重）和去脂体重（瘦体重）两部分组成。在许多运动项目中，去脂体重与运动成绩密切相关；因此，运动员增加去脂体重的比例，将改进和提高其运动潜能。脂肪组织虽有供能、保温、缓冲等作用，但体内多余的脂肪会影响人的力量、速度和耐力的发展，增加运动中耗氧量和能量的消耗，多数情况下脂肪会限制运动员竞技水平的发挥。

一、体重控制的项目及分类

需要减轻和控制体重的运动项目基本上可归纳为以下两大类：

第一类如举重、摔跤、拳击、柔道、跆拳道、轻量级划船以及其他按不同体重级别进行比赛的项目。运动员平时以较重或正常体重进行训练，以保证运动员的训练强度和量，而到临近比赛时快速减轻体重，使运动员参加低于其本人正常体重级别的比赛，这种措施对比赛成绩是否有利，还缺少充分的依据，但已被运动员广泛采用。这些运动员在赛前采取的快速减体重的措施包括限制进食量、限制水分的摄入、加大运动量、发汗甚至采用利尿药或泻药等。

研究表明，这些减轻体重的措施只有在减体重的量、减体重速率合理及减体重期膳食营养保证的前提下，才能取得理想效果，否则，即使是短期的减重，也会对健康和运动能力造成损害，尤其对于年龄小、体重轻的运动员以及所减轻的体重数值占其原有体重的百分数大的运动员。

第二类运动项目如体操、跳水、花样滑冰、长跑等，需要运动员长期控制或间歇减轻体重。其目的是：在移动身体的过程中，较小的体重具有生物力学的有利因素；获得单位体重的最大肌肉力量比；减少运动中的耗氧量和能量消耗；保持体型。

长期控制体重，必须注意所采取措施的科学性和必要的监测手段，只有这样才能将体脂控制在较低的水平，有利于取得好的成绩，否则，同样会造成健康和运动能力的损害。

降低体重的原则就是使机体形成能量负平衡，也就是使热量的消耗超过热量的摄入。研究证实，通过节制饮食以限制热量的摄入和通过运动锻炼以提高热量的消耗是控制体重的有效办法。

运动员希望减轻的体重部分是多余的脂肪而保留瘦体重及糖原贮备，因此，监测运动员减轻体重和控制体重期的身体成分十分必要。体重是由热量摄入量与消耗量两者决定的。当热量摄入量超过消耗量时，则体重增加；而热量摄入量低于消耗量时，则体重减轻。儿童青少年运动员处于生长发育阶段，其热量摄入量应超过消耗量，多摄入的这一部分能量用于生长发育。生长发育期若热量负平衡，会影响正常的生长发育。

二、运动员减体重的措施

按照减轻体重的速度可以将减体重归纳为两大类，即快速减体重和慢速减体重。快速减体重指运动员每周减体重幅度大于其自身体重的4%或短期内每天减体重幅度大于其自身体重的1%。慢速减体重指运动员每周减体重幅度大于其自身体重的2%而小于其自身体重的4%。而运动员减体重的某一段时间内，每周波动不超过其自身体重的2%，这一过程则称为控体重。

运动员通过限制热量摄入，有时还要限制水分摄入量，并且采用增加运动量的措施增加热量的消耗来减轻体重。此外，一些运动员还采用脱水措施，包括穿不透气的尼龙服运动而大量出汗，甚至服用利尿药和泻药减少体内水分等。

根据运动项目不同，减体重措施一般分为三类。

（1）运动员参加一次性比赛的项目，如举重比赛。运动员通常在赛前的1~3天快速减轻体重，采用的方法主要是限制进食量、限制饮水、发汗等。

（2）运动员参加连续数天的比赛项目，如摔跤比赛。运动员如果在第一轮或第二轮获胜，则还需要参加接下来的比赛，因此需要在几天之内维持低于其平时体重水平的体重，运动员常在1~1.5个月前开始限制饮食和水分摄入量，大部分体重也是在赛前的最后几天内减掉的，体重减轻量可达到其原体重的3%~20%，这往往造成运动员持续的脱水。

（3）运动员需要长期进行体重控制，如女子体操、跳水等项目的运动员，采取长期的低热量膳食来控制体重，有时需要间歇采用脱水等措施以获得较低的体重。

三、快速减体重的原则及对机体的影响

（一）快速减体重的原则

运动员在快速减体重时，其所减轻的体重不可能是脂肪组织，而是体液和瘦体重的丢失，而且减体重速度越快，脱水的程度也将越严重，对运动员的健康和运动能力的影响就越大。因此，减体重关键的因素是减体重的速度和安全平衡的营养。运动员在快速减体重时应遵循以下原则。

（1）保证运动员安全的热量营养，每日热量的供给量可根据运动员的体重和运动量而定。

（2）运动员体脂的最低水平为5%～7%（男）及6%～10%（女），在运动员体脂成分低于此水平时，不宜再减体重。

（3）运动员适宜的减体重速度是每周1千克，为保证减少的体重成分中减少的体脂达到最高水平，每周减体重的速度控制在1.5～2千克。减体重过快不仅造成脱水和瘦体重丢失，而且减体重的效果也不易巩固。

（4）禁止使用利尿剂或药物减体重，利尿剂已被列为兴奋剂范畴。

（5）减体重期运动员应摄取低热量但营养平衡的膳食。适当加强蛋白质营养，使其达到总热量的16%～20%，或2克/千克体重。减少食物中的脂肪，食物中脂肪量可减为1.4克/千克体重。减体重期每日食物的总热量低，但要达到安全水平，应维持高蛋白质、低脂肪、适量的糖和充足的水分、无机盐、维生素和微量元素。

目前，许多运动员采用的快速减重的方法是进食低糖和低热量的饮食。许多研究表明，在每天摄入低热量的饮食时，体重会明显减轻，但是减轻的体重中，60%以上的重量是瘦体重，而脂肪减少的比例不到40%。也就是说，减轻的体重中，水分和蛋白质占了相当的比例。并且，由于快速减体重的饮食中，主要是限制糖的摄入；这就导致体内糖的供应不足，其结果是糖原的贮备减少。而机体中每含1克糖原就伴随含有3克水。这样当糖原减少时，水也随之流失，机体内糖原的含量大约是800克，所以当糖原排空时，会丢失约2400克的水。

另外，当机体在糖原耗竭时，机体主要依靠脂肪酸作为能量来源。由于脂肪酸分解时，产生酮体，而当酮体在血液中的积累达到一定程度，酮体就会随着尿液和呼气排出体外，从而引起进一步的水分丢失，并导致机体酸中毒。运动员在这种能量物质摄入不足的情况下，很难进行大负荷的运动训练，必然影响到运动能力和运动成绩。

（二）快速减体重对机体的影响

1. 脱水

减体重速度越快，体内水分的损失量越多。当控制饮食、减少水分摄入时会造成体内水分的缺乏；而当使用高温或运动的方法脱水减重时，体内水分的流失会加剧，并因大量排汗伴有体内电解质的流失。脱水早期即可影响到血容量，一般认为，当体重减轻 3% ~ 8% 时，血浆容量可减少 6% ~ 25%。

2. 增加心血管系统的负担

脱水会导致心输出量、每搏输出量减少，亚极限运动负荷时心率增加。快速减体重的运动员可以表现出收缩血压降低、心率增加、脉压差缩小，部分运动员心电图改变（包括 ST 段轻度下降、PR 及 QT 间期延长）。

3. 肾脏负担增加

脱水会引起肾血流量及肾小球滤过率的减少，从而影响到肾脏的正常功能。

4. 蛋白质与无机盐丢失

举重运动员在快速减体重期的蛋白质丢失量为 30 ~ 56 克/天，此时运动员的血清白蛋白水平降低，球蛋白的相对百分数增加，白蛋白与球蛋白的比值下降。采用低热量饮食减体重，机体除了热量和蛋白质短缺外，无机盐和维生素的摄入量也明显减少，约为正常膳食的 1/3 或更少，但运动仍能引起无机盐继续排出，说明减体重期有无机盐的缺乏。

5. 体温调节障碍

减体重时水分的摄入量减少，引起血容量减少，流经到皮肤的血流量相应减少。血浆容量减少时汗液蒸发量减少，从而影响到皮肤的散热。因此，处于脱水状态的运动员在热环境下运动时体温很容易升高。有资料报道，每当体重减轻 1%，肛门温度会升高 0.17 ~ 0.28 摄氏度。

6. 肌肉和肝糖原贮备耗损

在快速减体重第 1 ~ 2 天，由于糖原贮备耗损、蛋白质和脂肪的分解以及无机盐丢失的综合作用，可出现低血糖及酮症。

7. 影响运动能力

采取饥饿及脱水等减体重的措施会对运动能力产生不良影响。当体重减轻 3% 时，即会影响运动能力，表现为运动员在亚极量强度运动时，心率加快、心输出量减少等改变。极低热量的膳食可导致有氧耐力、速度、协调、判断力和肌力的降低，减体重对最大摄氧量的影响则取决于减体重的程度和持续时间。

综上所述，快速减体重可引起机体机能代谢一系列变化，这些变化可直接影响到运动员的健康和运动能力。应该注意到，运动员在快速减体重时造成的脱水，很难通过数小时的补水得到缓解。所以在比赛当日称体重后，到比赛前短短几小时内补充水分，不可能缓解机体因脱水对血浆容量产生的影响。一般认为，每周减轻体重 1 千克，不会影响到体液和糖原贮备。还要指出的是，运动员应至少在赛前的 2~3 天（最好是 3~5 天）达到比赛时的体重。当体重需要减轻 5 千克以上时，应重新考虑参加比赛的体重级别。运动员不宜在赛前短时间内减去过多的体重，否则会影响到运动能力和比赛成绩。

四、长期控制体重对机体的影响

运动员长期控制体重通常采用的方法有：①长期低热量膳食；②每周保持 2~4 次低强度长时间运动；③间歇采用综合脱水措施，如采取穿降重服进行训练，蒸汽浴，控制饮食及饮水等。这些减体重的方法，应在教练员和医生的指导下运用。研究证实，合理地改善营养并不会造成体脂增加，也有利于运动能力的提高，但是如果控制体重措施不当，则会对健康和运动能力造成损害。

一些运动员为了保持低体重，一味强调限制进食量，甚至采用其他诸如服用泻药、减肥药等手段，来达到控制体重的目的，这种过度控制饮食不仅会影响运动员机体正常的机能和代谢，甚至还可对运动员身心健康造成严重损害。研究发现，女子体操运动员采用减少饮食控制体重时，当能量摄取是需要量的 65%~85%，即可出现一系列病理改变。表现为：生长发育延缓、营养不良、运动员贫血、免疫力降低、月经紊乱、闭经、有氧耐力下降、肌肉力量下降，从而影响比赛成绩。一些运动员甚至还会发展为神经性厌食，从而造成其他严重的并发症。

五、合理减体重的注意事项

（1）严格监测减重运动员体脂百分比，有限度地减少体内水分。

（2）禁止使用不安全的或禁用的快速减体重措施，包括使用利尿剂和泻药脱水、自我催吐、服用食欲抑制剂和完全禁食等措施以减轻与控制体重。尽管使用不安全的或禁用的快速减体重措施能够达到快速降低体重的目的，但这些措施均会对机体健康造成极大危害。催吐药、泻药和利尿剂，会导致机体脱水和电解质紊乱，对身体有很大的危害。而且利尿剂为运动员禁止使用的兴奋剂。为了运动员的健康，应禁止服用利尿剂、泻药脱水，也不能采取自我催吐、服用食欲抑制剂以及完全禁食等措施快速减体重。

（3）不采用或少采用发汗失水措施，慢速减体重时不应采用发汗措施，快速减体重时一般也不宜采用，只有在限制饮食的基础上，在接近比赛时还未达到预期的减体重目标且相差不多时，可以适当采用发汗措施。

（4）遵守生活制度，运动员在减体重期生活要有规律，按时、定量进餐，不吃零食，睡眠充足。

（5）赛前称体重后不要暴饮暴食，如果短时间内大量进食，胃肠道来不及消化吸收，会引起胃肠道疾病，暴饮有时会导致浮肿，此时应少量多次补充一些易消化吸收的高糖食物和运动饮料。

六、制订控制体重计划的步骤

在制订通过运动与饮食控制体重的方案时，首先要了解减重者的性别、年龄、身高、体重、体脂含量、理想体重、平均热量摄入、心肺水平、运动项目等相关资料，这对于制订合理的减重方案很有用。制订减重计划的步骤如下。

（1）确定身体的重量和体重的组成；

（2）确定日热量摄入量（利用饮食回忆法）；

（3）根据理想的体脂含量去估算理想体重；

（4）计算总的热量缺失和体重减轻量；

（5）估计日能量消耗；

（6）将每日饮食摄入的热量和运动消耗的热量计算出来，并推算出每周的热量负平衡量以及减重者所需的减重时间；

（7）为减重者制订一个饮食与运动维持的计划。

不同项目运动员的热量消耗量差异很大，热能的需要量也有明显的差异。系统的训练可使身体中瘦体重成分增加，脂肪占体重的百分比减少。因此，在监测运动员体重变化的同时，也应监测体脂变化情况。当运动员的体重及体脂同时增长时，常表明运动量不足或摄入热量过多。体重增加而体脂不变或减少时，说明身体的瘦组织成分增加，与肌肉增长有关。当体重及体脂均减少时，排除疾病的影响，可能由运动的消耗量大、热量摄入量未满足需要所致。运动员只有科学地减重和控制体重，才可能达到提高运动能力、提高比赛成绩的目的。在控制体重时应强调全面和长期地平衡营养，制订切合实际的减体重目标和合理的节食方案，不要片面强调减轻体重对运动能力的影响，而要在监测运动员体重变化的同时监测身体成分的变化；杜绝运动员采用催吐或服泻药等方法减重。

七、增加体重

运动员增加体重的要求是增加肌肉，而不是脂肪。为了增加体重，能量摄入必须大于支出，一般不运动的人多摄入的热量会转成脂肪储存。为了使增加的体重主要是肌肉，必须在力量训练的基础上结合正热能平衡、高蛋白膳食。可选择负重深蹲、仰卧起坐、俯卧撑、推举等各种抗阻力量训练进行复合练习，运动强度可选择 6~12RM 或 70%~80% 最大力量，每个动作重复 3~6 组，每组 6~10 次，组间休息 2~3 分钟，运动频率则为每周 3~4 天。一般此时每日多摄入 750~1000 千卡热量，每周平均可增加 0.45~0.75 千克瘦体重（每增加 1 克体重约需多摄入 8 千卡热量）。增长肌肉期间，每天的蛋白质摄入可达每千克体重 1.5~2.0 克，但也不要超过每千克体重 2.0 克。不过单纯的增加蛋白质摄入并不能增加肌肉，反而对健康和运动能力有害，如高蛋白饮食可影响糖原贮备，增加中老年人患冠心病的风险。通常为了增重，每周增长体重不宜超过 1 千克。为获得较好效果，力量训练前后宜补充含适量的糖和乳清蛋白的饮料（比如含葡萄糖 34 克、乳清蛋白 32 克、肌酸 5 克），还可在睡前适当补充。另外，增长肌肉期间往往也会伴有少量脂肪增加，故此期间也要注意监测体脂，可在肌肉增长后再减脂。

第五节 时差适应

由于国际性体育赛事在全球范围内的迅速发展，运动员在旅行和比赛期间必须适应包括气候变化、航班拥挤和不同时区昼夜变化等不同的情况，其中最难以适应的是因跨时区旅行产生的时差反应。时差反应是身体转移到新时区，生理上产生的一种适应性综合征的外在表现，它会对运动员竞技水平的发挥产生严重影响。

一、时差反应产生原因

时差反应可认为是一种在快速跨越多个时区后产生的睡眠障碍，它影响了大多数的跨时区旅行者。美国睡眠医学会定义时差反应为，在跨越了至少 2 个时区后产生的晚上失眠或白天嗜睡的症状，还包括功能损伤和全身不适，甚至其他症状。

人类的睡眠主要由光照和分泌的褪黑素来调节，两者对睡眠的影响具有相反作用。褪黑素来源于血清素，由松果体在夜间分泌，能够促进睡眠，而光照抑制褪黑素的分泌并刺激觉醒。睡眠与觉醒形成的昼夜节律是人体内在的生理周期，一个周期持续大约 24 小时（也称为 "生物钟"），也可能会持续 20 ~ 28 小时，由下丘脑视交叉上核控制。正常情况下，昼夜节律与当地 24 小时昼夜周期是同步的。时差反应的产生是航行时时区的快速变化使人体昼夜节律与自然昼夜周期之间失调造成的，结果导致在不合适的时间嗜睡或兴奋。

二、时差反应的生理症状

典型的时差反应症状有白天疲劳、晚上睡眠障碍、恶心、呕吐、食欲不振、头痛、便秘或腹泻、精神轻度抑郁、烦躁不安和神经运动协调性降低等。其中睡眠障碍是一个关键症状，加剧了时差反应的程度和持续时间。

三、影响时差反应的因素

时差反应症状严重程度因人而异，无高风险人群的判定标准。针对运动员时差反应影响因素的资料则更为有限。对已有资料进行总结，可以归纳为以下几点。

1. 睡眠习惯

有研究通过调查问卷的方式调查了 100 位跨时区旅行者，根据结果制定了睡眠规律灵活/严格指数和旅途疲劳/精力充沛指数，发现睡眠规律灵活/严格指数越低的人，其旅途疲劳/精力充沛指数越高。说明有严格作息规律的人比作息规律不严格的人时差反应症状更为严重。

2. 睡眠类型

睡眠类型也影响个体的时差反应。早起类型的人其核心温度的最低点出现时间比晚睡类型的人早，反映了昼夜节律的提前。因此早起类型的人，向东航行，时差反应症状会较轻，而晚睡类型的人则相反。

3. 身体机能

身体机能优越的人能够更快地调整昼夜节律的变化，缩短时差反应症状的持续时间。

4. 性别

男性和女性的时差反应几乎是相似的，但也有少许例外。男人睡觉早，在向东航行跨越 10 个时区后，感到的疲劳要少。频繁跨时区航行可以扰乱女乘务员的月经周期，但这种影响在运动员中并未发现。

5. 航行方向

向东航行后，时差反应和睡眠障碍的症状比向西航行后更严重。因为向东航行，自然昼夜周期提前，人体昼夜节律必须缩短，以重新建立正常的节奏，而人体昼夜节律本身有超过 24 小时的倾向，因此向东航行更为困难。此外，向东航行对运动员的影响持续时间更长；向西航行，时差反应症状在前 3 天最明显，而向东航行，症状将持续至少 7 天，而且更严重。

6. 跨越时区的数量

跨越时区数量越多时差反应越明显。专业运动员在新时区调整的速率约为每跨越 1 个时区需要 1 天时间，普通人群跨越多个时区时也符合这一规律。

7. 年龄

年龄也会影响时差反应。60 岁以上的人昼夜节律不规律，体温降低，褪黑素分泌变慢，应对时差反应的困难更大，尤其是向东航行时。

8. 到达目的地的时间

有证据表明，到达目的地的时间对时差反应的症状也会有影响。Waterhouse 等将 85 位受试者分成两批，分别从英国飞往澳大利亚，向东航行跨越 10 个时区，然后进行为期 6 天的观察，发现下午到达目的地的人时差反应症状比早上到达的人要轻。

9. 其他因素

运动员的应激性也会影响时差反应，随着比赛临近，运动员会产生紧张焦虑情绪，使精神处于亢奋状态，破坏了原有的生物节律。

四、时差反应给运动员造成的不良后果

(一) 认知能力

昼夜节律紊乱和睡眠障碍会改变人的认知能力。睡眠不足会影响精神状态，这与时差反应和时区转换直接相关，这会导致在工作中注意力不集中、错误增加，复杂的脑力工作还会使精神和心情变差。运动员在国际比赛后立即转换时区，通常会造成身体机能的下降，也影响精神状态。

(二) 运动能力

许多生理指标，如心率、肺通气量、血乳酸、最大肌肉力量、无氧功率与昼夜节律有关。英国体操运动员向西跨越 5 个时区后，腿部和背部的力量减弱。运动员进行一项运动的时间越长，越有可能受睡眠不足的影响。

(三) 团队表现

跨时区旅行可能会影响团队的整体表现。美国橄榄球联盟数据显示，西海岸球队在晚上一直能击败来自东海岸的球队，向东航行也会对西海岸球队带来负面影响，这种效应似乎在比赛的后期被放大。优秀的团队和运动员，必须克服"主场优势"和时差反应症状对生理和心理的影响。

五、时差反应应对策略

对于运动员而言，应采取积极主动的适应性调整手段与方法来克服时差反应。调整时差反应可分为 3 个阶段：飞行前的准备阶段、飞行阶段和飞行后的适应阶段。只有 3 个阶段均做到充分的准备，才能尽快克服时差反应，发挥正常运动水平。

1. 飞行前的准备阶段

飞行前的准备阶段通常是出发前的 7 天。教练员应改变训练计划，降低训练的强度和数量；调整训练时间与目的地时间尽量一致。在起飞前 2~3 天采用高糖、低蛋白质的饮食；努力适应目的地的就餐时间，不吃油腻或者太干的食物，切忌饮食过量。运动员在此期间应确保充足的睡眠，同时调整睡眠时

间，使运动员能尽快适应目的地的睡眠时间。如向东航行，运动员提前 2～3 天，每天比之前早睡 1 小时，早起 1 小时；如向西航行，提前 2～3 天，每天比之前晚睡 1 小时，晚起 1 小时。如果有条件，应尽可能早些到达比赛地点，保证向东航行时，每跨一个时区有 1 天进行调整，向西航行时，每跨一个时区有 0.6 天来进行调整。适当安排好飞行时间，以便能在接近当地睡眠的时间到达。对于跨越 10 个甚至更多时区的旅途，合适的中转站可以起到有效的适应效果；如距离比赛正式开始还有一定的时间，可到与比赛地点临近的经度地区训练，提前适应时差，为比赛做好准备。

2. 飞行阶段

运动员在登上飞机后，尽快将自己手表时间调整为目的地时间。飞机上用餐时间尽量与目的地就餐时间一致，食用运动员习惯的食物，饮水充足以减少时差反应和旅途疲劳，避免过度饮食、饮用含酒精或咖啡因的饮料。飞机上的睡眠时间应与目的地时间一致，创造舒适的环境，不要过度刺激运动员。

3. 飞行后的适应阶段

到达后立即根据当地时间调整时间表，最好进行一些轻量的锻炼。努力适应当地就餐时间，尽可能安排与本国接近的饮食，应以高蛋白、低糖的食物为主；在白天可以适当饮茶或咖啡，加速时差调整。在训练方面，到达后的前 3 天作为调整期，应避免大强度训练，以倒时差为主要任务，可以做些技战术练习；从第 4 天起，可逐渐加大训练强度，根据比赛日程调整身体状态；比赛时间以到达后的第 8～14 天为宜。如运动员无法在当地正常睡眠和觉醒，须进行药物或非药物干预措施助其适应。

六、干预措施

（一）药物方法

（1）褪黑素。服用褪黑素能够有效预防和治疗时差反应，无药物依赖性且服用安全。建议跨越 5 个或更多时区时才服用褪黑素，跨越 2～4 个时区也可服用。口服褪黑素将被肝脏分解很大一部分，效果欠佳；而在舌下含化褪黑素片，使褪黑素瞬间高效吸收，促使人在短时间内自然入睡，效果更好。服用褪黑素应该适时、适量，建议睡前 1～2 小时服用；每 8 日服用褪黑素的有效剂量 0.5~5 毫克。但由于个体差异较大，需要进行尝试，确定合适剂量；高危人群如儿童、孕妇、哺乳期女性及运动员慎用。运动员在服用褪黑素前应咨询医生。

（2）镇静性药物。服用镇静性药物能够有效减少失眠症状。短效药物，如唑吡坦和佐匹克隆，能够有效消除时差反应，并缩短服用后的嗜睡效果。药物耐受和持续失眠的运动员可有选择地服用短效镇静药物。服用前须对运动员的情况进行谨慎评估。

（3）咖啡因。咖啡因能够增加白天的兴奋度，缓解旅途疲劳，加快物质能量消耗。咖啡因能够维持握力、蹲坐和弹跳能力，适用于时区向东的飞行。咖啡片中的咖啡因含量在 50~200 毫克之间，150 毫升的普通咖啡平均含有 80 毫克的咖啡因，早晨口服一片咖啡片或者喝一杯热咖啡能够有效改善时差反应。运动员应该谨慎适量服用。

（4）安慰性药物。不告知实情，让运动员服用维生素类药物（如复合维生素片），使运动员心理上得到安慰或暗示，有助于调整睡眠，从而加速时差反应的调整。

（二）非药物方法

（1）光照法。光照是生物体昼夜节律产生的主要原因，在合适的时间进行足够强度和持续时间的光照，能够有效改变昼夜节律。在向东航行后的早上或向西航行后的夜晚进行光照，对于跨越 8 个甚至更多时区的时差反应有明显疗效。到达后的前 4 天，每天可使用便携式 LED 灯在 2500 勒克斯光照强度下，于早餐、午餐、晚餐和睡觉前进行持续 30~60 分钟的照射。照射时间长短可视运动员的时差反应状态进行调整，如果时差反应不强烈，可适当缩短光照时间和频率。

（2）饮食。控制饮食对于改变昼夜节律也有作用，摄入高蛋白的早餐会促进清晨的觉醒，食用高糖的晚餐会促进夜间的睡眠。在新环境中用餐的时间比用餐的类型更重要。

（3）小憩。小憩可以用来重塑昼夜节律或减少到达后的嗜睡症状。到达后，如果感到困意，进行 15~30 分钟的小憩可有效缓解疲劳，提高白天的兴奋性。但是小憩时间不宜超过 1 小时，否则醒来后会头昏脑涨且影响晚上的睡眠。

（4）社交活动。社交活动对克服时差反应有积极作用。在新的环境中，经常参加社交活动的人时差反应小，且克服时差反应的时程短，适当参加社交活动能转移注意力，稳定情绪。

采用药物和非药物方法减少时差反应症状以适应新时区并不总是被推荐，尤其是在短途旅行 1~2 天的情况下。大多数人不可能在一天或两天时间内完全适应新的时区，当跨越时区时间超过 3 天，才建议采取上述方法。最为有效的干预措施是褪黑素和光照的联合使用，额外的策略包括服用咖啡因和小憩。对于有失眠史的人，应根据个人的需要，在适当的时间使用镇静性药物。

第七章 户外运动损伤及防治

户外运动是一组以自然环境为场地的带有探险性质或体验探险的体育运动项目链。这个项目群分布很广，包括陆地、地下、水上、水下、空中等多个领域，目前普遍开展的主要是与登山有关的一些项目，大体可以分为山地运动（包括攀岩、攀冰、滑雪、登山、绳降、探洞、山地纵走、山地越野、山地自行车等）、峡谷运动（包括漂流、溯溪、溪降、攀瀑等）、各种地形的穿越、野外生存及野外拓展等几大方面。

有些户外运动发展到一定阶段，部分又搬回到市内或室内，如在人工模拟制造的岩壁上的攀岩，在人工制造的跌水、激流中的荡舟等，现在有的地方已经建成户外运动主题公园。到目前为止，绝大多数户外运动还是在自然环境或只能在自然环境中进行。在进行户外运动时，要具备充足的体能、基本的救生和自救技能与知识，并要选择安全、专业的户外装备。

运动损伤指在体育运动过程中发生的各种损伤。其发生与运动训练、运动技术、运动项目、运动环境和装备等有密切关系，是医务监督的重要对象。户外项目因其环境的特殊性，其运动损伤及防治极为重要。

第一节 登山运动损伤及防治

登山运动是体育运动中的一种，是指登山运动员徒手或使用专门的装备攀登各种不同地形的山峰或山岭。

在登山运动过程中，由于种种原因会引起诸多运动损伤，较轻的影响正常工作和学习，较重的则可造成伤残，甚至威胁到个人的生命安全。所以，为了避免和减少运动损伤的发生，参与者需要了解和掌握损伤的知识，正视登山运动的健康教育观念，提高自身的健康意识。

一、登山运动损伤发生率

随着山地户外运动的快速蓬勃发展，2001 年以来登山户外运动安全事故也在不断增加。据中国登山协会官方网站记录，从 2001 年到 2010 年，短短的10 年间，国内发生的山地户外运动安全事故，共造成 166 人遇难，远远超过了同期高山探险的遇难人数 34 人，占据了山难的很大比例。2010 年和 2011 年连续两年在山难中遇难人数明显减少；2012 年户外山难的发生数量明显增加，全年遇难人数在列 45 人，其中登山遇难人数 4 人；2013 年全年山难中遇难人数在列 48 人；2014 年全国登山户外运动中发生了 160 起事故，其中造成人员死亡和失踪的事故有 55 起，共有 63 人死亡，7 人失踪；2015 年共发生 189 起登山户外运动事故，总人数为 845 人，受伤事故 54 起，受伤人数为 63 人，死亡事故 38 起，死亡人数为 44 人；2016 年共发生 311 起事故，总人数 1268 人，受伤事故 144 起，受伤人数 146 人，死亡事故 54 起，死亡人数 66 人，失踪人数 3 人。

这些数据体现了登山运动的高风险性，也给广大登山户外运动爱好者及组织者敲响了警钟，只有守住登山户外安全这条生命线，才能保证整个登山户外运动安全、健康、可持续地发展。

二、登山运动损伤特征

（一）运动损伤部位

户外健身登山运动中皮肤损伤和软组织损伤发生较多。根据周昕虔对 83 名经常参与户外登山女大学生的调查发现：受调查者中，损伤率最高的是植物伤，然后依次是皮肤擦伤、手脚起泡、关节扭伤、拉伤、砸伤。发生植物伤和皮肤擦伤最多的部位是手掌、手臂、小腿。关节扭伤最多的部位是膝关节、踝关节、腕关节。软组织损伤占总受伤人次的 69.7%。

（二）运动损伤类型

由于登山运动是在大自然中进行，而且影响这项运动的不可预知的因素有很多，因此，在这项运动中，经常会因为一些意外而导致损伤，这给登山运动的发展带来一定的不利影响。登山运动中出现的损伤有急性损伤、慢性损伤及高山病等几大类别。

1. 急性运动损伤

急性运动损伤包括开放性损伤与闭合性损伤。开放性损伤指伤后皮肤或者黏膜的完整性遭到破坏，受伤组织有裂口。例如，植物伤害、擦伤、割伤、刺伤、撕裂、手脚起泡、蚊虫叮咬、开放性骨折、冻伤等。闭合性损伤指伤后皮肤或者黏膜仍保持完整，受伤组织无裂口。例如，肌肉拉伤、韧带扭伤、挫伤、脚踝崴伤、关节脱臼等。

2. 慢性运动损伤

慢性运动损伤初期症状不显著，是指人体运动系统长期负荷过大、恢复不彻底等原因造成的累积性损伤，进而导致功能的退行性变化。例如，习惯性损伤、关节炎症、滑囊炎、劳损性筋膜炎、胫骨骨膜炎、膝关节酸痛、足底筋膜炎等。

3. 高山病

登山过程中常见高山病，它是人体对高山缺氧环境适应能力不足而引起的各种临床表现的总称。随着海拔增高，大气压递减，在稀薄的空气中氧分子减少，可有效利用的氧减少，使得身体受到影响：呼吸的频率和深度增加，扰乱了肺和血液间的气体平衡，血液的碱度不断增加，电解质分布改变（如细胞中的钾和钠的分布），结果导致血液和组织间水的分布改变。这些变化是引起高山病的主要原因。在高海拔地区，血中含氧量减少，皮肤、嘴唇和指甲呈蓝色（发绀），经过几周时间，机体为适应缺氧性反应会产生更多的红细胞，以便携带更多的氧到组织中去。

（1）急性高山病。居住在海平面附近的人，在一两天时间内登高到中等海拔（2500米左右）就可以引发此疾病。患者症状为呼吸急促、心跳加快、容易疲乏；大约20%的人还有头痛、恶心、呕吐或睡眠障碍；大量出汗可使症状恶化。大多数患者在几天内症状可以缓解。轻微的反应对大多数年轻人来说，只不过是有些不舒服而已。但随着年龄的增长，反应也会加重。

（2）高山肺水肿。急性高山病伴有液体聚积在肺内，出现更严重的症状。久居高海拔地区的人，特别是儿童，他们在海拔低的地区住上 7～10 天后，再返回高海拔地区时，容易发生高山肺水肿。以前患过高山肺水肿的人，再次患病的可能性更大。轻度的呼吸系统感染，如感冒等都很可能增加患病的概率。患高山肺水肿的男性比女性更多。通常在到达高海拔地区后 24～96 小时内发生高山肺水肿。海拔低于 3000 米不易患此病。高山肺水肿的呼吸困难比急性高山病更严重，甚至稍微用力就会引起严重的呼吸困难。常常咳嗽，最初发痒、干咳，有时咳出少量稀薄的泡沫状痰。随后咳出大量呈粉红色甚至带血的痰。患者可能有低烧。高山肺水肿能迅速恶化，从出现轻微症状到死亡有时只有几小时。

（3）高山脑水肿。这是高山病中最严重的类型，通常在到达高海拔地区后 24～96 小时内发生或者继急性高山病或高山肺水肿之后发生。高山脑水肿患者脑内液体积聚，步行困难（共济失调），可能伴有手运动不灵活，这是常见的先兆。严重者会头痛，稍后出现幻觉，但常常被忽视。海拔越高，越容易察觉和诊断脑损伤，症状类似醉酒。高山脑水肿从出现轻微症状到发生生命危险，往往只有几小时。如果出现高山脑水肿的症状，必须立即下到低海拔地区。

（4）高山水肿。手足肿胀、清晨醒来时脸肿，常发生在徒步旅行、登山和滑雪的人中，部分是由在高海拔地区体内电解质分布改变引起的。但是，有时在海平面附近，大量出汗也可以引起体内电解质分布改变从而发生水肿。

（5）高山视网膜出血。人在上升到高海拔甚至中等海拔地区时，在眼底视网膜上有小的出血点，一般情况下，出血点会慢慢自动消失。偶尔出血发生在眼球中央视觉部位（黄斑区），可出现一个明显的小盲点。很少造成单眼或双眼视力下降或失明。

（6）鼻出血。本病大多为下鼻甲黎氏区的少量出血，偶尔有后鼻道数百毫升的大量出血，主要与空气干燥有关。但缺氧引起的血压增高、红细胞过度增多、毛细血管脆性增加等，亦是发病的因素。

（7）痔疮。在高山条件下发生痔疮是常见的，这与高山的特殊环境条件有关。登山运动员在高山帐篷中生活，经常被限制在狭小的范围内，在睡袋里睡觉，食物和饮料也大受限制，因此体内血流不畅。从病因学上看，缺氧和寒冷都会引起末梢血管收缩，加之血液浓缩，红细胞明显增多，红细胞压积增高，这样静脉血流经过血管的某些环节（如肛门附近的血管丛）时容易形成瘀血。此外，过度呼吸和负荷过重引起腹压增高，经常便秘，也使痔疮在高山条件下成为一种多发的疾病。病情从轻度的少量出血，直至重度的嵌顿型痔性脱肛，发病较重时严重影响活动能力，甚至不能行走。

（8）慢性高山病。发生于在高海拔地区居住几个月或几年以上的人。症状主要表现为呼吸困难、嗜睡和疼痛。下肢和肺形成血栓，心力衰竭，机体补偿缺氧过度，形成过多的红细胞，导致此病发生。患者逐渐丧失劳动能力，若不下到低海拔地区，可能还会引起死亡。

三、登山运动损伤发生原因

该项目产生运动损伤的原因有很多，客观因素如野外的自然环境条件、天气状况、该项目本身的特点等。主观因素如过度疲劳、生理（身体）和心理（思想）素质差等。另外，安全知识的缺乏、运动技术不精湛、野外设备装备不足以及之前的伤病没有完全恢复等，都是引发运动损伤的主要原因。

（一）客观因素

1. 野外自然环境因素

自然环境是人们周围各种自然因素的总和。登山的野外实践地点大多都在一些未开发的山区野外，自然环境复杂多变，在野外实践过程中常会出现山地石块或土块的突然松动滚落、地面湿滑等现象，使人身体突然失去平衡、侧滑或摔跌，导致砸伤、皮肤擦伤、踝腕关节和膝关节扭伤，甚至骨折。因自然灾害而造成运动损伤的也占有一定比例。如滑坡和泥石流等地质地貌灾害以及暴雨、沙尘暴等气象灾害都直接或间接地造成了事故的发生。另外，野外实践的地方多是人烟稀少的地方，那里植被茂密、荆棘丛生，在野外行走时稍不注意就会造成刮伤、扎伤。

2. 天气因素

登山多在每年的1月、5月、6月和12月进行。在野外登山中经常会遇到下雨、下雪、突然降温等恶劣天气。雨雪使山地道路更加湿滑；积雪和落叶覆盖道路，不仅使原本崎岖不平的道路更加难走，也加大了道路上潜在的危险性。在这些恶劣的因素下，发生摔伤、扭伤、植物刮伤、皮肤擦伤的概率大大增加，还会出现感冒、发热、腹泻、腹痛等疾病。

（二）主观因素

1. 认识不足，缺乏必要的安全意识

很多参与者对登山运动的概念比较模糊，把登山运动看作是"冒险游戏""极限运动"等，没有真正地了解登山运动的特点，对登山运动的风险认知不足，从思想上麻痹大意，在野外登山遇到突发事件，就手忙脚乱，不知所措。对野外知识掌握不足还会导致拉伤和扭伤等。天气突变或运动前后随意地增减衣物，容易感冒发烧。对一些刮伤和昆虫的叮咬没有及时处理，易导致感染等。

2. 身体素质差异

一般的登山持续时间较长，因此需要较强的身体素质，但由于参与者的身体素质强弱不等，导致运动时身体对外界的反馈有所差异，进而造成损伤。

3. 健康状态

队员的身体可能不是处于最佳状态，在体力透支的情况下，高原反应和脱水等现象可能随之而来，在大负荷的体能消耗下，还可能导致精神不振、注意力不集中，这些都会诱发运动损伤。

4. 专项技术和经验因素

登山是一门综合性很强的学问和技能，包括生理、地理、天象、动植物、人文各个方面的知识，这就要求参加者要有一定的专业技能作为基础，还应该具备各方面综合知识，否则会存在很高的运动风险和安全隐患。同时，经验对于户外登山者来说是宝贵的财富，因为环境千变万化，对于初次参加者来说，很难面面俱到，不可避免地会遇到各种突发情况，需要丰富的经验作为指导。

四、登山运动损伤的预防

（一）高山病的预防

预防高山病的最好方法是减慢登高速度，用 1～2 天的时间上升到 2400 米

高度，然后每天登高300~600米。按适合每个人自己的步速登高比按照固定速度登高更有助于预防高山病。登至一半高度停下来过夜休息可以减少发病的概率。身体健康的人患高山病的概率较小，但不能保证在高海拔地区不出现高山病。到达目的地后头两天要避免大量出汗。喝大量的水，避免吃盐或含盐的食品可能有所帮助。在高海拔地区饮酒应特别小心，高海拔地区饮一杯酒精饮料的影响相当于海平面地区的两倍影响。

登山开始时和到达目的地后几天内，服用小剂量的乙酰唑胺或地塞米松可减少患急性高山病的风险。出现高山肺水肿症状时可使用心痛定。布洛芬对减轻高海拔引起的头痛最有效。少吃多餐高糖食物比多吃少餐更好。

（二）做好准备工作

登山前应做好相应的准备活动，使体温适度升高，以便提高机体代谢水平，预先克服内脏器官的生理惰性，更利于散热，缩短身体进入最佳状态的时间。还应注意神经源性因素，保持身心愉悦，使神经系统处于兴奋状态，提高肢体肌肉活动的控制与协调能力，调动肌纤维充分参与运动，使机体处于适宜状态。

（三）树立正确的登山运动观念

在进行户外登山前一定要进行相关技术、知识的培训，了解户外登山的注意事项，掌握基本的运动医学知识和技能，增强自我防护的能力，树立牢固的安全意识。

五、登山运动损伤的治疗

常见的急性或慢性运动损伤的治疗，详见第八章。这里主要介绍高山病的治疗方法。

轻度急性高山病除多饮水补充因出汗、呼吸加快损失的水分外，不需其他治疗，一两天后就会好转。服用布洛芬、饮大量的水有助于减轻头痛。如果症状更严重一些，可服用乙酰唑胺、地塞米松或其他药物。

高山肺水肿有时会危及生命，必须密切观察。卧床休息、给氧如果无效，应将患者转移到低海拔地区，不要延误。硝苯地平作用很快，但只能维持几个小时的疗效，不能取代把症状严重的病人转移到低海拔地区。

高山脑水肿也可危及生命，可用地塞米松治疗，如果病情加重，应及时转移到低海拔地区。如果病情恶化，延误转移到低海拔地区，可能导致生命危险。

转移到低海拔地区后，症状一般都能迅速好转，若无好转，应寻找其他方面的原因。如果不可能转移到低海拔地区，可用增压装置治疗严重的高山病患者。相当于降低海拔高度的增压装置由轻型纤维制成的袋或帐篷和一个手动泵组成。把患者放入其中，密封后用手动泵加压，病人在其中停留 2~3 小时。用这种方法补充氧气是一种有效的临时措施。

第二节　攀岩运动损伤及防治

攀岩运动是一种人们运用基本的攀爬能力，经过专门的攀登技术训练，以各种装备或攀登工具为保护，通过克服地心引力，攀登自然岩壁或人工岩壁的运动（见图 7-1）。攀岩是我国政府 2013 年公布的首批 4 项高危险性体育项目之一，表明社会公众一般认为攀岩是高风险的"肾上腺素"运动。无论是专业运动员还是普通爱好者，参与攀岩运动都会面临一定的损伤风险。攀岩运动是从登山运动中脱离出来的，所以登山运动所涉及的运动损伤的处理也适用于攀岩运动，这里重点介绍攀岩运动中常见的损伤和处理办法。

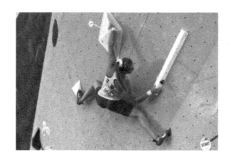

图 7-1　攀岩运动

一、攀岩运动损伤发生率

由于攀岩参与者一年中参与攀岩运动的时间差别较大，按照参与攀岩运动（训练或比赛）每1000小时的损伤发生次数进行统计较为科学，因此目前较多的研究按此方法来统计攀岩运动损伤的发生率。

Schöffl等对德国境内所有室内攀岩馆的参与者损伤情况进行了5年的跟踪调查，发现损伤发生率为0.02次/1000时；Limb等对英国某室内攀岩馆中的102 100名攀岩参与者的损伤情况进行调查后，发现损伤的发生率为0.027次/1000时；Durandbechu等通过对1128名攀岩运动员的日常训练情况进行跟踪调查，发现运动员每1000训练小时平均会有1.49次损伤，其中女子的损伤概率比男子要高，二者分别为0.35%和0.27%。从以上学者的研究可以看出，室内攀岩损伤发生率维持在较低的水平，但攀岩比赛中损伤发生率略高，Schöffl等对参加2005年攀岩世界杯的443名运动员跟踪调查后发现，运动员每参加1000小时的比赛，平均会有3.1次损伤；Hosaini等研究了2010年伊朗国内攀岩锦标赛中220名参赛者的损伤发生情况，发现损伤发生率高达22.59次/1000时。

不同研究文献中统计的攀岩运动损伤发生率有着较大的差异，这与攀岩运动的类型、研究对象和研究方法的差异以及对"损伤"定义的差别等有着较大的关系。经过对包括室内攀岩运动在内的多种体育运动项目每1000小时损伤发生率的统计，发现室内攀岩的损伤发生率排名最低，低于包括篮球、帆船或足球在内的许多常见体育运动项目，比一些竞争激烈的竞技运动项目（如橄榄球、冰上曲棍球等）更要低得多。

二、攀岩运动损伤特征

（一）运动损伤部位

在攀岩运动中，主要依靠上肢来完成攀爬技术动作，下肢的膝和足则主要起支撑作用，这种力量分散的运动特性决定了攀岩运动损伤主要集中在上肢的手、肘、肩等部位。

（二）运动损伤类型

1. 手指损伤

（1）手指侧副韧带损伤。手指侧副韧带扭伤或断裂是攀岩最常见的运动伤害，其中以中指、食指或无名指的近端指骨间关节和拇指的掌指关节损伤为主。患者最常见的症状是关节的肿胀、僵硬、慢性疼痛及运动受限，若对患部施压时手指呈现弯曲及不稳定的状况，则表明侧副韧带已完全断裂；如果患者仅感到疼痛，但患部仍稳定，则可能只是扭伤。

（2）屈肌肌腱损伤。除拇指外的每一根手指皆有两条屈肌肌腱。攀岩时，闭锁型抓法容易导致屈指浅肌的肌腱撕裂；而抠岩穴则易使屈指深肌肌腱撕裂。当屈指浅肌肌腱撕裂时，近端指骨间关节将难以弯曲；当屈指深肌肌腱撕裂时，则远端指骨间关节难以弯曲；患部的疼痛、肿胀与握力、捏力消失则是两者共同的症状。检查时，可将近端指骨间关节伸直，并尝试弯曲指尖，若患指无法将远端指骨间关节屈曲，则表示屈指深肌肌腱发生伤害；至于屈指浅肌肌腱的检查，则可将手掌朝上置于桌面，将患指外之四指维持伸展姿势并令患指弯曲，若无法屈曲，则表示该指的屈指浅肌肌腱受伤。

（3）第二环状滑车损伤。除拇指外，每一根手指内皆有 5 个环状滑车用以连接、固定指骨与肌腱，而肌腱经常弯曲便会与滑车发生摩擦，并导致其撕裂。攀岩者常因闭锁型抓法时过度用力而导致其撕裂，其中以中指及无名指最常见。据统计，约有 40% 的职业攀岩者有第二环状滑车伤害的病史。严重时，第二环状滑车将完全断裂，导致屈肌肌腱无法再贴近指骨，并呈现弓形弯曲，即所谓的弓弦现象。第二环状滑车伤害的诊断较为不易，须借助核磁共振或计算机断层扫描方能正确查出。

（4）扳机指。扳机指是一种手指屈肌腱鞘发炎的病况，最常发生于中指、无名指或拇指内的第一节环状滑车。正常的肌腱会在维持活动空间的滑车内前后滑动，但若肌腱因发炎而产生结节，手指弯曲时结节仍可通过滑车，但在伸展时却会卡在滑车的掌侧。轻微发炎时，须靠外力方能将手指拉开，且在结节挤过滑车时产生如扣扳机的响声；严重发炎及肿胀时，手指甚至会卡在弯曲处动弹不得。至于检查，一般可直接在患部摸到压痛性的结节，且多位于掌骨及指骨间关节。严重的话，近端指骨间关节也会发生伸展或弯曲受限的情形。

2. 肩部运动损伤

一般所谓的肩关节，是由肱骨头与肩胛骨之关节盂所形成的关节，而锁骨则横于其上，与肩峰形成肩锁关节。肩关节是一种球窝关节，肱骨像球状被包在浅浅的盂唇窝中，以盂唇、关节囊韧带及三角肌、旋转带来提供稳定。在这个狭小的空间内，关节、肌腱、韧带与滑囊间经常性的摩擦与碰撞，将引起诸如旋转带撕裂、肩峰下滑囊炎、肱二头肌肌腱炎、棘上肌肌腱炎等肩部伤害，称之为夹击症候群。夹击症候群常见的病况包含以下三种。

（1）旋转带肌腱炎。旋转带是由肩胛下肌、棘上肌、棘下肌、小圆肌组成的，这些肌肉包围覆盖住肱骨，在肩关节稳定与手臂移动中扮演了极重要的角色。但由于旋转带紧邻由肩峰及喙突所构成的弓形突起组织，经常性的摩擦将造成旋转带破裂，其中尤以棘上肌肌腱的损伤最常见。

（2）滑囊炎。旋转带与肩峰喙突间还有另一组织，称为滑囊，其功能在于减少上述两者间的摩擦碰撞。经常性的撞击将使滑囊发炎，其中尤以肩峰下滑囊炎最常见。

（3）肱二头肌肌腱炎。旋转带的破裂、肿胀及发炎将造成肌腱供血异常，进而加速肱二头肌长头肌腱的磨损，甚至断裂。

3. 肘部运动损伤

攀岩者最常见的肘部伤害是所谓的上髁炎。上髁炎因受伤点不同，可分为肱骨内上髁炎（俗称高尔夫球肘）及肱骨外上髁炎（俗称网球肘）。其中，肱骨内上髁是屈指浅肌及侧腕屈肌的起点，而肱骨外上髁则是伸指肌及侧腕伸肌的起点。以攀岩着重屈肌力量的特性而言，内上髁炎的概率较高。上髁炎是指前臂屈（伸）肌的牵拉，而引起附在肱骨内（外）上髁起点处的撕裂、发炎、肿胀等病状，其症状包含肱骨内（外）上髁中心之压痛、屈（伸）指肌及屈（伸）腕肌之广泛压痛等。

三、攀岩运动损伤发生原因

从力学角度分析，当外界的负荷大于肌肉本身的承受能力时，就很容易引起肌肉损伤。另外，在肌肉没有做好运动前准备的时候，就会降低肌肉的工作能力，造成承受能力下降。造成这种失衡的原因很多，主要体现在以下几个方面。

（1）准备活动和训练后的整理放松不充分。

（2）力量训练负荷过大，超过机体的承受能力造成肌肉损伤。

（3）身体素质发展不全面，如身体柔韧性较差而运动幅度过大，超过肌肉允许的活动范围而导致肌肉损伤。

（4）技术动作不合理，导致负荷集中于某一部分肌肉，造成肌肉损伤。

（5）大强度训练时，身体疲劳不断累积，未得到及时恢复，运动能力下降，勉强完成动作导致损伤。

（6）出现运动损伤未引起重视和进行积极治疗，导致伤情加重。

（7）损伤处理不当，愈合后易形成疤痕组织，如果伤情反复，将导致陈旧性损伤复发。

四、攀岩运动损伤的预防

（一）准备活动

准备活动是预防运动损伤的重要环节，它可以提高中枢神经系统的兴奋性，使神经肌肉联系更加紧密，克服内脏器官的生理惰性，为机体运动能力的发挥提供保障。准备活动能减少肌肉的粘滞性，提高肌肉、韧带的伸展性和弹性，使关节活动的范围增大，这样不仅能提高肌肉收缩和放松的速度，增加肌肉收缩的效率，同时还可以有效降低扭伤、脱臼和肌肉拉伤的发生率。

（1）准备活动内容要根据训练和比赛内容而定，既要有一般性准备活动又要有专项性准备活动。专项性准备活动的内容与训练内容应紧密相关，使身体逐渐适应训练需要。

（2）准备活动中，对训练时负担较大和易伤的部位要特别加以重视，适当地做一些力量性、伸展性练习。训练中，手指和肩部比较容易受伤，因此应进行有针对性的练习。如在完成一般性的热身以后可先在岩壁上进行 5～10 分钟的简单线路攀爬，或者在指力板上做一些简单的拉伸练习，将手指以及肩部肌肉群充分活动开，以手臂不至疲劳为原则。

（3）准备活动中的伸展练习可提高肌肉弹性、避免拉伤。伸展练习的原则如下：每个动作静态维持 10～15 秒；勿在肌肉拉紧后用力弹压；肌腱有被拉扯的感觉，但不疼痛；进行时保持轻、慢，且有节奏地、不停地深呼吸；重复每个动作 2～3 次。

（4）在运动中若间歇时间过长或训练专项时，都要补做一般性准备活动或专项性准备活动。

（二）整理活动

整理活动是训练过程中不可分割的组成部分，大多数攀岩者由于习惯或传统的原因，把准备活动包括在训练之中，但是常常忽略运动后的整理活动。整理活动不仅对训练效果起到积极的作用（训练效果是在训练后的恢复过程中获得的），而且对于快速消除运动中产生的疲劳也有良好的效果，所以我们必须像重视准备活动一样重视整理活动。

（1）整理活动是一个主动的恢复措施，一般要求低强度运动，心率保持在 120 次/分左右。

（2）整理活动的开始是和刚结束的运动相衔接的，以促使血液能够很快地流回心脏，防止运动性休克的发生。整理活动的强度逐渐下降，之后再进行一段被动牵拉，即把运动中负荷较重的肌肉保持在拉长的状态，每次 30 秒到1 分钟，共完成 2~3 次为宜。

（三）训练计划的安排

教练员要根据参加训练人员的年龄、性别、健康状况和运动技术水平，认真制订训练计划，判定哪些动作不易掌握，哪些技术动作容易发生损伤，合理做好预防措施，同时要避免单一训练方法，防止引起局部负担过大，导致运动损伤。有效的训练计划可以减少运动损伤的发生。出现运动损伤后，合理调整训练计划可以促进损伤部位的康复。

（四）训练中的恢复

在训练中，每组练习后为了迅速地消除肌肉疲劳，防止由于局部负担过重而出现运动损伤，组与组之间的间隔放松非常重要。在间歇时间内，运动员要进行积极性恢复，避免每组练习后立于一旁不动或千篇一律地做些放松跑等简单练习，这样并不能有效促进机体疲劳的消除，在进行下组练习时易出现损伤。因此在攀岩的训练中，每完成一条线路或完成一组专项练习后，必须针对训练中肌肉的受力和疲劳情况进行放松。

（五）加强体能训练的全面性

身体的专项体能素质中包括了速度、力量、耐力、柔韧、协调、灵敏等诸多因素。训练中要合理安排、全面发展。在攀岩运动中，力量和耐力的作用是非常突出的，在发展力量、耐力素质的过程中要遵循全面性原则。肌力发展不均衡是许多运动损伤的原因，如某些攀岩者的肌腱炎便是由于肱二头肌的力量远大于其拮抗肌肱三头肌，而使肱三头肌肌腱撕裂所致。对于攀岩者而言，任何肌肉发展不均衡都可能导致在完成动作的过程中出现用力不均而诱发损伤，所以柔韧素质的练习也不容忽视。身体的协调性练习，不仅可以促进技术动作的充分发挥，提高运动成绩，而且可以减少运动损伤的发生。

（六）避免尝试危险动作

训练中要根据自己的能力去完成动作，避免尝试危险动作。在身体能力不具备的情况下，完成一些如动态、倒扣、闭锁型抓法、抠岩穴等危险动作时，都可能引起肌肉、肌腱拉伤或韧带扭伤等急性运动伤害。

五、攀岩运动损伤的治疗

（一）手部运动损伤治疗方法

1. 手指侧副韧带损伤治疗方法

倘若韧带仅是扭伤，须使患部休息并施以冰敷及消肿。接着，将患指及邻近手指缠绑在一起，并对关节变形部位背侧施以轻压。固定两周后，便可让手指做适度运动。患部的肿胀及疼痛将持续数月之久，但仍可攀岩。倘若韧带完全断裂，患者便须就诊做进一步诊疗，评估手术治疗的可行性。若采取非手术方式治疗，痊愈后手指可能会有难以施力的情形发生。

2. 扳机指治疗方法

初期可以夹板固定掌指及指骨间关节，使其呈伸展姿势（约两周），施用短期非类固醇消炎剂或局部注射类固醇。不过，因反复注射类固醇可能导致屈肌肌腱断裂或伤及手指的感觉神经，故病情若在一个月内或注射两次类固醇后仍未好转，则应考虑开刀将粘连的腱鞘剥离或切除。

153

（二） 肩部损伤治疗方法

夹击症候群的患者一般会有肩部前方和外侧疼痛、肩部运动范围变小（特别是手臂无法高举过头）、手臂肌肉无力等症状。

治疗方法：治疗初期的目的为降低疼痛及肿胀，并调整训练方式以使患部休息。接着，可采用肌力强化运动（如斜方肌、前锯肌训练）及肩关节伸展牵张运动等物理治疗，必要时也可短期施用非类固醇消炎剂或局部注射类固醇。

（三） 肘部损伤治疗方法

患者应让患部肌肉适当休息，施以局部热敷或超声波等物理治疗及对患部肌肉进行拉筋与肌力训练，倘若疼痛复发，则可考虑施行筋膜切开手术。

第三节　攀冰运动损伤及防治

攀冰运动被称为冰瀑上的"华尔兹"，是从登山运动发展而来的，也是攀岩运动的高阶版本。它是一种通过专业设备、特殊器械进行攀爬的运动，是登山运动中的必修科目，也是登山基础技能之一（见图7－2）。

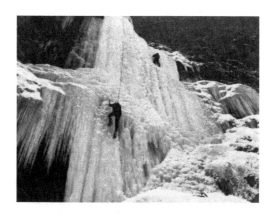

图7－2　攀冰运动

另一种观点认为，攀冰特指在天然或人造的垂直冰壁或陡峭的雪坡上，利用工具攀登的运动。攀岩、攀冰和冰岩混合攀登是攀登运动中的几种表现形式。但是攀冰比攀岩更加危险和刺激，在国外也称为"勇敢者的运动"。因此，攀冰运动损伤除会出现攀岩运动常见的损伤之外，也会发生严重的伤害，尽管比较罕见。

运动防治需要伤害发生率、发生模式和发生原因等信息，但国内尚未出版针对攀冰运动损伤的文献或书籍，本节目的是对这项日益流行的户外运动中发生的急性伤害进行分析，从而为制订伤害预防措施提供更好的参考信息。

一、攀冰运动损伤发生率

虽然冰上攀岩是一项高风险运动，会发生严重的伤害甚至死亡，但人们对攀冰的伤害率和伤害发生模式知之甚少。

根据 Runer Armin 等人对来自 13 个国家 70 位攀冰运动员的研究发现，受伤率为 9.8 人/1000 时。与高级攀冰运动者（受伤率为 6.3 人/1000 时）相比，中级运动者（受伤率为 16.2 人/1000 时）受伤的概率显著增加，初学者组没有受伤记录。大约 54.8% 的伤害发生在首次爬升过程中，19.0% 发生在随后的爬升过程中，14.3% 发生在下降过程中，11.9% 发生在其他过程中。大约 73.8% 的伤害发生在冰瀑或冰挂上，人工冰墙上的发生率为 4.8%，在高山冰区发生率为 2.4%，19.0% 发生在混合地形。Sohöffl 等人在一项回顾性攀冰运动的调查报告中显示，该运动受伤率为 4.1 人/1000 时。传统攀岩受伤率在 37.5 人/1000 时，而从受伤率来看，室内攀岩不那么危险（受伤率为 0.027 ~ 0.079 人/1000 时）。

二、攀冰运动损伤特征

（一）运动损伤部位

Runer Armin 等人对 42 位攀冰运动员的受伤部位进行统计，发现头部和面部是受伤最频繁的部位（47.6%），其次是膝（14.3%）和肩（11.9%），详见表 7-1。

表 7 - 1 攀冰运动损伤部位 （n = 42）

损伤部位	人数	受伤率（%）	每 1000 小时的受伤人数
头部	20	47.6	4.7
膝	6	14.3	1.4
肩	5	11.9	1.2
肘	4	9.5	1.0
手	4	9.5	0.9
踝部或足	4	9.5	0.9
腕	2	4.8	0.5
小腿	2	4.8	0.5
背	1	2.4	0.2
其他	1	2.4	0.2

（二）运动损伤类型

最常见的损伤类型是擦伤（38.1%）、挫伤（35.7%）和关节扭伤（7.1%）。

在目前的研究中，记录在案的损伤超过 80% 被归类为轻度损伤，既不限制运动也不影响表现，中度和重度的伤害相当罕见。但在 Mosimann 的调查中，有 2 起死亡事故（4.0%）。这些数据表明，即使是一项风险有限的运动，也不能排除发生致命事故的可能性。

三、攀冰运动损伤发生原因

（一）落冰

73.8% 的伤害发生在冰柱或冰瀑上，而只有 4.8% 发生在人工冰壁上。冰的特性由其稳定性、密度和温度决定。气温恒定在 -1℃ 左右，日最高气温约为 2℃，昼夜温差小，这种环境下冰层质量较好，而昼夜温差大的低气温则会导致冰硬而脆，容易碎裂。而气温高于 0℃ 则会增加冰柱或冰瀑破裂和崩塌的风险。除了空气温度之外，其他因素如湿度、水特性、太阳辐射、雨水和风对冰的质量和稳定性都有着重要的影响。在 Runer Armin 的调查中发现，60.0%

的运动员因此受伤，75.0%的头部受伤都是由下落的冰造成的。

（二）技术失误

攀冰技术可分为德式技术与法式技术两种。无论采用哪种，技术高超的攀冰者会和高明的攀岩者在攀登艰险岩块时一样，动作审慎周密。攀爬技术失误会导致运动损伤的发生，在 Runer Armin 的调查中发现，14.3%的运动员因此受伤。

（三）高估自己的能力

胆子大是掌握高超攀冰技巧的必要条件，不过，胆大并不是鲁莽，它是多次练习后所培养出来的信心和技巧，同时随着练习路段困难度的增加而更趋成熟。要合理评估自己的能力，并熟练掌握攀冰技巧，避免运动损伤的发生。在 Runer Armin 的调查中发现，7.1%的运动员因过高估计自己的能力而受伤。

四、攀冰运动损伤的预防

（一）评估冰的质量

60.0%的损伤和75.0%的头部损伤都是由下落的冰造成的。在攀冰技术中，落冰是一种高风险，尤其是对于跟随者而言。因此，建议所有攀冰者向当地专家咨询，了解当前冰的质量和特定地点的最新天气状况。此外，初学者和经验不足的攀冰者应首先在人造冰墙上练习，这样冰的质量可以保证。

（二）做好防护

戴头盔可以降低头部损伤的风险，在 Runer Armin 的研究中，所有运动员都佩戴了头盔，但只有35.0%的人曾使用过护目镜。几乎1/3的运动员表示，如果有足够的防护装备，就可以避免头面部的损伤。

（三）掌握攀冰技术

在攀冰前，要熟练掌握攀冰技术，尽量避免因技术不当而造成的运动损伤，没有攀冰经历和经验的初学者一定要在专家和有经验的教练指导下进行攀登。

五、攀冰运动损伤的治疗

攀冰运动中常见的损伤有擦伤、挫伤、扭伤等，其治疗方法详见第八章。

第四节 高山滑雪运动损伤及防治

高山滑雪也称阿尔卑斯滑雪，是冬季奥运会的比赛项目。运动员手持滑雪杖，脚穿木制的滑雪板，手撑足滑，交替进行（见图 7-3）。运动员凭借各种熟练的转弯技巧和高速滑降的技术，以及勇敢顽强的意志，按照比赛规定线路，在最短的时间里，克服一切艰难险阻滑完全程。

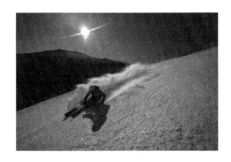

图 7-3 高山滑雪运动

一、高山滑雪运动损伤发生率

高山滑雪是一项公认的损伤发生率较高的冰雪运动项目。2017 年第八届亚洲冬季运动会期间，高山滑雪、单板滑雪和冰球三项运动的运动员在训练与比赛中的疾病与损伤发生率分别高达 27.6%、30.5% 和 30.6%。2012 年在奥地利因斯布鲁克举行的首届冬季青年奥运会期间，各比赛项目的损伤发生率由高到低排序分别为高山滑雪 U 型场地（44%）、单板滑雪 U 型场地和坡面障碍技巧（35%）、追逐赛（17%）、冰球（15%）、高山滑雪（14%）和花样滑冰（12%），而其他项目的损伤发生率则低于 10%。

高山滑雪 4 个分项的相对损伤率由高到低排序依次为滑降、超级大回转、大回转和回转。Florenes 等对 2006—2007 年和 2007—2008 年连续两届高山滑雪世界杯赛季期间训练与比赛中的运动损伤调查结果显示，各分项的相对损伤率分别为滑降 17.2 次/1000 轮次，超级大回转 11.0 次/1000 轮次，大回转 9.2 次/1000 轮次，回转 4.9 次/1000 轮次。由 4 个分项的平均时速可见（见表 7 - 2），不同分项的损伤发生率随着运动员下滑速度的增加而增加，下滑速度越快，运动员发生损伤的风险越大。由此可以认为，高山滑雪运动员不同的下滑速度，是导致各分项损伤率差异的直接原因。

表 7 - 2 高山滑雪不同分项比赛平均时速统计表 （单位：千米/时）

项目	滑降	超级大回转	大回转	回转
平均时速	90 ~ 140	90 ~ 100	40 ~ 60	30 ~ 40

从高山滑雪运动损伤发生率的性别差异来看，男子比女子运动员的损伤发生率高。2006—2012 年连续 6 年，在冬季训练和比赛中的绝对损伤率为 36.2 次/100 名运动员/赛季，男女运动员的绝对损伤率分别为 39.7 次/100 名运动员/赛季和 31.9 次/100 名运动员/赛季，男子运动员较女子运动员的绝对损伤率更高；尤其在比赛过程中，男子运动员较女子运动员的运动损伤风险更大，男女运动员的相对损伤率分别为 11.3 次/1000 轮次和 7.1 次/1000 轮次。究其原因，男子高山滑雪运动员的赛道通常更长、下降的垂直高度差更大，整体速度更快等，很可能是导致运动损伤发生率性别差异的原因。

二、高山滑雪运动损伤特征

（一）运动损伤部位

高山滑雪运动损伤部位主要集中在下肢的膝关节、上肢的肩关节和手、头面部以及躯干的下背部等。在 2006—2012 年连续 6 年冬季训练与比赛的所有损伤中（ $n = 577$ ），最常见的损伤部位为膝关节（38%），其次依次为手部（手指、拇指）（11%）、头部/面部（10%）、小腿/跟腱（9%）、下背部/骨盆/骶骨（9%）和肩部/锁骨（7%）。

膝关节是高山滑雪运动中最为常见的损伤部位。首届冬季青年奥运会上，超过 70% 的膝关节损伤发生在高山滑雪和单板滑雪的运动员身上。头部与肩部是高山滑雪运动中的次常见损伤部位。现有研究统计，高山滑雪世界杯赛中运动员的头部/面部损伤发生率为10%~16%。高山滑雪运动员快速滑下陡坡或转弯变向过程中容易发生碰撞跌倒，导致触地部位的损伤风险较高。有研究发现，2006—2016年连续10届FIS世界杯期间，训练与比赛中的所有头部损伤（$n=29$）中，碰撞顺序的特点都是滑雪者与雪面有初始接触后，接着依次是下肢和上肢、臀部/骨盆、背部和躯干/胸部，头部最后撞击在雪面上，由此使头部损伤成为高山滑雪和单板滑雪运动中的典型损伤。

（二）运动损伤类型

高山滑雪运动的损伤类型主要包括身体各主要发力部位的韧带损伤、应力性骨折、神经系统损伤/脑震荡、过用型损伤、低温伤、冻伤、雪盲、雷诺综合征等。高山滑雪快速下滑和连续改变方向的运动方式以及环境的特点，决定了其运动损伤类型的上述特征。

1. 膝关节前交叉韧带损伤

膝关节前交叉韧带（Anterior Cruciate Ligaments，ACL）损伤在高山滑雪运动员中的发生率很高，有学者认为，ACL损伤机制与运动员的技术动作密切相关，可能是外侧雪板扣住内侧雪板边缘，迫使膝关节内旋的同时外翻，类似"动态雪犁"动作的负荷模式。

2. 肩部损伤

高山滑雪运动中的肩部损伤类型较多。Kocher等详细列举了高山滑雪中的肩部损伤类型，将肩胛盂肱不稳定、肩袖劳损、肩锁关节分离和锁骨骨折列为常见损伤，而将大结节骨折、斜方肌劳损、肱骨近端骨折、肱二头肌劳损、肩胛骨骨折、肱骨头骨折、胸骨锁骨分离和肱二头肌腱脱位等列为不常见的肩外伤，还发现跌倒是导致高山滑雪运动员肩部损伤的最直接原因。

3. 神经系统损伤/脑震荡

神经系统损伤/脑震荡是高山滑雪运动中的一种常见头部损伤类型。Steenstrup等研究发现，2006—2013年连续7届FIS世界杯期间训练与比赛中的245例头部/面部损伤中，神经系统损伤（包括脑震荡）最为常见（占81.6%）；结合对2006—2016年FIS世界杯期间高山滑雪训练与比赛中头部/面部损伤视频的定性分析发现，41%的损伤是由于跌倒前与旗门接触不当所致，头部撞击一次（47%）或两次（28%），第一次撞击最严重（71%）。其原因与高山

滑雪运动员的下滑速度快密切相关。相关学者利用运动分析软件详细分析了
FIS伤病监控系统拍摄的世界杯滑降项目的损伤视频，发现预估的正坡向冲
击速度均高于现行最严格头盔试验规则的6.8米/秒。运动员在高速下滑或
高速变向中摔跤或跌倒后，极易导致骨折甚至脑震荡等运动损伤的发生。

4. 低温伤

低温伤是由于寒冷或者0℃以上的低温对人体组织造成伤害的临床综合
征。人体的正常体温应保持在36~37℃，如果体温降到35℃以下，可能会引
起严重的身体功能损害。

症状：低温伤形成过程中，伤者本人往往不自觉。初期首先有局部寒冷
感，伤处呈粉红色，自觉痒、隐痛或针刺样疼痛，而后转为苍白色，局部感觉
麻木或丧失知觉，皮温降低。如继续受冻局部可僵硬，呈冰冻状态。伤者脱离
冷环境后，由于复温，局部成反应性充血的炎症表现。患处痒、痛、红肿明
显，因损伤程度不同可表现有水疱、血疱及坏死。

5. 冻伤

冻伤是在一定条件下由于寒冷作用于人体，引起局部乃至全身的损伤，损
伤程度与寒冷的强度、风速、湿度、受冻时间以及局部和全身的状态有直接关
系。因耳、鼻突出于头面部，故更容易被冻伤。

6. 雪盲

雪盲是紫外线对眼角膜和结膜上皮造成损害引起的炎症。完整的滑雪装
备，一副滑雪眼镜必不可少。无论有没有阳光，雪地的反光非常强烈，眼睛完
全裸视，极容易发生雪盲。如果天气晴朗，在数小时之内雪盲的症状就会非常
明显，眼角膜受损，影响视觉的正常功能。另外，摔倒以后如果有坚硬的物体
戳到眼睛部位，专业的滑雪镜还可以起到保护作用。

症状：程度较轻的雪盲，眼睛会感觉发痒、疼痛，眼球发红，像有沙粒钻进
眼睛一样，畏光而且经常流泪。如果有异物进入眼球可能也会发生同样症状。

7. 雷诺综合征

雷诺综合征是由于寒冷或情绪激动引起发作性的手指（足趾）苍白、发
紫然后变为潮红的一组综合征。没有特别原因者称为特发性雷诺综合征；继发
于其他疾病者，则称为继发性雷诺综合征。

三、高山滑雪运动损伤发生原因

（一）内部因素

内部影响因素主要包括运动员的竞技水平、技术动作、性别年龄、先天遗传等自身条件。高山滑雪运动员的 ACL 损伤就与内部影响因素高度相关。Schmitt 等研究结果显示，遭受 ACL 损伤的运动员与较高的 FIS 排名有关，即 FIS 分数高的运动员中，ACL 损伤的风险较高，说明滑雪专项成绩或排名较好的运动员的 ACL 损伤发生率较高。

（二）外部因素

外部影响因素主要涉及场地、器材、装备、温度等外部条件。场地的旗门设置与运动员的损伤有直接关系。2006—2009 年高山滑雪世界杯赛季期间的训练与比赛中，45%的损伤病例（31 例）在受伤时存在运动员与旗门接触不当的情况；30%（21 例）是运动员与旗门接触造成的。滑雪板是影响高山滑雪运动损伤最重要的器材装备因素。Gilgien 等研究发现，在滑降比赛陡峭的地形范围内，同时减小雪板宽度、长度以及站立高度可显著降低平均3%的动能，在局部甚至可减少7%，说明在陡峭地形下，装备引起的速度降低是可行的。此外，空气阻力、雪板与雪面的摩擦力等外力与高山滑雪运动损伤发生率也有一定的关系。

四、高山滑雪运动损伤的预防

（一）科学控制外部因素

（1）应仔细了解滑雪道的高度、宽度、长度、坡度以及走向。由于高山滑雪是一项处于高速运动中的体育项目，看起来很远的地方一眨眼就到了眼前，滑雪者如果不事先了解滑雪道的状况，滑行中一旦出现意外情况，根本就来不及做出反应，所以这一点对初学者尤其重要。

（2）了解滑雪索道的开放时间，在无工作人员看守时切勿乘坐，因为此时极可能是工作人员乘坐的下班索道，在工作人员到达下车站后，索道即停止运行，如果滑雪者在空中被吊一夜，发生冻伤事故的概率是非常高的。

（3）在滑行中，如果对前方情况不明，或感觉滑雪器材有异常，应停下来检查，切勿冒险。

（4）要了解当地的气候特点和近期天气状况，备好充足的御寒衣物，以防天气突变。

（二）合理控制内部因素

（1）要根据自己的水平选择适合的滑雪道，切不可过高估计自己的水平而贸然行事，要循序渐进，最好能请一名滑雪教练。

（2）发展与提高运动员的力量素质是预防高山滑雪运动损伤的基本策略，特别要重点发展运动员的下肢力量。从肌肉收缩方式看，高山滑雪运动员膝关节伸肌的离心力量是关键。

（3）优化运动员的技术动作是预防高山滑雪运动损伤的关键策略。滑行中如果失控跌倒，应迅速降低重心，向后坐，不要随意挣扎，可抬起四肢，屈身，任其向下滑动，要避免头朝下，更要绝对避免翻滚。

五、高山滑雪运动损伤的治疗

（一）关节及韧带损伤

治疗时首先要判断扭伤是单纯的韧带扭伤，还是伴随着骨折、脱位现象。单纯的韧带受伤依据程度分为轻度伤和重度伤，所谓重度韧带伤是指韧带功能丧失，完全断裂，关节不正常地松脱，这种情况需要到医院进行手术。轻度韧带伤休息3~5周则会痊愈。关节脱位的情况如果在轻度活动范围内能自行复位就再好不过了，应立即固定伤处。关于骨折、脱位、软组织损伤等治疗详见第八章。

（二）低温伤、冻伤

应对体温过低的伤者，应将伤者带离低温区，更换伤者被打湿的衣物，用羽绒或者太空棉包裹保暖，补充热的甜饮料。千万不要强行鼓励伤者做动作，或者用揉搓的办法升高体温，也不能通过喝酒缓解寒冷感。一旦发现伤者无意识，应立即送往医院抢救。发生冻伤的情况，要让伤者立即离开低温场地，更换打湿了的衣物鞋袜，可以用40℃的温水浸泡冻伤部位，用羽绒、太空棉材料保暖。不能用搓揉的方法促进冻伤部位的血液循环，而且浸泡的水温不能过高，特别注意不能马上烤火。

（三）眼外伤

眼外伤应作为急症处理。对眼部化学伤，应立即用清洁的水充分冲洗，然后再进一步详细检查。凡创口污染或创口较深者，应使用适量抗生素和注射破伤风抗毒素。

（1）止痛。局部用麻醉剂，涂眼药膏，目的在于缓和症状。

（2）眼睛保护（防止持续或再度损伤）。发病后必须即刻戴上护目镜。

（3）摘除隐形眼镜。减少角膜刺激和感染的机会。

（4）消毒的棉布敷盖于眼睛上。

上述治疗措施必须持续24～48小时，直至眼部刺激症状完全消失。可用鲜人乳或鲜牛奶滴眼，每次5～6滴，每隔3～5分钟滴一次。使用的牛奶要煮沸冷透了才可用。也可以药水清洗眼睛，到黑暗处或以眼罩蒙住眼睛用冷毛巾冰镇。减少用眼，尽量休息。不要热敷，高温会加剧疼痛。

（四）雪盲

病情较轻的病人可自愈，一般可以在24～72小时内自行缓解症状，不需要做其他的处理。但是接受抗菌治疗可加速眼部组织的恢复以及预防并发症的发生。

（五）雷诺综合征

治疗雷诺综合征可以采用冷热交替水疗、光疗、直流电疗及按摩疗法，通过影响神经系统及血液循环达到治疗目的。出现雷诺现象的人，选择户外运动的地点时，应多考虑气候比较温暖的地方，或选择在夏季进行。外出时，最好选择高质量的塑料鞋或滑雪鞋和探险型手套，以确保在户外的手足保暖。另外，雷诺综合征患者，一定要携带充足的水和营养物质，良好的物理条件，可以减少雷诺现象的发生。对有雷诺现象的户外运动人员，还要学会早判断、早撤离，并避免使用尼古丁和其他作用于外围血管的药物。

第五节 山地自行车运动损伤及防治

山地自行车是专门为越野行走（穿越丘陵、小径、原野及砂土碎石道等）而设计的自行车。山地自行车运动形式分为越野和速降两种。我国竞技山地车运动主要以越野赛为主。

山地自行车运动由于路段崎岖，专项技能要求严格，是一项容易发生运动损伤的项目。运动损伤一旦发生，将会破坏运动员训练的系统性，影响训练和比赛成绩的提高，给运动员带来心理和生理上的巨大痛苦。随着山地自行车竞赛运动的发展，运动损伤已成为严重困扰自行车训练和比赛的重要影响因素之一。

一、山地自行车运动损伤发生率

美国越野运动协会针对美国西部 1994—2001 年的山地车运动的调查发现，在所有越野、速降及双项赛事中，损伤的发病率为 0.45%。在休闲山地运动选手中，1992—1994 年损伤的发病率为 0.30%。而 1993 年赛季所有赛事的损伤率为 0.20%，所以他们认为"山地运动是非常安全的"。但这里首先要明确美国越野协会对损伤的定义，他们认为只有在损伤发生后不能继续比赛才能确认为数据有效。如果对慢性损伤也进行统计，损伤发生率将高于这个水平。

根据刘宏强对参加 2004 年全国山地自行车冠军赛中的运动员进行的问卷调查发现，48 名国家二级以上运动员，均有不同程度的损伤史，受伤率为 100%。

二、山地自行车运动损伤特征

（一）运动损伤部位

以膝损伤为主，此外还有肘损伤、肩部损伤、腕损伤，其余为腰、大腿、小腿、踝、颈椎和其他脊椎等部位的损伤。最严重的损伤是颅脑损伤，含脑震荡、脑挫裂伤、硬膜外血肿。

165

（二）运动损伤类型

山地自行车运动可以引发多种类型的损伤。

1. 皮肤和软组织损伤

几乎所有受伤的山地车运动员都会出现擦伤、挫伤和表皮破裂伤，这些损伤较轻，对运动员运动能力影响不大。

2. 骨折

很多报道证实，骨折比擦伤和挫伤更常见，常发生锁骨、桡骨、手舟骨、掌骨、指骨、肋骨、肩胛骨等部位骨折。

3. 关节损伤

肩峰锁骨分离是山地自行车运动员常见的损伤。指关节、腕关节、踝关节和膝关节常有拉伤；前、后交叉韧带和半月板损伤也有报道；肩关节脱位在报道中也曾出现，并伴随锁骨骨折和肩峰锁骨分离，从而使该区域成为山地自行车运动最常见的损伤部位。

4. 头部和面部损伤

大脑损伤占全部损伤的 3%～13%，颅内出血很少见。研究表明，头盔可有效减少头部损伤。在美国，越来越多的运动员使用头盔，而且美国越野运动协会和国际自行车联合会赛事规定运动员必须使用头盔。德国的一项调查研究发现，头部损伤是最常见的，而所有头部受伤的运动员均未戴头盔。

传统的头盔对面部没有保护作用，现在的头盔设计了面部保护装置，但在山地自行车运动员中并未得到广泛应用。

5. 颈痛

如果长时间挺着脖子，脖子上的肌肉会感到酸疼。这种情况在骑车过程中时有发生。

6. 胸部和腹部损伤

儿童常因被自行车把手撞击引起内脏钝伤。有一些特殊的附属装置也会引起严重损伤，澳大利亚曾报道 8 例因使用一种附加把而引起肝脏血肿的病例，去除这种把手装置，肝脏损伤明显降低。其他较严重的内脏损伤有肾出血、血胸等。

7. 背部损伤

背部疼痛通常是由不正确的骑姿引起的。骑行时背部应该拱起，髋关节与肩部不应塌陷，这样颠簸会使背部轻微地再拱起一些，这是无害的。如果背部塌陷，颠簸会使背部更加下陷，会导致严重的脊椎疼痛。许多感觉背部不适的人会将前把改装得很高，以便能直直地坐着，同时使脊柱保持挺直，其实这样是不对的。当在崎岖的路面上骑车时，挺直的脊柱没有缓冲，颠簸会使脊椎关节挤压在一起，加重背部的疼痛。

8. 手腕和手损伤

冲击力传到手和手腕上，会使手腕和双手感到疼痛。骑车时，如果胳膊伸得很直，车把抓得太紧，腹股沟所承受的压力过大，都会使手腕和手感到疼痛。闸把位置不当，食指搭在闸把上时手腕处于弯曲姿势，也会引起手腕的疼痛。

9. 跟腱损伤

山地自行车中，跟腱疼痛常表明蹬踏技术有问题。车座太高时必须用脚尖尽力去踏脚蹬，长时间地过于用力会导致肌腱受损。

10. 生殖器官损伤

在男性公路自行车运动员中，阴部神经和血管的压迫和损伤可引起阴部麻木和勃起障碍，这种症状在山地自行车运动员中也有。对 200 名男运动员和 65 名女运动员的调查研究显示，17 名男运动员和 3 名女运动员有阴部麻木，6 名男运动员和 4 名女运动员有阴部损伤。一项超声调查显示，男性山地自行车运动员普遍存在睾丸和附睾阴囊功能紊乱。

11. 颅脑损伤

在山地自行车运动中不慎遭遇"脑震荡"的概率也是很高的，尤其是针对一些不爱佩戴骑行头盔的车友。脑震荡是指头部受到较大的外力重击后，即刻造成短暂的脑功能障碍，临床上一般表现为：第一，意识障碍。程度较轻而时间短暂，可以短至数秒钟或数分钟，但不超过半小时。第二，近期失忆。清醒后对受伤时的情况及受伤的经过不能回忆，但对受伤前的事情能清楚地回忆。第三，其他症状。常有头痛、头晕、恶心、厌食、呕吐、耳鸣、失眠、畏光、注意力不集中和反应迟钝等症状。第四，神经系统检查无阳性体征。

三、山地自行车运动损伤发生原因

山地自行车运动同公路自行车运动有所不同，很多在公路训练中不容易出现的问题都会在山地自行车运动中出现，山地自行车的损伤多数是多种因素综合所致，它包括骑手的因素、地形路面因素和车辆因素等。

1. 机械因素

很多急性损伤是由于在下山过程中突然减速造成的。运动员一般都是越过车把，摔倒在自行车前方，引起头部、肩部和上肢的急性损伤，引发骨折和脑震荡。出现这种情况主要是由于落地时技术动作不正确、地面过于颠簸、前刹车抱死。上肢肌肉疲劳或车辆的机械故障也可以导致运动员连车摔倒，有时由于车辆侧向打滑也容易导致损伤发生。侧面摔伤比正面摔伤程度较轻，多数只出现下肢擦伤，但有时因运动员用手撑地会导致上肢骨折。

在山地自行车比赛中，撞在树、石头或其他静止障碍物上引起的损伤和摔伤比较少见。但当运动员挤在一起或在狭窄的赛道上试图超越时会发生碰撞，其引起的损伤程度和部位与非碰撞引起的损伤相似。

2. 地形原因

地形是决定运动员在自行车上是否稳固的重要因素。当自行车前轮碰到障碍物或在不平整地面上骑行时，或者选手试图避开障碍物时都很容易出现事故；在沙地或者泥泽中骑行，特别当运动员转弯时更容易出现事故；运动员在不熟悉的地形上进行比赛也很容易发生事故。多数损伤是在下山时发生的。下山时，如运动员注意力不集中，而自行车速度太快则难以控制。因此，在山地自行车训练中，要求运动员对地形变化应有快速应变能力。

3. 设备与装备原因

由自行车零件突然损坏引起的损伤占所有损伤的 6% ~ 16%，轮胎漏气是最常见的原因，其余容易出现故障而引发损伤的零件还有刹车、链条、车把手、脚蹬、曲柄和减震系统。运动员在下山时通常应佩戴一些保护装备，例如，带有一个垂直挡板的头盔可对头部、面部起到一定的保护作用。

4. 骑手失误

一般在速度过快的情况下，注意力不集中、超出个人能力、地形判断不当、使用刹车不正确等也会引起损伤。很多运动员提到在高速下山的过程中，当他们遇到高低不平或湿滑的地面时，不能有效地控制自行车。

运动年限越长，出现损伤的概率越高。美国和欧洲的一些研究发现，每周内训练时间较多的运动员出现损伤的概率高于训练时间较少的运动员。训练年限较长的运动员比新手更容易出现骨和关节损伤。

5. 性别因素

尽管参加山地自行车运动的男性运动员较多，但有资料显示，女性运动员更容易受伤，易从自行车上摔向前方，并需要更长时间进行住院治疗。另一项调查研究发现，女性运动员损伤率较男性高2倍，骨折损伤率高4倍。其可能性因素有很多，其中之一是女性山地自行车运动员的训练年限较短，上肢力量较弱，可能会在高速骑行时导致自行车失控；骨密度较低是另一个可能的因素。

四、山地自行车运动损伤的预防

山地自行车选手、自行车制造商和赛事组织者必须采取各种措施降低损伤的出现，减轻损伤程度。

1. 选手自身因素

不管骑行水平如何，所有运动员必须具备专业技能和良好的神经肌肉协调性来控制自行车，这些技能可通过学习来获得，故应尽量鼓励山地自行车运动员进行更多的越野训练来提高控车能力。训练项目主要是增加队员的力量和耐力，特别是上肢力量，这对女运动员尤其重要。另外，一定要使运动员意识到自己的能力范围和不足之处，并根据情况适当调整骑车姿势；在与水平较高的运动员进行比赛，或在不熟悉的场地进行比赛时更应特别注意，骑行时应避免饮用各种含酒精的饮料。

2. 设备因素

每名运动员应确保所骑自行车以及各零部件功能完好，并定期维修，应特别注意轮胎，由无内胎轮胎和较坚固的轮圈而引起的事故较少；使用传统的钢圈和有内胎轮胎，应确保在内胎和轮胎之间有保护装置。车把手夹套应能将把手完整地包起来，不使金属外露；若使用把手附属装置，应将其弯曲或加衬垫，并且不能朝向上方。头盔对预防损伤是非常重要的，应鼓励运动员佩戴，尤其是下山运动时更应戴上头盔，同时也应鼓励运动员佩戴其他保护装置，如护目镜等。

3. 地形因素

对竞技山地自行车选手来说，地形由赛事组织者事先选定，为吸引观众，组委会会选择比较专业、安全且难度适合比赛级别的赛道，应特别注意避免选用极其陡峭的、岩石较多的、泥泞的、有窄的和深的车辙的下坡赛道，在所有参赛者使用同一条赛道时更应该考虑周全。以牺牲自行车运动员为代价来取悦观众和媒体的赛事应被禁止。

五、山地自行车运动损伤的治疗

软组织损伤、骨折、颅脑损伤等的治疗详见第八章。此处详细介绍其他类型的损伤治疗方法。

1. 颈痛

检查伤者骑车的姿势是否正确。颈部挺得很直，而后背弓起来，会使颈部肌肉始终处于紧张状态。运动员抓车把不要抓得太紧，肘部和双肩要下沉；全身放松，保证上身运动灵活。经常按摩紧绷的颈部肌肉，或者养成轻柔用力的习惯。进行按摩或理疗，可以减缓颈部的疼痛。如果疼痛持续不消，则需要找脊柱按摩医生按摩正骨。如果戴了帽子注意帽子的帽檐不要压得太低，它会使运动员的头非正常抬高，加剧颈部肌肉紧张。应佩戴专业防滑的眼镜，以免出汗使眼镜下滑，以致发生和帽檐压低一样的问题。

2. 背部损伤

选择适合自己尺寸的自行车，端正自己的骑行姿势。背部疼痛通常是由不正确的骑姿引起的。骑车时背部应该拱起，髋关节与肩部不应塌陷，这样颠簸会使背部轻微地再拱起一些，这是无害的。如果背部塌陷，颠簸会使背部更加下陷，会导致严重的脊椎疼痛。

3. 手腕和手损伤

安装减震装置。检查骑车的姿势和自行车的构造，车把末端可以考虑装副把，这样手活动的余地就大了一些；还要注意的是，食指搭在闸把上时，手腕应该伸直，与手臂成一直线；戴骑行手套；骑行中不时把手从车把上拿开，摇晃几下之后再抓车把；用手后半部抓住车把，不要使用拇指和食指之间的敏感部位。

4. 跟腱损伤

调整坐垫的高度，骑车的时候脚掌和脚踝成 90°，尽量不要动。如果是长途旅行，应尝试用脚的不同部位进行蹬踏，以免肌腱过于紧张。

5. 生殖器官损伤

骑车一段时间就下来休息一下，最好是 1 ~ 2 小时。而且在骑车的时候，也可以在速度达到一定程度后，稍微站起骑行一小段来放松，缓解对于身体局部的压迫。严重者应立即暂停骑车，每天可以用温水坐浴，加速局部的血液循环。一旦有尿频、尿痛等症状，应及时就医。

第六节　滑翔伞运动损伤及防治

滑翔伞是一种飞行员驾柔性翼悬挂滑翔飞行器，与空气做相对运动时，由于空气的作用，在伞翼上产生空气动力（升力和阻力），升入空中进行滑翔飞行的一种运动。

一、滑翔伞运动的损伤率

在从事滑翔伞运动的人员中，从来没有运动损伤的人数占比为 24.59%；发生 1 次运动损伤的人数占比为 37.7%；发生 2 ~ 5 次运动损伤的人数占比为 36.07%；5 次以上运动损伤的人数占比为 1.64%。总体来看，运动损伤发生率为 75%。从这个数据来看，滑翔伞运动损伤的发生率比一般户外运动的损伤发生率（26%）要高得多。究其原因，可能是因为滑翔伞运动属于空中运动，而且要借助风力和一定的高度，对场地和天气的因素要求较高，相对出现危险和不确定因素的概率也就高很多。

二、滑翔伞运动损伤部位

学者研究表明，滑翔伞运动损伤的部位包括头、面、颈、肩、肘、腕、手、腰、臀、大腿、小腿、膝、踝、脚等。根据调查数据显示，运动损伤最多见的部位是脚踝（31.15%）和手（24.59%），其次是腰（19.67%）、脚（18.03%）、膝关节（14.75%）和腕（14.75%）。总体来看，损伤部位多集中在下肢和手部，这些都和滑翔伞的运动形式有很大的关系。在起飞和降落时，眼睛望向头上的伞和前方的地形，双手要牢牢控制住伞绳，而脚底下要奔跑和屈曲蹬地，在意外摔倒之时，手和脚都是最容易受到伤害的部位。

三、滑翔伞运动损伤类型

调查研究显示，滑翔伞运动损伤的类型包含擦伤（60.66%）、骨折（57.38%）、韧带拉伤（37.7%）、挫伤（34.43%）、关节脱位（6.56%）、切伤（4.92%）、脑震荡（3.28%）等。其中，以擦伤和骨折最多见，其次是韧带拉伤和挫伤。滑翔伞运动比较严重的运动损伤中，骨折占比较多，损伤类型以暴力伤害为主，究其原因可能与降落时的速度、姿势以及地表形态有很大的关系。

四、滑翔伞运动损伤发生原因

滑翔伞运动损伤最主要的原因是技术不够娴熟（78.69%），其次是天气因素（50.82%）和场地因素（45.9%），其他还有准备活动不足、身体素质不够好以及装备不合适等原因。

1. 技术不够娴熟

虽然滑翔伞运动门槛不高，学习能力强的一个星期就可以学会飞行，但是飞行情况的变化太多，因为天气、场地、装备和人员的个人素质，几乎每次飞行都是一次新的体验，而经验和应对特殊变化的技术不是仅仅靠学习就能得到的，这成为运动损伤最主要的原因。比如，2013 年 6 月 7 日在西安蓝田，一飞行员降落时椎骨压缩性骨折，原因就是降落时留空高度不够。

2. 天气因素

滑翔伞作为一项特殊的运动项目，对天气的要求十分严格。晴空万里没有一丝风不适合飞行，风太大也不适合，风力 3 级以下较合适，但是风向不对也不能起飞。起飞后滑翔伞的飞行仍然受制于天气，任何的变化都会对飞行造成影响，而此时飞行员的知识、经验和决策都非常重要。因此，天气这种不可控因素也就成了运动损伤的重要原因之一。比如，2013 年 6 月 10 日在西安伏龙山，一飞行员脊椎粉碎性骨折，事故原因为起飞时机不对，风向不合适，途经下压乱流区。

3. 场地原因

滑翔伞飞行对场地的要求比较高，首先，必须要有一定的高度才可以起飞，因此飞行场地都选择在山上。其次，起飞前要有一块平整、倾斜并有足够长度的地面适合铺伞和助跑。起飞后周围空域不能有高压线、大型建筑、航空和军事基地等。最后落地的空间必须安全、平整、交通便利，最好为平整的草地。在这些环节中任何一处出现问题都会对运动的安全造成威胁。比如，隐藏在草丛中的石头、小坑、仙人掌、蚂蚁窝等，都可能导致运动损伤。比如，2013 年 7 月 8 日在四川南充，一伞友的身亡原因为落水。

4. 其他因素

准备活动不足、身体素质和心理素质不够好、装备不合适都是产生运动损伤的原因。滑翔伞的基本装备包括滑翔伞、坐袋、副伞、仪表、头盔及对讲机，其他还有相应的服装、配重装置、水袋等物品。这些装置并不是越贵越好，而是要根据个人的身体及技术特点进行选择。任何不合理之处都会带来飞行问题。其实在飞行中常被忽略的心理问题，往往是导致运动损伤的关键因素。恐惧是飞行中需要克服的心理问题，但没有畏惧感也是不可取的，保持适度的紧张与警惕才能更好地应对危险和突发状况。

五、滑翔伞运动损伤的预防

事实上，每个人在飞行当中面临的风险是不一样的。同一个人在不同的飞行阶段面临的风险也会不一样。从理论上讲，随着飞行经验的积累，风险会降低。可是往往这样的运动员会选择更高级别的伞，去飞更有挑战性的场地。所以必须及时评估自己面临的新的风险并加以预防。

1. 加强管理、熟悉场地

在每一次飞行当中，无论是参与赛事还是个人的娱乐行为，都要有具体的人员来负责整个运动的程序安排。人员的集合、对讲机的配备、上山的方式、落地后的接送，等等。另外，对场地的熟悉也十分重要。由于飞行的要求以及军事基地的限制和城乡建设中高压线等的配备原因，现在国内适合飞行的场地逐渐减少，即使是经常飞行的场地也可能一夜之间有了变化。在飞行当中还可能会遇到背风区、乱流区等特殊区域，如果不是有经验的当地飞行员担任指导，很可能会遇到事故。

2. 选择合适的放飞时间

多位学者研究证明，导致滑翔伞运动损伤的主要因素之一是技术不够娴熟，因此，教练员的指导、对学员学期情况的判断非常重要。飞行员要多学习，多总结经验教训。飞与不飞就在一念之间，而事故的发生与避免也在一念之间。用滑翔伞伞圈内的话说就是：风大不飞风小不飞；气流强风向乱不飞；感觉不好不飞；人少不飞人多也不飞；有镜头不飞有人捧场不飞；没人去的地方不飞，人多的地方也不飞；不追高手飞不跟新手飞；疲劳时不飞。

3. 增强身体素质及心理素质

全面提高体能可以很好地预防运动损伤，运动员的身体训练是预防损伤的重要手段。全面的身体锻炼包括肌肉力量、柔韧、平衡、本体感觉的训练，发展易伤部位的肌肉"保护带"是控制机体负荷的最有效措施，而对平衡和本体感觉的训练是降低运动损伤危险性的关键所在。训练主体的心理状态包括运动员的自我保护意识、注意力、情绪3个方面。飞行员自我保护意识的强弱对损伤的发生及伤后康复起着很关键的作用。预感损伤发生是自我保护意识的表现形式之一，也是自我保护意识强的表现。因此，加强自我保护意识有利于预防损伤的发生及重伤康复期训练的顺利进行。

4. 户外救护组织及知识普及

滑翔伞参与者除了要具备专业的飞行知识和丰富的经验外，鉴于飞行的特点，还要学习一些户外安全和现场急救的知识。一旦出现意外情况，团队成员相互间要精诚合作，摒弃个人英雄主义和自由主义，相互协作积极开展自救，等待救援。此外，建立有效而广泛的户外救援系统也是减少损伤的重要措施。在意外事件发生之后，政府在户外救援中往往担负着重要职责。其中，非常重要的一点就是政府的推动和引导作用。在滑翔伞运动比较集中、条件较好的地区，由当地政府有关部门牵头，俱乐部及有一定技能的志愿者参与，形成自救和互救组织，并逐步建立地区性乃至全国性救援网络，在救援中提供实质性的帮助。这将是户外救援中的一个积极因素。

六、滑翔伞运动损伤的治疗

脑震荡及骨折的治疗方法见第八章。

第七节　洞穴探险运动损伤及防治

国际洞穴联合会认为，洞穴是指人可进出的天然地下空间。通常由水的溶蚀、侵蚀和风蚀作用而成。在各地都可以看到形形色色的洞穴，有石灰石洞、熔岩洞、冰洞、大理石洞、防空洞等。洞穴探险是指探洞者对洞穴的发现、调查、测绘、取样以及其他科学考察与研究活动。

洞穴探险不仅是一项单纯的体育运动，而且是一项科学活动。它要求参加人员不仅要有充沛的体力，灵敏的反应和必要的探洞技术，还应有较为全面的科学知识。任何一个探洞者在探洞前身心都要做好充分的准备来迎接挑战。了解准备进入的洞穴特点，掌握技能要求，这是安全探洞的必备条件。同时，探洞者还应考虑到可能发生的意外，以及相应的对策。

有记录的最早的洞穴探险者，是中国的徐霞客，他探测和描述了南方300多处岩溶洞穴，在当时的条件下，实在是一个惊人的成绩。欧洲最早的探洞记录是斯洛文尼亚的瓦尔瓦索。现代洞穴探险最早发生在欧美发达国家，随着专业器械的发明，技术的进步，加上洞穴刊物的发表，使洞穴探险活动在世界范围得以推广和普及。目前已成为综合性、群众性的休闲活动。各国不仅建立了全国性的洞穴组织——洞穴协会，还有不少地方性的洞穴俱乐部，如法国有450多个洞穴俱乐部，成员达6000多人，英国有200多个洞穴探险俱乐部等。国内洞穴探险开始于20世纪80年代，当时主要是科研机构和国外探险人员联合开展。21世纪后，民间洞穴探险力量才开始出现，目前在广西、贵州、重庆等地发展较快。

一、洞穴探险运动的损伤率

由于洞穴探险运动项目引进国内时间较短，国内尚未有学者对此项目的运动损伤进行研究。因此，其运动损伤发生率尚不清楚。

二、洞穴探险运动损伤类型

（一）缺氧窒息

人体内需要氧气量最多的部位是脑细胞，当供氧不十分充足时，就会出现缺氧窒息症状。缺氧的症状除脸色苍白或潮红、脉搏和呼吸次数增加，呼吸困难、眩晕、头痛等外，严重时还会出现意识不清、抽筋、呼吸停止、心脏停搏等症状。脑细胞一旦中断氧气供给，就会引起不可逆的变化，严重时会丧失记忆、痴呆、脑死亡，甚至死亡。

（二）关节扭伤

在外力作用下，关节骤然向一侧活动而超过其正常活动度时，引起关节周围软组织如关节囊、韧带、肌腱等发生撕裂伤，称为关节扭伤。轻者仅有部分韧带纤维撕裂，重者可使韧带完全断裂或韧带及关节囊附着处的骨质撕脱，甚至发生关节脱位。

除以上损伤外，洞穴探险运动还可能造成骨折和其他外伤（擦伤、挫伤、摔伤、灼伤），治疗措施详见第八章。

三、洞穴探险运动损伤的原因

（一）二氧化碳浓度增高

在不通风的洞穴角落里，常常形成非常危险的二氧化碳死角。空气中二氧化碳的增多，会使呼吸的频率和深度增强。当血液中的二氧化碳升高时，人的意识会变得模糊，灵敏性也会降低。这些症状的潜在危险就是使人的判断力降低和血压升高。假如他继续处在这样一个高二氧化碳浓度的环境中，就可能发生严重的中毒反应，心率减慢、无意识、呼吸减弱甚至死亡。二氧化碳在新鲜空气中含量约为 0.03%，当超出一定浓度时，对人的影响为 1% 时呼吸次数、深度有增加；3% 时呼吸次数加至两倍，劳动有沉重感；5% 时感到憋气、耳鸣、太阳穴跳动快；7% 时有强烈的头痛；10% 时发生昏迷。

（二）氧气稀缺

当氧气含量占空气的 20.9% 时，有利呼吸，灯焰正常；占 19% 时，尚未感觉不适，灯焰降低 1/3；占 17% 时，从事紧张工作会感到心跳加快和呼吸困难，停止时无影响，灯焰熄灭；占 15% 时，人体缺氧，呼吸与脉搏跳动急促，判断力减弱，肌肉功能破坏；占 12% 时，感到明显缺氧，电石灯熄灭。假如探洞时遇到了二氧化碳增多或氧气稀缺的环境，应立即把昏迷者送到有新鲜空气的地方，必要时进行心肺复苏。

（三）洞穴环境

洞穴环境对人体会引起综合性生理变化，其表现在以下 4 个方面。

（1）生物节律的破坏。洞中没有季节、时间上的变化因素，使"生物钟"被破坏，并且周期拉长。

（2）气候混沌化。洞中没有温度、湿度的变化，长时间在洞中，可能产生混沌状态。

（3）感觉混沌化。长时间处于静、黑的环境中，没有习惯的视力和听力的刺激，造成功能减退，导致中枢神经紧张，甚至产生幻觉。

（4）冷的作用。寒冷环境对机体的刺激导致在人的机体内适应紧张和超紧张的保护机制，产生慢速和快速的应激反应。

四、洞穴探险的损伤治疗

假如探洞中受了轻伤但还能够行走，那么最好在队友的陪同下出洞；如果重伤，可能会用到担架。假如没有明显的损伤，可把伤者移到较干燥处；假如有内伤或情况不明，就应小心处理。这时，请求营救是非常重要的。

1. 缺氧窒息的治疗

如果探洞者出现了缺氧窒息的前兆反应，应该立即使探洞者停止作业，不能再深入洞穴；若是出现严重的缺氧症状，则应该快速为探洞者吸氧，减轻症状，再原路返回，使患者处于通风处，减少活动，注意休息。

2. 踝关节扭伤的治疗

踝关节扭伤常发生于外侧副韧带（足内翻痛）。将患肢抬高，局部冷敷，外敷活血消肿药，包扎，并限制活动。消肿后最好用按摩治疗：一只手牵引患足，并由中趾到小趾按顺序反复牵引；另一只手拇指由足背推至外踝，反复多次。

五、洞穴探险的损伤预防

（1）探洞前要有充分的准备，探洞要集体行动，最好有专家陪同。个人坚决不要去探洞。进洞后洞口要有人留守，以便发生问题及时通告求救。

（2）防止迷路：洞穴内地形复杂，环境黑暗，一般难以辨别方向。即使是刚刚走过的路也不容易记得清楚，比较容易迷路。因此，在探洞过程中一定要有事先的准备工作，要一边前进一边设立标志，步步为营。进入洞穴之前负责人要清点人数，在洞中行进时要随时检查，出洞时要核实人数，避免单独行动发生掉队而迷路的现象。

（3）预防缺氧：许多洞穴内气体组成复杂，有的还有瘴气、沼气等混合气体，但最常见的是缺氧的问题。为了防止发生缺氧事故，可带着氧气，以防不测。火苗可以判断氧气的含量，在氧气充足的时候，蜡烛燃烧正常，缺氧初期，蜡烛火苗开始发黄（有时发红），根据洞穴内部混合气体的不同情况，蜡烛火苗出现异常甚至熄灭。

（4）防止动物伤害：许多动物喜欢在白天或寒冷时钻进洞穴内，有的动物还把家安在洞内，如蝙蝠、蛇等。

（5）注意塌方：洞穴的种类很多，其中的一些洞穴存在一定的不稳定因素，在不受外界影响的情况下还可以保持原来的形状，但在雨水、震动、压力的作用下也许就会发生改变，出现裂缝，甚至塌方。进入前应该考虑塌方的可能性，做好相应的准备；在洞穴内活动时，也一定要小心，不要随便进行敲击、挖掘等活动；行进时，大家的脚步不要一致，以免形成共振，引起塌方。在洞中陡坡地行走时，人与人之间要保持适当距离，在崩石堆中行走时更要小心。在连续数天大雨过后不宜进洞，这时洞内情况不稳定，容易出现塌方。

（5）注意碰头：洞穴顶常常高低不同，并且常常有钟乳石下垂，一不小心，就会被碰得头破血流，因此进洞时一定要戴安全帽，行进时要看清楚再走。

第八节　沙漠探险运动损伤及防治

沙漠探险，是指探险者对沙漠的发现、调查、穿越和其他科学考察研究及探险旅游等活动。沙漠又称沙质荒漠，是指地面全被沙子覆盖、缺乏流水、气候干燥、植物稀少的地区。我国较大的沙漠有塔克拉玛干沙漠、古尔班通古特沙漠、巴丹吉林沙漠、腾格里沙漠、毛乌素沙漠、乌兰布和沙漠、库布齐沙漠和库姆塔格沙漠等。沙漠多为平坦的沙地和在风力作用下形成的各种沙丘、沙垄与沙质洼地。常分为固定沙丘、半固定沙丘和流动沙丘。沙漠地区人烟稀少，水源和农产品缺乏；气候干燥，风沙很大，气温变化剧烈；地面松软，车辆通行困难。在沙漠中行动，会遇到不易掌握方向，不便隐蔽，体力消耗大，补给、供水困难等问题。

一、沙漠探险运动损伤类型

（一）运动性中暑

中暑常发生在高温和湿度较大的环境中，是以体温调节中枢障碍、汗腺功能衰竭和水分、电解质丧失过多为特征的疾病。运动性中暑是近年来提出的运动性疾病之一，是指肌肉运动时产生的热超过了身体能散发的热而造成运动员体内的过热状态。它多见于年轻的体育锻炼者、战士、马拉松跑者、超马拉松跑者、铁人三项运动员等。运动员发生轻型中暑可以影响正常训练计划，重症中暑则可能终止训练，甚至有生命危险。当在高温缺水的沙漠进行探险时，探险者极有可能出现中暑，而中暑又分为热射病、日射病和热痉挛三种。

（1）热射病。热射病是发生在高热环境中的一种急性疾病。人体的体温调节机制是在中枢神经系统管辖下通过植物神经系统与一系列反射进行的。热射病的症状轻重不等，轻者仅呈虚弱状态，重者有高热和虚脱。一般发病急，体温上升，脉搏及呼吸加快。重者可引起昏迷，体温高达41℃以上，脉搏极快，而呼吸短促；最重者可因心力衰竭或呼吸衰竭而致死。

（2）日射病。它是因日光直接照射头部引起机体的强烈反应。表现为呼吸和周围循环系统衰竭现象。体温升高可能不明显，但会出现头痛、头晕、眼花、兴奋性增高，重者可昏睡。检查时脉搏细而频速、血压降低等。

（3）热痉挛。氯化钠（盐类）丧失过多，引起肌肉兴奋性增高，发生肌肉疼痛和痉挛者，称为热痉挛。轻型热痉挛只是对称性肌肉抽搐，重者大肌群也发生痉挛，并呈阵发性。负荷较重的肢体肌肉最易发生痉挛。

（二）运动性脱水

运动性脱水是指人们由于运动而引起体内水分和电解质（特别是钠离子）丢失过多的现象。运动性脱水的常见原因是因在高温高湿环境下进行大强度运动，人体大量出汗而未及时补水所造成的。

（三）晒伤

日光性皮炎又称晒伤，是被日光的中波紫外线过度照射后，人体局部皮肤发生的光毒反应。当皮肤受到强烈的日光照射数小时至十数小时后，于暴露的部位，如面、颈、手背等处发生皮疹，根据皮肤反应轻重分为一度晒伤和二度晒伤。一度晒伤表现为局部皮肤经日晒后出现弥漫性红斑，边界清楚，24~36小时达到高峰。二度晒伤表现为局部皮肤红肿后，继而发生水疱甚至大疱，疱壁紧张，疱液为淡黄色，自觉症状有灼痛或刺痒感，水疱破裂后呈糜烂面，不久干燥结痂，遗留色素沉着或色素减退。日晒后第二天病情到达高峰，可伴有发热、头痛、心悸、乏力、恶心及呕吐等全身症状。

二、沙漠探险运动损伤发生原因

（一）沙漠的气温——造成中暑

由于纬度不同，不同沙漠地区的气温存在着很大的差异，但是不管在哪个沙漠，白天总是炎热无比的。据历史文献记载，撒哈拉沙漠的平均温度达到过58℃。在白天，由于沙漠几乎没有云彩可以遮挡阳光，所以，沙漠的气温一路飙升。同时沙漠地区很少出现低云层，所以白昼光照很强。沙漠的另外一个特点是由于缺少植被，所以人们很难在沙漠地区找到躲避阳光的栖身之处。炎热的气温，加上强烈的紫外线照射，是造成沙漠探险者中暑的主要原因。

（二）沙漠的水源——造成缺水

尽管在气温上存在很大的差异，但是，所有的沙漠都具有一个共同的特点——缺少水源。一般而言，沙漠地区的年降水量不足 50 毫米，有一些沙漠终年无雨。不但土壤与周围环境里缺少水分，而且强烈的阳光也直接烘烤着大地，即使雨水降临某些沙漠地区，通常也难以预测其降水量。在整个沙漠地区，不仅农作物难以生长，连野生植物都很少能存活。极度的缺水环境给沙漠探险运动增加了更多的困难。

（三）沙漠的紫外线——造成晒伤

日光大部分由可见光组成，光谱范围大约为 390 ～ 770 纳米，它除了刺激眼球外，还造成身体其他部位的损伤。高于 770 纳米的是红外线，是不可见的热线，能使皮肤发红；低于 390 纳米的是紫外线，引起晒伤的是 290 ～ 320 纳米范围的中波紫外线。皮肤反应程度因照射时间、范围、环境因素及肤色不同而有差异，热可以增加机体对紫外线的敏感性，晒伤也与个人的易感性有关。沙漠少云、少植物、少遮挡物的环境，大幅度地增加了探险者的晒伤风险。

三、沙漠探险运动损伤的预防

（一）运动性中暑的预防

（1）夏天炎热季节时要安排好探险运动的时间，避免在一天中最热的时间进行。探险运动期间要有必要的休息，同时保证充足的睡眠，并进行医务监督。

（2）安排好探险者的营养和饮水，适当增加食物中蛋白质的供给量，设法提高探险者的食欲，额外增加维生素（B1、B2、C）的补充量等。组织合理的水盐供应，宜采取少量多次饮水的原则，禁止一次暴饮，运动后氯化钠的供给量宜从常温下每日 10 ～ 15 克增加到 20 ～ 25 克。可通过电解质饮料、盐片或菜汤等方式提供。

（3）鉴于运动性中暑后恢复的速率因人而异，对过去有过运动性中暑者进行正确评估，以免再次发生中暑事件。根据学者 Arnstrong 等的报道，绝大多数患者在运动性中暑后两个月内可完全恢复正常，个别患者持续半年左右恢复，当中暑造成严重肝损害后，完全恢复需要 1 年时间。

（二）运动性脱水的预防

（1）提高对运动性脱水的耐受性。在不同环境中进行多种强度的运动和训练，可增强对运动性脱水的耐受性。

（2）及时补液预防脱水。应根据实际情况，在探险运动的前、中、后及时补液，使机体水分达到平衡。补液的原则是少量多次进行补充，同时还应适量补充无机盐。

（三）沙漠中晒伤的预防

（1）经常参加户外锻炼，使皮肤产生黑色素，以降低皮肤对日光敏感性，从而防止晒伤。

（2）应尽量避免日光曝晒，外出时做好防护，如打伞，戴草帽、手套等。

（3）使用避光剂，于曝晒前 15 分钟搽在暴露部位的皮肤上，可用反射性遮光剂，15% 氧化锌软膏，5% 二氧化钛乳剂，5% 对氨基苯甲酸乳剂或酊剂，10% 萨罗（salo）软膏等。

四、沙漠探险运动损伤的治疗

（一）运动性中暑的治疗

（1）场地急救要保持呼吸道畅通（必要时气管内插管），测量血压、脉搏、直肠温度，输液，对严重者要及时送往医院抢救。

（2）住院治疗包括降温、心脏监护、输液、透析等。学者 Costrini 认为，经过积极治疗后，若 30 分钟内中暑者直肠温度仍未降至 38.9℃以下，必须采用冰水浸泡浴，这样治疗效果最佳。

（二）运动性脱水的治疗

1. 降温

（1）降温方法包括体外降温法（例如冰敷、水浸泡或吹风扇）和体内降温法（例如冷饮摄入）。

（2）预冷降温也有益于在热环境中持久运动，如体内降温法（即冰浆）。

（3）使用风扇和降温冰背心可能是湿热环境中的一个实用方法，它们可提供有效的降温而不损害肌肉温度。

2. 补水

（1）高温环境中，探险者运动前应每隔2~3小时以6毫升/千克体重的量饮水，以便开始运动时处在正常水合状态。

（2）高温环境中长时间大强度运动时，身体水分的丢失应该被降低到最小（不出现体重增加），以降低生理应激压力及维持最佳运动能力。

（3）高温环境中运动的探险者较一般人群有更高的每日钠（即盐分）需求。运动中钠的补充也是有必要的。

（4）对于持续多日的沙漠探险活动，监测每日晨起体重和尿比重，可有助于了解探险者的每日水合状态。

（5）通过提供充足的液体和食物来实现运动—高温应激后的充分补水是必要的。如果需要积极快速的补充，那么摄入液体和电解质来补偿体重丢失量的100%~150%就可实现充分补水。

（6）恢复性补水方案应包含钠、糖和蛋白质。

（三）沙漠中晒伤的治疗

中医称日晒病为日晒疮。治则以凉血清热，除湿祛风。方剂可用凉血消风散加减。大疱、渗出液多时，可用2%~4%硼酸溶液；牛奶液（牛奶和水50∶5）或生理盐水（一茶匙盐溶于500~600毫升水中）等溶液进行湿敷，每次15~20分钟，一日2~3次。大部分水疱可不必处理。

第九节　漂流运动损伤及防治

漂流运动是一种比较规范的户外水上运动，参与者驾驶船、艇等漂流工具，在特定的河流中顺水而下，带有一定的刺激性。

一、漂流运动损伤发生率

在漂流运动中，由于激流运动更具有不可预知性而更刺激，激流漂流的运动损伤率相较于平流漂流的损伤率更高，且损伤类型也更多，因此，学者对激流漂流的损伤研究更多，对损伤发生率的统计更加详细。

回顾以往受伤者的数据，激流漂流的冒险者平均年龄为33.14岁，其中有53.3%为男性，并有59.8%的人以前有过激流运动的经验。在激流运动中，最易受伤的部位依次是面部（33.3%，其中包括眼部12.1%、嘴6.6%、鼻4.5%、牙齿4%），膝部（15.3%），手臂、手腕或手（11.6%），腿、臀部或脚（10.5%）。最常见的损伤原因是划伤（32.5%），扭伤或拉伤（23.2%），骨折（14.9%），挫伤或挤伤（9.8%），脱位（8.2%）。

二、漂流运动损伤分类

漂流运动中最常出现的外伤为踝关节扭伤、骨折及肢体远端的外伤。通常发生在探险者步行通过水中潮湿、光滑的岩石表面时。

1. 急性踝关节扭伤

急性踝关节外侧韧带损伤常常又被称为急性踝关节扭伤。因踝关节受到过度牵拉或扭转等外力的作用，导致以局部肿胀、压痛，足着地或被动外翻时疼痛加剧为主要表现的疾病。急性损伤时，部分伤者可以听到或感觉到组织撕裂的声响。急性扭伤后，20%～40%的人会出现长期反复的踝关节无力，尤其是行走在不同的地面时，伤者常常会感觉到踝关节僵硬。

2. 肩关节脱位

肩关节脱位在漂流运动中也很常见，尤以肩关节前脱位更多见（占95%）。损伤最常受累的肌肉是肩部的伸肌及屈肌群、旋转肩胛的肌群、伸肘肌群、竖脊肌等。伤者主诉肩部疼痛，肩部和上肢保持中立位，且肩关节屈曲困难，肩峰突起，正常的三角肌轮廓消失。常可以于前方扪及肱骨头。

3. 头部、面部及牙齿外伤

头部、面部及牙齿的外伤多为轻微的磨损、划伤及撞伤、擦伤、挫伤等。严重的头部外伤导致意识丧失的很少见。由于漂流运动者基本上都戴有保护性头盔，划船时向后倾斜，发生头部及面部创伤也较少见。

4. 脊柱骨折

文献报道显示，颈椎骨折多伴随头部外伤出现，多见于从船上滑出时。椎骨压缩性骨折多见于撑船通过瀑布时，从高空坠落引起。曾有一名运动者，通过瀑布时落入水中，背部摔至水中岩石上，导致截瘫。

5. 手腕挫伤

手腕受伤多见于涉水者用桨划行时，因手腕过度背伸所引起。

6. 淹溺

淹溺又称溺水，是人体淹没于水或其他液体中，液体充塞呼吸道或反射性引起喉痉挛发生窒息，可造成呼吸停止和心脏停搏而死亡。溺水在漂流运动中虽然较为少见，但是一旦发生就是较为严重的运动损伤，因此要引起足够的重视。

三、漂流运动损伤发生原因

（一）客观因素

1. 河流危险

每年水位的变动、倒下的树木、洪水、地质变化都会改变河流的危险系数。当水流更急、湍流更连续、水温更低、河流看起来比往常更难以接近时，这就意味着危险系数增大了。当河流的危险增加时，漂流运动探险者的危险也会增加。同时，河流的水流量会根据季节发生变化，低水位的河流，在水流量增加、变成高水位时，河流的危险性也会变得难以预料。

2. 天气变化

寒冷会很快消解漂流者的力量和自救能力，在寒冷的水中，即使是短途游泳，也能导致体温过低。寒冷是否会发生冻伤及冻伤程度与温度、湿度及受冻时间有关，冻伤后可以引起组织水肿，并可出现冻僵现象，终因脑缺氧、心力衰竭而死亡。不同的组织对寒冷的耐受性不同，所引起的损伤病变也有差异。皮肤可出现坏死；神经损伤主要是脱髓鞘，会有感觉异常和烧灼痛；肌肉则出现肌痉挛、紧张，其本身可出现肌纤维分裂、坏死及瘢痕形成；骨、软骨对冻伤敏感，可以导致坏死；骨膜耐受性稍强；血管的主要反应是收缩、痉挛；肺因中枢性抑制，出现肺组织水肿、黏膜损伤，从而导致酸中毒。

3. 其他

滤网、灌木丛、倒下的树木、成堆的木材、桥桩等东西都能打翻一条船。漂流者遇到这种漂浮物组成的障碍时，极有可能被障碍物缠绕，产生巨大的水压继而被拽入水中，造成擦伤或者溺水。

（二）主观因素

1. 经验不足

在激流漂流中，水流湍急，河道不规则，波浪较大，不易避开，甚至可能会淹没平台式独木舟。在水流湍急而狭窄的河道中需要复杂的操作，在行舟过程中可能遇到大的波浪或障碍物，或强劲的涡流及湍急的水流，若探险者没有足够的经验来应付这些问题，则很有可能陷入困境，轻则受伤，重则危及生命。

2. 自我认识不足

经历了简单的平流漂流之后的探险者，对于漂流运动非常自信，并可能会对自身的操作能力产生错误的判断。为了追求刺激可能会尝试难度完全不一样的激流漂流，自信往往就成为了悲剧的开始。出现漂流事故的探险者多数存在自我认识不够清楚的问题。比利·麦克基利斯曾说，保持警觉，保持害怕，甚至在你获得了自信与技术时，也不要想着危险已经过去。这并不是说在险象面前应该畏缩不前，而是说在某种情况下，你自己应保持一种潜意识的害怕，要清楚地知道你正在做的事情是危险的！对漂流运动乃至其他探险运动始终保持敬畏之心是必要的。

3. 装备不齐全

一般来说，水上意外的发生，一部分原因是探险者没有穿救生衣，人体突然浸入冰凉的水中，受到刺激，导致呼吸及循环功能异常，如致命性心律失常、喉头水肿、误吸等，以致探险者不能将头部露出水面，由此造成窒息或者淹溺。

四、漂流运动损伤的治疗

软组织损伤、肩关节脱位等的治疗方法详见第八章，这里详细介绍淹溺的急救方法。如果发生溺水事件，处理措施如下：

（1）将溺水者从水中救出，同时确保自身和他人的安全。如果自己救援比较困难，尽快寻求他人帮助。

（2）用手清理溺水者口腔异物。救援者单腿跪立，将溺水者腹部置于救援者的大腿上，迅速控水。

（3）通过接触嘴巴和鼻子检查呼吸，观察胸部的起伏。呼吸停止时进行人工呼吸。

（4）检查心跳并在心跳停止时开始胸外心脏按压。

（5）在漂流过程中若是探险者一头扎进水里，失去意识，有可能颈部受伤，要注意保护伤者的颈椎。

（6）不建议在救援溺水者时使用海姆立克急救法，因为这种方法可能会导致溺水者的呕吐物进入气管。

（7）溺水通常会导致体温降低。脱下所有的湿衣物，并注意保温。

（8）如果溺水者对一系列抢救有了反应，应该立即送往医院。即使没有异样，也要交由医生评估，因为肺功能衰竭有可能会延缓出现。已经咳嗽气短的人，病情会加速恶化。

五、漂流运动损伤的预防

（1）选择好的漂流场所，对场所的环境情况要了解清楚。不要在急流和漩涡处漂流。

（2）当进入漂流场地，应做好心理准备，避免落水时出现恐慌。不要酒后进行水上运动。

（3）应具备良好的救生装备、熟练的游泳技术、必要的救生技能。

（4）检查船、独木舟、皮艇、筏子等漂流工具的情况，确保工具处于最佳状态。

（5）对于伴有慢性疾病者应采取特殊措施，避免单独下水，并对已知疾病给予最佳治疗。

（6）划船或者乘筏时，须全程穿戴合身并带有头部漂浮衣领的救生衣；乘皮艇或者竹筏漂流时，须戴上合适的头盔。

（7）防备洪水。当遇见罕见大雨时，远离自然河床、干涸沟壑或者其他水道。使用地图确定附近的高地，并尽快到达。不要去地势低的地方，绝对要避免去行洪地带；若非必要，不要过溪水或者河水。不要尝试渡过水位高过膝盖的溪流。

(8) 了解自身的极限，不要在急流与冲浪中展示持久耐力或者过度表现勇敢。

第十节　潜水运动损伤及防治

潜水原意是在携带或不携带专业工具的情况下进入水面以下进行水下查勘、打捞、修理等水下作业的活动。后来潜水运动逐渐发展成为国防体育项目之一。潜水运动是指运动员在水下进行的游泳运动，必须戴脚蹼、面罩、水镜、潜水服、呼吸管和空气呼吸器等，在游泳池或自然水域（江、河、湖、海）的水下进行比赛和训练，还可在水下进行探索。

一、潜水运动损伤发生率

有学者运用 Cite Space 对所收集到的与潜水运动相关的 107 篇中文文献、984 篇外文文献的发文量、地理分布、关键词等方面的特征进行分析，结果发现，关于潜水运动的研究主要集中在了现状研究、教学与人才培养、体育产业与旅游、影响因素、参与者的生理生化等方面，其他如常见病症、运动损伤等方面研究匮乏，目前并无潜水运动损伤发生率的相关文献可供参考。

二、潜水运动损伤类型

（一）下潜气压伤

下潜气压伤分为许多种。

1. 面罩气压伤

面罩和脸之间形成的空腔，当下潜到一定深度时压力的变化会损伤毛细血管，产生皮肤瘀斑、结膜下出血、眼睑水肿等症状。

2. 鼻窦气压伤

四对鼻旁窦，即额窦、上颌窦、筛窦、蝶窦，通过窦道与鼻腔狭窄连接。由于压力的变化会使其产生水肿，黏膜下出血，并可能形成血肿。鼻窦受到挤压，潜水者会感觉到疼痛。上浮时，鼻窦内的残余气体膨胀迫使黏液和血液流入鼻子和面罩。

3. 外耳道气压伤

紧身潜水服头罩内的空气在下潜的过程中会造成外耳道的损伤。外耳道挤压伤也可由于耳垢、骨疣或异物引发。外耳道气压伤的症状表现为疼痛、红斑、肿胀、耳道充血性水疱。严重的病例可能会出现鼓膜破裂。如果潜水者觉得耳道疼痛而尝试用 Valsalva 堵鼻鼓气法去恢复，反而会增加鼓膜的压力，导致鼓膜破裂。

4. 中耳气压伤

中耳气压损伤是佩戴呼吸器潜水者最常出现的问题，40% 的人都会发生。潜水者在 60 毫米汞柱的压力下，由于中耳内外的压力不同会有痛感，这种压力差会造成鼓膜伸展并内陷，中耳暴露在这种真空中可能出现血管舒张甚至破裂，导致黏膜和中耳出血。鼓膜破裂缓解了疼痛，但进入中耳的水的冷刺激会让潜水者眩晕、恶心，呕吐，水下定向感消失。这种眩晕可能会持续到耳膜修复后数小时。少部分潜水者会出现传导性耳聋。

5. 内耳气压伤

内耳气压伤也是由于压力变化引起的。经典的内耳气压伤三联征包括耳鸣、眩晕、听力丧失。内耳损伤的患者要卧床休息，将头抬高 30 度角。

（二）变应性眩晕

潜水员在上浮过程中出现明显的眩晕、恶心、呕吐等症状，则是变应性眩晕。尽管此症状不常见，并且持续时间短暂，但是会使潜水员感到恐慌，从而产生一定的危险。

（三）胃肠道气压伤

胃肠道气压伤比较少见，通常发生在新手身上，发生胃肠道气压伤的潜水者主要会感觉腹部发胀、腹痛、嗳气、胃肠胀气。

（四）肺气压伤

在上浮过程中最严重的伤害要数由于气体膨胀造成的肺气压伤了。肺气压伤有以下几种常见表现。

1. 纵隔气肿

纵隔气肿是肺气压伤最常见的表现，是由于肺间质气体沿支气管进入纵隔。潜水者通常无症状或者胸骨疼痛。如果沿纵隔进入颈部，潜水者会出现声音嘶哑和颈部麻木。严重的潜水者可能会出现典型的胸痛、呼吸困难、吞咽困难。

2. 气胸

气胸较少见，张力性气胸更少见。

3. 动脉气体栓塞

动脉气体栓塞是肺气压伤最严重的并发症，对于户外潜水者来说很危险，是造成死亡或残疾的主要原因。约有5%的动脉气体栓塞患者会迅速出现脉搏停止、呼吸暂停等症状，对心肺复苏术没有反应，这是由于脑干栓塞造成的反射性心律失常或冠状动脉栓塞造成的心肌缺血。

（五）减压病

减压病是一种因周围压力急速降低（如减压上升、出沉箱或出高压氧舱）而促使溶解于血液或组织中的气体形成气泡所致的疾病，其常见的症状为疼痛，有时伴有其他症状。

1. 肌肉骨骼系统症状

潜水者的局部疼痛大多发生于上肢关节或其附近，有时疼痛的部位和性质难以描述，但表现为"深部疼痛"和"像有异物钻入骨头那样痛"，有时疼痛很尖锐，界线很清楚，开始时疼痛轻而具间歇性，但可逐渐加重直至很严重，局部常无炎症和触痛，疼痛不受活动的影响。

2. 神经系统症状

超过50%的减压病患者有神经系统症状。神经系统的症状和体征差异很大。轻者仅为感觉异常；重者可有严重的脑部症状，前庭受累时可产生严重的眩晕。表面轻微的早期症状（如无力或肢体麻木），若延误治疗或治疗不恰当则不可逆转，可最终造成偏瘫等严重后果。用高压氧反复治疗有效果。

3. 呼吸道症状

气哽（呼吸道减压病）罕见但严重，是由于肺血管被大量气泡栓塞所致。

某些病人的呼吸道减压病可自行消退，但若不给予及时加压则可迅速进展到循环衰竭而死亡。早期症状常表现为深吸气或吸烟时出现胸骨下不适或咳嗽，必须立即进高压氧舱治疗。

4. 气压性骨坏死

气压性骨坏死是一种无菌性骨坏死。长期暴露于高压环境可能是最大的原因。邻近关节面（最常见于肩或髋部）的病损可累及关节，引起长期疼痛和丧失劳动能力。骨坏死是隐匿发生的，在起病后数月甚至数年才出现症状或被X线检查发现，其起因可能就是一次不适当的减压。

5. 其他症状

瘙痒、皮疹和少见的疲劳也可发生，对这些症状一般不必加压治疗。但有时这些症状是严重病症的先兆。因此当潜水者主诉这些症状时，至少应保持警惕，密切观察，用面罩吸入100%的氧可使症状缓解。皮下水肿比较罕见，可能是气泡阻塞淋巴管所致，进行性或持续性水肿需加压治疗。皮肤斑纹（大理石样皮纹）不常见，但可能先于或同时伴有需加压治疗的病症。腹痛可能是腹部气泡形成所致，但若疼痛缠绕腰部则可能表明脊髓受累，病情严重而延误治疗时可发生休克。

（六）间接的压力影响

1. 氮昏迷

氮昏迷又叫惰性气体麻醉，是潜水者在下潜到一定深度时由于压缩气体中的氮分压增加造成的中毒症状。潜水者会出现麻醉样的快感、过度自信、丧失判断力和认知能力，从而出现技术失误造成事故，甚至溺水死亡。

2. 氧中毒

在水下呼吸100%纯度的氧气或者高压氧舱的氧气会对潜水者造成伤害，出现氧中毒症状。主要侵犯中枢神经和肺部系统。大部分肺部氧中毒的临床表现是吸气时胸骨下不适，如果继续吸入，患者会发展成重症胸骨灼烧疼痛和持续咳嗽。将吸氧压力降低马上就可以改善症状。中枢神经系统氧中毒的临床表现为焦虑不安、感觉空气不够用、恶心、局部肌肉战栗、肢体痉挛、听力变化、视野狭窄、膈肌扑动、惊厥。

（七）上浮气压伤（反式窦道和耳部气压伤）

窦道和耳部在下潜和上浮时都会出现气压性损伤。在窦道中，一个囊肿或息肉可能会扮演单向阀的作用，当潜水者下潜时空气进入窦道，但当上浮时气体无法释放出来，潜水者则有可能因额窦疼痛导致晕厥。

（八）变应性面神经麻痹

潜水者在浮出水面后会出现面部发木、疼痛等症状，伴随着面部和舌头的感觉迟钝。受累的一侧无法闭上眼睛。

三、潜水运动损伤发生的原因

（一）下潜气压伤

当空腔脏器内的压力与外界压力不平衡时，就出现了压力失衡，探险者会因为压力失衡而造成组织损伤。

（二）变应性眩晕

通常发生在上浮过程中，由于中耳突然的压力不平衡导致前庭受到刺激，使探险者出现明显的不适症状。

（三）胃肠道气压伤

胃肠道是柔软的，下潜过程中肠腔内气体的收缩不会引发气压伤；但在上浮过程中，胃肠道的气体会引发气压伤。

（四）肺气压伤

在上浮过程中，潜水者不能及时将肺泡内的气体排出，肺内和周围的气压差将会导致肺泡破裂，产生一系列的肺部损伤，统称肺气压伤。

（五）减压病

潜水减压病的病理原因与我们体内存在气泡有关。气泡来源可以分为内源性及外源性。外源性气泡包括肺泡破裂气泡直接进入血液中。造成肺泡破裂的原因包括：哮喘发作、气管及支气管中的黏液分泌或者吸入的海水以及咳嗽和低温引发喉部气道痉挛、阻塞。内源性气泡来源主要由于减压过程不足，身体内部有过多氮气，直接在机体中产生的气泡。值得注意的是，即使我们完全依从或者符合减压表内的要求，但仍然有可能发生潜水减压病。

（六）间接的压力影响

呼吸的气体压力高于正常气体压力时，就会造成一些潜水相关的疾病，主要是氮昏迷、氧中毒和减压病。

（七）上浮气压伤（反式窦道和耳部气压伤）

当周围压力下降时，窦道和耳腔内的气体膨胀，如果不加以释放，会出现疼痛和组织损伤。气体压力会超过血管内压力，产生局部缺血，从而造成潜水员眩晕。

（八）变应性面神经麻痹

第七面神经通过中耳，在上浮过程中，如果咽鼓管黏膜由于刺激、感染、过敏等因素的影响而肿胀的话，中耳的压力可能会超过面神经的毛细血管压力而产生局部缺血的神经麻痹。

四、潜水运动损伤的治疗

（一）下潜气压伤

1. 面罩气压伤

通常不需要治疗，几天或一周就可好转；如果需要，可以冷敷或服用镇痛药。预防可以用鼻子呼吸，也可以带全脸面罩。

2. 鼻窦气压伤

治疗可以采用全身制剂（如伪麻黄碱）或局部制剂（如苯肾上腺素或氧甲唑啉）血管收缩药、镇痛药，禁止潜水直至痊愈。

3. 外耳道气压伤

治疗外耳道气压伤可以用温盐水冲洗耳道。不要挑破水疱，滴一些抗生素滴剂以预防感染，如氟喹诺酮制剂加皮质醇。预防外耳道损伤要记住在下潜之前打开头罩的密封条，不戴耳塞。

4. 中耳气压伤

中耳气压伤可以用收缩血管药和镇痛药治疗，如果鼓膜破裂或出现可以预见的感染时可以使用抗生素（阿莫西林棒酸），出现咽鼓管功能障碍或过敏反应时可以使用抗组胺药。

5. 内耳气压伤

治疗内耳气压伤要卧床休息，避免重体力劳动和用力，同时对症治疗。预防内耳气压伤要注意避免突然、剧烈地增加中耳压力，潜水训练师一定要强调平衡压力的重要性，在患上呼吸道感染或过敏时，咽鼓管功能减弱，可能会成为内耳气压伤的诱因。此外，下潜造成的气压性损伤还会波及皮肤、牙齿、肺，但相对少见。

（二）变应性眩晕

变应性眩晕在耳部气压伤中不常见。即便出现也都是暂时的，一般不需要治疗。

（三）胃肠道气压伤

通常可以自愈，不需要特别的治疗。

（四）肺气压伤

（1）纵隔积气的保守治疗。休息、避免继续施压、观察病情。在重症病例中补充氧气会有所帮助。

（2）气胸的治疗。在潜水运动中，对于积气量少的病人，不需特殊处理，胸腔内的积气可自行吸收。

（3）动脉气体栓塞的治疗。最基本、最重要的是尽快给予患者高压氧治疗。在加压之前，不管患者是在田野、急诊室、小诊所还是在去医院的路上都要给予高流量的氧气（10升/分钟）。补充氧气有助于增加惰性气体气泡的溶解率，治疗动脉低氧血症。

（五）减压病治疗

减压病需要在高压舱内逐渐加压，使气泡压缩，重新溶解于血液和组织中，使受损组织的血液循环和供氧恢复正常。加压后要逐渐减压，按一定指标停止加压，让残余的气体经过一段时间慢慢从身体排出。在运送患者或延迟治疗不致发生生命危险的情况下，首先考虑将患者运送到一个合适的高压氧舱，这比任何其他处理都重要。即使症状很轻微，也不应延误运送，因为随时可能出现更严重的症状。不管距离和时间，加压治疗可能是最重要的。采用加压治疗的危险性比只用其他减轻症状的治疗而不采取加压措施的危险性要小。在运送途中，应用密闭式面罩输氧，保证液体摄入，记录出入量和重要生命体征。可能出现休克，特别是延迟处理的严重患者，更容易出现休克。只有瘙痒、皮疹和极度疲劳症状的潜水者通常不必进行加压治疗，但应继续观察，因为以后可能发生更严重的问题。用密闭式面罩吸入 100% 的氧可缓解病情。

（六）中枢神经系统氧中毒

治疗中枢神经系统氧中毒首先要去除面罩，维持气道通畅，防止患者伤害自己。

五、潜水运动损伤的预防

（1）对潜水员尤其新潜水员要进行医学防治知识教育，使潜水员了解各种潜水运动损伤的发病原因及预防方法。

（2）养成良好的卫生习惯，建立合理的生活制度。潜水前应充分休息，防止过度疲劳，不饮酒和少饮水；潜水时应预防着凉；潜水后应立即脱下潮湿的潜水服，饮热水，洗热水浴，在温暖的室内休息半小时以上以促进血液循环，使体内多余的氮加速排出。

（3）每日饮食应保证高热量（一般每日 15072 ~ 16747 千焦）、高蛋白、中等脂肪，并适当增加各种维生素。

（4）严格限制气体的摄入常可防止明显的气泡形成。严格控制潜水的深度、时间和减压过程。按规定的速率上升，并在约 5 米深处做一次数分钟的安全停顿。

第八章　户外运动常见疾病

第一节　颅脑外伤

一、概论

在我国，每年颅脑损伤的发生例数约 60 万，其中死亡人数约 10 万。在美国，平均每年有 50 万 ~200 万颅脑损伤患者，其中大约 10% 的伤员在送到医院前就已经死亡；另外大约 10 万人因为颅脑损伤造成不同程度的永久性残疾。因为户外外伤的高风险性、第一时间救治的困难性和对预后的直接影响，临床的进一步治疗就要面对救生和改善预后两大主题。虽然户外颅脑损伤救治原则还未制订，但医院里有各种各样的治疗手段在临床应用，各种文献也提出了一些有效建议和原则。

1. 外伤性颅脑损伤的病理生理

外伤性颅脑损伤可分为原发性颅脑损伤和继发性颅脑损伤。原发性颅脑损伤是指暴力当时造成的颅脑损伤；继发性颅脑损伤来源于脑组织对机械性外伤产生的病理生理反应，如外伤性脑水肿、神经元损伤等，最终可产生颅内压增高。颅脑损伤引起颅内血肿、脑挫裂伤伴有脑水肿等，最终都易引起颅内压增高，而颅内高压持续时间越长，预后越差。

颅骨构成了坚固的骨性空腔，其容积是恒定的，故颅腔内容物总体积也相应保持稳定。颅腔内容物包含脑组织、脑脊液和血液，三种内容物中有一种的体积增大时，其他两种则相应减少。容量—压力曲线表明了颅内容量和颅内压力之间的关系（见图 8 - 1），当颅脑损伤引起颅内压升高未到临界点的时候，代偿性减少颅内血供和脑脊液的量。如果一旦超过临界点出现失代偿反应，轻微的颅内容量增加就会引起颅内压的剧增，而坚固的骨性颅腔不可能随容量的增加而代偿性增大，脑组织会遭到压迫并且移位，大大增加了它们脱离正常解剖位置而疝到其他部位的可能。其中最危险的是脑实质疝入枕骨大孔内，称为枕骨大孔疝，会引起患者迅速死亡。因此，救援人员一定要尽最大的努力减少患者发生颅内压升高的可能。搬动病人时防止病人头颈屈位而致突然昏迷甚至呼吸停止。

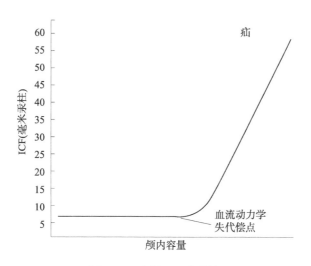

图 8 - 1　容量—压力曲线

在户外，救援人员采用静脉输液来增加平均动脉压，从而保证脑组织的血供。

2. 颅脑损伤病史采集

病史包括损伤发生的机制、发生的时间及周围的环境，了解这些有助于决定使用何种手段救治和转运。损伤可分为开放伤和闭合伤，区分这两种损伤是根据硬脑膜是否完整来判别的。在户外的条件下，闭合伤一般由高处坠落、高空坠物的砸击，或者猛烈的冲击造成，开放伤可为子弹或者其他尖锐发射物造成，也可撞击于尖锐物体上造成。

3. 颅脑损伤查体检查

除了进行全面的体格检查外，颅脑外伤要重点检查以下项目。

（1）意识情况，详见格拉斯哥评分（表8-1）。

表8-1 格拉斯哥评分

睁眼反应	计分	言语反应	计分	运动反应	计分
自动睁眼	4	回答正确	5	按吩咐活动	6
呼唤睁眼	3	回答错误	4	刺痛定位	5
刺痛睁眼	2	言语不清	3	刺痛肢体回缩	4
无反应	1	只能发音	2	刺痛肢体屈曲	3
		无反应	1	刺痛肢体伸直	2
				无反应	1

注：GCS评分13~15分，轻型颅脑损伤；9~12分，中型颅脑损伤；3~8分，重型颅脑损伤。

（2）瞳孔检查。瞳孔检查可以提供颅脑损伤的判断依据。

① 一侧瞳孔先缩小后扩大及对光反射消失，意识障碍加重，对侧瞳孔早期正常，晚期扩大，提示小脑幕切迹疝。

② 瞳孔扩大及对光反射消失或出现同侧眼睑下垂，或者内直肌及其他眼肌麻痹，而病人清醒，提示动眼神经原发损伤。

③ 若双侧瞳孔不等大，对光反射灵敏，眼裂变窄，眼球内陷，同侧面部潮红，提示颈交感神经损伤。

④ 双侧瞳孔极度缩小，对光反射消失，伴高热，提示脑桥损伤。

⑤ 双侧瞳孔均散大，对光反射消失，提示濒临死亡。

需要说明的是，5%~15%的人群先天性瞳孔不等大，有些人戴有义眼，这时候进行瞳孔检查要格外注意鉴别，避免错误判断。如果伤员出现意识改变，那么，不管是直接外伤引起还是先天性瞳孔不等大的情况，都不可以掉以轻心，需要认真检查伤员。

（3）运动系统检查。肌力分六级。0级是肢体完全瘫痪，1级可见肌肉收缩，无肌肉运动；2级不能克服地心引力运动，可平面运动；3级能克服地心引力运动，但不能抵抗阻力；4级能部分抵抗阻力运动；5级正常运动。

偏瘫多因对侧大脑半球损伤，三偏（偏瘫、偏身感觉障碍、偏盲）为内囊损伤，同侧瞳孔散大合并对侧肢体偏瘫提示小脑幕切迹疝。

（4）感觉系统检查。

（5）一些特殊体征提示可能存在脑实质的损伤，如严重的头皮裂伤、挫伤或者血肿，面部骨折，颅骨骨折等。颅底骨折有些专有的体征，如耳后瘀斑（Battle 征），眼眶周围瘀斑（熊猫眼征）。耳镜检查发现骨膜后出血，耳内直接出血及耳、鼻、脑脊液漏也提示可能有颅脑损伤及颅骨骨折。

二、头皮外伤

头皮外伤可分为头皮软组织挫伤、头皮裂伤、头皮血肿和头皮撕脱伤。

1. 头皮软组织挫伤

仅累及头皮浅层，表现为头皮擦伤、渗血，查体见水肿、压痛和皮下淤斑，给予局部消毒即可。

2. 头皮裂伤

头皮裂伤可由锐器或钝器伤害所致，由于头皮血管丰富，出血较多，可引起失血性休克。处理时须着重于检查有无颅骨和脑损伤，对头皮裂伤本身，除按照压迫止血，清创缝合的原则外，尚应注意以下几点。

（1）须检查伤口深处有无骨折或碎骨片，如果发现有脑脊液或脑组织外溢，须按开放性脑损伤处理。

（2）头皮血供丰富，其清创缝合的时限允许放宽至 24 小时。头皮裂伤如无异物存留很少感染，户外伤可能有泥沙、毛发和其他异物存留，一定要清除异物，冲洗伤口，清创时要迅速止血，一般缝合伤口即可止血。

3. 头皮血肿

头皮血肿分为头皮下血肿、帽状腱膜下血肿和骨膜下血肿。

（1）头皮下血肿。位于表皮层和帽状腱膜之间，体积较小，张力高。有时因血肿周围组织抗体肿胀隆起，中央反而凹陷，易误认为凹陷性颅骨骨折，需用颅骨 X 线摄片加以鉴别。头皮下血肿一般无需特殊治疗，早期给予冷敷，48 小时之后给予热敷。较小的头皮血肿在 1～2 周可自行吸收，巨大的血肿可能需 4～6 周才吸收，采用局部适当加压包扎，有利于防止血肿的扩大，为避免感染，一般不采用穿刺抽吸，处理头皮血肿时，要重点考虑到颅骨损伤甚至脑损伤的可能性。

（2）帽状腱膜下血肿。常为巨大血肿，前至眉弓，后至枕外粗隆，两侧达颧弓，似一个帽子，可触及明显波动感。帽状腱膜下血肿处理方法上，小的血肿与头皮下血肿相同，若血肿较大则应去医院就诊，无菌操作下给予分次抽吸后，进行加压包扎。

（3）骨膜下血肿。一般伴有颅骨线性骨折，血液集积在骨膜与颅骨表面之间，血肿边缘止于骨缝。较小的骨膜下血肿也是先冷敷后热敷，较大的骨膜下血肿，应就诊于医院在无菌操作下给予1~2次抽吸后包扎，忌用加压包扎，防止血肿沿骨缝流入，形成硬膜外血肿。

4. 头皮撕脱伤

因发辫受机械力牵扯，使大块头皮自帽状腱膜下层或连同颅骨骨膜被撕脱所致，撕脱处常在帽状腱膜与颅骨骨膜之间，有时整个头皮甚至连同额肌、颞肌或骨膜一起撕脱。可分为不完全性头皮撕脱伤、完全性头皮撕脱伤和全头皮撕脱伤。此类损伤特点是失血多，易感染。治疗不及时可危及生命或致颅骨感染坏死。急救时用无菌敷料包扎止血，同时保留被撕脱的头皮备用。

三、颅骨骨折

颅骨骨折指颅骨受暴力作用致使颅骨结构改变。颅骨骨折的伤者，不一定都合并严重的脑损伤；没有颅骨骨折的伤者，也可能存在严重的脑损伤。但颅骨骨折的存在提示伤者受暴力较重，合并脑损伤概率较高。

颅骨骨折按骨折部位分为颅盖骨折与颅底骨折；按骨折形态分为线形骨折与凹陷性骨折；按骨折与外界是否相通，分为开放性骨折与闭合性骨折。开放性骨折和累及气窦的颅底骨折有可能合并骨髓炎或颅内感染。骨折所造成的继发性损伤往往比骨折本身严重得多。经 X 线平片检查发现颅骨骨折时，要警惕发生颅内血肿，故48小时内应注意观察病情变化。若病情加重，应及早入院行头颅 CT 检查，及时发现颅内血肿。若骨折片插入脑内或压迫功能区，引起相应症状，应及早手术。

1. 颅盖骨折

（1）闭合性颅盖骨折。线形骨折的表面，常出现头皮挫伤和头皮血肿，颞肌范围明显肿胀，张力增高和压痛，常是颞骨线形骨折合并颞肌下淤血的征象，凹陷性骨折多发生于额部及顶部，受伤部位多伴有头皮挫伤和血肿，触诊时常可摸及骨质下，可出现骨片浮动感或骨擦音，但切忌反复检查，粗暴操作。单纯头皮血肿触诊时，常有中央凹入，易误诊为凹陷性骨折，此时需拍颅骨切线位 X 线片加以鉴别。

（2）开放性颅盖骨折。多发生于锐器直接损伤，少数为火器伤，受伤局部之头皮呈全层裂开，其下可有各种类型的颅骨骨折，伤口内可有各种异物如头发、碎骨片、泥土及布屑等，此种骨折硬脑膜如完整称为闭合性颅骨骨折；硬脑膜若有破裂则称为开放性颅脑损伤，累及大静脉窦的粉碎性骨折，可引起致命性大出血。

开放性颅脑损伤首先必须彻底清创，用生理盐水反复冲洗伤口，清除血块与异物，切除无生活能力的头皮、骨片、脑膜与脑组织等，必要时可延长切口，然后尽可能寻找无菌的敷料给予包扎。盖在脑组织上的骨片不可取下，对脑实质应该尽量使用无菌的敷料，用等渗晶体液沾湿后覆盖起来。手术时用牵开器拉开以暴露骨折处，在摘除碎骨片时，手法应轻柔；对难以取出的骨片，切不可暴力扭转拉出；与骨膜相连的骨片应尽量保留；对于开放性颅脑损伤，要给予破伤风疫苗注射和广谱抗生素预防感染。颅腔的开放性损伤一旦发生感染，后果将是灾难性的。

2. 颅底骨折

多为颅盖骨折延伸到颅底，也可由间接暴力所致。颅底骨折绝大多数是线形骨折，个别为凹陷性骨折，按其发生部位分为颅前窝骨折、颅中窝骨折、颅后窝骨折。

四、脑震荡

脑震荡是指头部遭受外力打击后，即刻发生短暂的脑功能障碍，病理改变无明显变化，发生机制至今仍有许多争论。临床表现为短暂性昏迷、逆行性遗忘以及头痛、恶心和呕吐等症状，神经系统检查无阳性体征发现。它是最轻的一种脑损伤，经治疗后大多可以治愈。但在诊疗过程中，要注意是否合并较严重的脑挫裂伤和颅骨血肿等。因此，应密切观察病情，脑震荡病人伤后应短期留院观察 2~3 天，特别要注意脉搏、呼吸及神志的变化。必要时应做进一步检查，如腰脊穿刺、颅骨 X 线片、超声及 CT 等，以便及时发现可能并发的颅内血肿，嘱咐患者适当卧床休息。头痛和失眠者可分别给予镇痛药和安眠药处理，伤后早期呕吐明显而影响进食者，应给予静脉输液。

五、脑挫裂伤

脑挫裂伤是脑实质的损伤，是脑挫伤和脑裂伤的统称，因为从脑损伤的病理看，挫伤和裂伤常是并存的，区别只在于何者为重或何者为轻的问题。通常脑表面的挫裂伤多在暴力打击的部位和对冲的部位，尤其是后者较为严重，并常以额、颞前端和底部多见。这是由于脑组织在颅腔内的滑动及碰撞所引起的。脑实质内的挫裂伤，则常因脑组织的变形和剪应力引起损伤，往往见于不同介质的结构之间，并以挫伤及点状出血为主。

六、颅内血肿

颅内血肿分为硬脑膜外血肿、硬脑膜下血肿和迟发性外伤性脑内血肿。

1. 硬脑膜外血肿

与颅骨损伤有密切关系，骨折或颅骨的短暂变形撕破位于骨沟内的硬脑膜动脉或静脉窦引起出血，或骨折出血的血液积聚于颅骨与硬脑膜之间，在硬脑膜与颅骨分离过程中，可又撕破一些小血管，使血肿更加增大。由于颅盖部的硬脑膜与颅骨附着较松，易于分离，颅底部硬脑膜与颅骨附着较紧，所以硬脑膜外血肿一般多见于颅盖部。引起颅内压增高与脑疝所需的出血量，可因出血速度、代偿功能、原发性脑损伤的轻重等而异，一般成人幕上达 20 毫升以上，幕下达 10 毫升以上时即有可能引起。出血来源以脑膜中动脉最常见，其主干或前支的出血速度快，可在 6~12 小时或更短时间内出现症状；少数由静脉窦或板障出血形成的血肿出现症状可较迟，血肿最常发生于颞区，多数为单个血肿，少数可为多个血肿，位于一侧或两侧大脑半球，或位于小脑幕上下。

2. 硬脑膜下血肿

硬脑膜下血肿是指出血积聚于硬脑膜下腔，硬脑膜下血肿与颅脑外伤有密切的关系，特别是急性和亚急性硬脑膜下血肿，多在伤后数小时或数日出现临床症状。慢性硬脑膜下血肿常在伤后 2 周以上出现症状。部分病人无明显外伤史，部分病例可因剧烈咳嗽，血管本身缺陷，凝血过程障碍引起。根据其是否伴有脑挫裂伤而分为复合性血肿和单纯性血肿。复合性血肿的出血来源可为脑挫裂伤所致的皮层动脉或静脉破裂，也可由脑内血肿穿破皮层流到硬脑膜下腔，此类血肿大多由对冲性脑挫裂伤所致，好发于额极、颞极及其底面，单纯性血肿较少见，为桥静脉损伤所致，此类血肿可不伴有脑挫裂伤，血肿较广泛地覆盖于大脑半球表面。

3. 迟发性外伤性脑内血肿

自从 CT 问世之后，对迟发性外伤性脑内血肿的概念已较明确，即头部外伤后，首次 CT 检查未发现脑内血肿，经过一段时间后再次检查出现脑内血肿者；或在清除颅内血肿一段时间后又在脑内不同部位发现血肿者。

本病的临床特点可以概括为：多为中、老年病人，减速性暴力所致中至重型颅脑损伤，伤后 3~6 天内症状和体征进行加重，意识进行性恶化，特别是有低血压、脑脊液外引流过度换气或强力脱水的病例，此种病人应及时复查 CT。迟发性血肿常见于伤后 24 小时内，而 6 小时内的发生率较高，24 小时后较少，同外伤性颅内血肿的治疗一样，包括手术治疗和非手术治疗。非手术治疗的措施包括止血、脱水、激素、抗生素及脑保护药等的应用，密切注意神志、瞳孔及生命体征的变化，在伤后不同的时日内（包括颅内血肿清除术后）复查 CT，了解颅内血肿的变化，以便选择相应的治疗措施，手术治疗主要为颅内血肿清除或去骨瓣减压术。

七、转运

户外治疗的手段十分有限，在给予评估、复苏和简单治疗后，伤员需要立即转运。在户外条件下，任何有颅骨骨折迹象的伤员，不管是开放性还是闭合性的，必须立即转运，有颅脑穿刺伤者更需要优先转运。救援现场若存在多个脑外伤患者，必须根据他们的伤情严重程度进行分组，从而更好地决定处理及转运的优先顺序。

（1）高危组的格拉斯哥评分在 13 分以下（含 13 分），存在神经系统定位体征，合并意识障碍进行性加重，均应尽快转运。

（2）低风险组的格拉斯哥评分为 15 分，属于头部受到钝性打击，无意识障碍，仅仅感到头部轻微疼痛及头晕，无明显症状，很少发生严重的颅脑损伤，只需要就近观察就可以。

（3）中等风险组的转运策略最为困难。这种伤员格拉斯哥评分在 14~15 分，受到外伤时有丧失意识或者意识改变的病史，或者有进行性头痛、恶心，逆行性遗忘史。如果任何这样的情况和多系统外伤的伤情共同出现，这种伤员就必须立即转运。如果单纯只是出现上述一种情况的话，转运允许相对延长到12小时以内，但是不可机械地认为这样就是定律。因为有些情况会随时发生重大的改变，甚至背后隐藏着生命危险。所以一旦转运被拖延或者无法顺利完成，则必须在等待转运的过程中，给予伤员严密的观察，一般每4~6小时评估一次。

第二节　骨　折

一、骨折的定义

骨的完整性或连续性中断被称为骨折。由外伤引起者称为外伤性骨折；发生在骨病（肿瘤、炎症）等部位者称为病理性骨折。骨折端如与外界相通为开放性骨折，如与外界不通则为闭合性骨折。此外，还可根据损伤的程度、骨折的稳定程度等做出其他分类。外伤后如果发生骨折，常有局部疼痛、压疼、肿胀、瘀血斑、畸形和活动受限、不能负重以及纵向叩击疼、异常活动等表现，临床上多可以此做出诊断。

为了确诊和进一步了解骨折部位、类型等，X线摄片检查是必需的。当然，骨折本身还可伤及与其有关的血管、神经等而出现相应的症状。此外，还应注意外伤引起的其他部位或器官的损伤，而且首先要抢救那些会直接威胁伤员生命的损伤，如内脏和颅脑损伤及大出血等。一般来讲，骨折后经过处理，如复位使骨折端紧密接触以及固定，骨折段又有良好的血液供应，经过一段时间后便可自行愈合，恢复其连续性和功能活动。

二、胸骨骨折

胸骨骨折大多由强大的暴力所引致，可伴有肋骨骨折，产生胸廓反常呼吸运动；也可由前胸部直接的撞击引起，如急刹车时汽车方向盘挤伤。大多为横断骨折，常发生于体部或柄体交界部，一般不易引起错位，骨折严重时，胸骨可向前或向后移位。查体时，骨折局部压痛非常明显，触诊发现局部隆起畸形，有骨擦音，咳嗽及深吸气时疼痛加重。侧位胸部X线摄片可明确诊断。

可伴随胸内脏器的损伤，如心脏挫伤或出血。

若骨折无明显移位，可卧床休息及止痛药治疗，3～4周即可愈合。若骨折有明显移位，待伤情稳定后尽早行骨折复位和固定。可用闭式复位，若闭式复位失败可行开放复位，不锈钢丝固定。

三、肋骨骨折

（一）单处肋骨骨折

上胸部第1～3肋骨由于受肩部（前有锁骨后有肩胛骨）的保护作用，一般不易引起骨折。下胸部第10～12肋骨除在直接暴力作用下，很少骨折，这是因为肋骨前端游离易缓冲外力。大多数肋骨骨折发生在第4～9肋骨，可由暴力直接施加于肋骨，使肋骨向内弯曲而折断，也可由胸部前后受挤压，使肋骨受间接暴力向外弯曲而折断。骨折后，断端可向内移位刺破胸膜和肺组织，产生气胸和血胸；也可刺破肋间血管，产生血胸。第8～10肋骨骨折常合并肝、脾或膈肌的破裂，应仔细检查排除腹腔内出血。

患者出现剧烈疼痛，尤其是深呼吸或咳嗽时疼痛加重。不但骨折局部疼痛，还可沿肋间神经放射。伤员常常以尽量减少呼吸幅度来达到减轻疼痛的目的。查体受伤部位有时可见肿胀，有压痛、胸廓挤压征阳性。

在户外环境下，治疗的重点是控制疼痛和固定胸廓。如果口服镇痛药镇痛效果不显著，可用肌内注射止痛或肋间神经封闭。固定胸廓可用多带条胸带固定。另外，鼓励患者咳嗽、咳痰，减少呼吸系统并发症。

（二）多根多处肋骨骨折及连枷胸

多根多处肋骨骨折可使胸壁失去完整肋骨支撑而软化，出现反常呼吸运动，即吸气时软化区胸壁内陷，呼气时外突，称为连枷胸。多发生于年龄较大的伤员，胸部前面挤撞伤导致肋骨后端的多条骨折常合并血胸。

患者表现为胸痛、不敢深呼吸和做咳嗽动作，容易造成分泌物的潴留形成肺炎和肺不张。

连枷胸的诊断：多根多处肋骨骨折造成胸壁不稳定、软化。平静呼吸时，反常呼吸可不出现，伤员做深呼吸时，软化区吸气时内陷，呼气时外突，即可做出早期诊断。患者可有胸廓畸形、隆起、骨擦音、胸壁有凹陷、皮下淤血和皮下气肿的表现。严重连枷胸患者，伤后即刻出现呼吸困难和呼吸功能不全的症状。

多根多处肋骨骨折的治疗主要是镇痛，防止骨折处的异常活动，预防肺继发感染。有气胸应抽气或引流，胸廓中下部多条肋骨骨折，可用胸带固定，固定后肋骨骨折处相对稳定，疼痛减轻，一般 2～3 周疼痛缓解即可解除，在固定期鼓励伤员排痰。

现场处理后，应立即转运到医院，行肋骨及胸骨牵引，消除胸壁反常呼吸运动；对不能有效排痰或呼吸衰竭者，可行气管切开，必要时行呼吸机支持治疗。

四、上肢骨折

（一）锁骨

锁骨骨折常由于直接暴力的击打或跌倒后肩部侧方撞击地面造成。好发部位为中段或中、远1/3处。锁骨骨折常发生于滑雪或山地自行车运动中。患者主诉肩部疼痛，伴肩关节活动受限，上肢或肩关节活动时，按压患处也可加剧疼痛，捻发音的存在可以确诊。尽管少见，但也不能忽视因肺尖被骨折端刺破而导致气胸的形成。所以，应该对患者进行肺部呼吸音的听诊，呼吸急促或吸气时深部疼痛均应怀疑气胸的形成。

锁骨骨折也可以导致臂丛神经或腋动脉及锁骨下血管的损伤，对于锁骨骨折的患者，要对患肢的神经循环系统做全面细致的检查，对患处的皮肤也应该做详细的检查，据统计有 3%～5% 的锁骨骨折是开放性的，因为锁骨的位置比较表浅。如果患者有明显的开放性伤口，疑似气胸或怀疑有神经以及血管的损伤，就需要立即去医院诊治。锁骨骨折的户外救治包括"8"字绷带或吊带的固定，以及适当使用一些镇痛药物。

（二）肱骨

直接暴力打击或作用于上臂的扭力可以导致肱骨干骨折。常发生于坠落、上肢捆绑或滑雪跌倒。肱骨干中、下1/3的骨折可以导致桡神经的损伤。如果出现上臂疼痛、畸形以及骨擦音，就要固定上肢，并对患肢的运动、感觉功能做全面细致的检查，为了减少疼痛，肱骨骨折在未行夹板固定之前，应该用手固定患者的稳定型骨折。桡神经功能的测试可以通过检查拇指背侧的皮肤感觉，腕、掌指关节的背伸以及指间关节的屈曲来判定。当疑似肱骨干骨折时，应给予夹板外固定，并可使用吊带使患肢舒适一些。

在受伤早期，肱骨近端粉碎性骨折很难与肩关节脱位相区别。受伤机制是迅速跌倒时手臂外展、外旋，或是肩关节的前方受到一个直接的暴力。患者主诉，轻轻按压肩关节周围或活动手臂时产生剧烈疼痛。闻及骨擦音即可以确定诊断。此类骨折无须立即复位，吊带的使用是户外处理的常规办法。

肱骨近端的骨折伴脱位也时有发生，绝大多数脱位都属于前脱位。肩关节前方或后方饱满，与健侧相比，患侧有骨擦音则是骨折的确诊依据。肱骨近端骨折的病情比单纯的肩关节脱位要严重得多，所以要对患肢的神经循环系统做仔细而全面的检查。出现任何神经或血管的损伤迹象都要立即去医院诊治。

如果成人跌倒后导致肘关节疼痛、肿胀、畸形，并可闻及骨擦音，就要对患肢进行神经循环系统的检查，然后用夹板将肘关节固定于45°～90°屈曲位，可使患者感到舒适一些。在未接受 X 线检查之前一般不应采取复位术，因为骨折的同时还有可能伴随着关节脱位。如果骨折是开放性的或者有神经循环系统的损伤，应该立即前去医院接受诊治。

（三）桡骨

直接或间接暴力均可引起不同部位的桡骨骨折，多见中、下 1/3 骨折，桡骨骨折因尺骨完整，所以会有明显的移位。桡骨骨折时应注意有无下尺桡关节的脱位（盖氏骨折，Galeazzi fracture）。所以要检查腕关节是否有疼痛、肿胀、畸形或活动受限。患者常主诉，跌倒后或手臂受到暴力直接打击后感觉手臂疼痛、肿胀和畸形。当尺桡骨同时骨折时，前臂可见显著的畸形。肘关节及腕关节也要做相应的检查。一旦发现桡骨骨折或尺桡骨均骨折时，一定要用夹板将腕关节、肘关节及前臂固定于功能位。

桡骨小头骨折常发生在青年人或中年人群，受伤机制是肘关节伸直位跌倒，手掌着地，肘关节强度外翻，桡骨头猛烈撞击肱骨小头，引起桡骨小头骨折。患者受伤后常主诉肘关节疼痛，并且不能完全伸直，当轻压桡骨小头部位或旋转肘关节时，疼痛会加剧。当老年人跌倒后用掌根部着地时会造成桡骨远端的干骺端骨折。在户外，青年人由较高处摔下并用掌根部着地时也可以导致此类骨折。桡骨远端骨折一般也会伴有尺骨茎突的关节内骨折。疼痛、畸形和骨擦音是常见症状。当怀疑有此类骨折时，一定要仔细检查骨折远端的神经循环系统，尤其要注意正中神经分布区域的感觉检查。该部位正中神经损伤或受到压迫会造成手掌、拇指、示指、中指以及环指桡侧半的皮肤感觉减退；对掌肌甚至拇展肌无力。在户外，可以做简单的复位处理：一只手握住患者前臂准备牵引，另一只手握住骨折远端的手腕部，对骨折进行牵引，当手腕形状基本恢复正常后，用夹板将腕关节及肘关节固定。

桡骨远端的骨折好发年龄女性在 11 ~ 13 岁，男性则在 13 ~ 15 岁。发生在儿童时期的骨折一般都不是粉碎性的，但是复位却比较困难。如果是开放性骨折，或者是神经循环系统受到了影响，应尽早求医。运送患者途中应抬高患肢，使患肢高于心脏水平。

(四) 尺骨

尺骨干的骨折一般都伴有同一水平的桡骨干骨折。如果是单纯的尺骨干骨折，多为直接暴力所致，所以又称之为"棍棒骨折"。尺骨骨折多伴有尺桡近侧关节的分离移位（孟氏骨折，Monteggia fracture），所以一定要做肘关节的功能检查。

在户外，骨折原因多为摔倒时前臂支撑身体或直接碰撞。主要表现为疼痛、局部肿胀及骨擦音。可用长臂夹板将前臂固定于功能位。如果是开放性骨折就要立即去医院治疗。

(五) 腕骨

腕骨骨折多缘于较大的旋转力或轴负荷力，多因跌倒时手部支撑地面引起。患者主诉疼痛，患处逐渐肿胀。手部活动或前臂旋转时可引起剧痛。一些腕骨骨折常伴有腕关节的脱位。

腕骨骨折在未照 X 线摄片之前是很难确诊的。只要"鼻烟窝"处存在明显的触压痛，就要高度怀疑有舟骨骨折的可能。如果是钩骨钩部骨折，患者常主诉小鱼际隆起的基底部疼痛。外力最常来自握持的物品，经手掌基底传导到钩骨，比如用力打高尔夫球、网球或打空时，用斧头或锤子用力击打物体时，巨大的反作用力经所握持物体传导至钩骨，导致钩骨钩部骨折。这种情况可用短臂夹板固定患肢。对于一些开放性骨折或有神经血管损伤的患者应立即送往医院诊治。

（六）掌骨

掌骨基底或掌骨干的骨折多缘于挤压伤或轴负荷伤，如手部被重物挤压或撞击。如果掌骨基底部有触压痛肿胀及骨擦音，偶尔伴有畸形，就要怀疑基底部骨折，需要用短夹板或尺骨钩形夹板来固定。

同样的受伤机制也可以造成掌骨颈骨折，最常见的是第4、第5掌骨颈骨折。这种骨折往往可以伴有明显的屈曲型畸形。但只要屈曲畸形不超过40°，基本上不会影响手的功能，所以这种骨折很少需要复位。

如果掌骨骨折有短缩移位，就要牵引相对应的手指，直至恢复正常长度，然后用铝夹板固定。

（七）指骨

指骨骨折常见于挤压伤，根据成角或旋转畸形以及骨擦音，可以很容易确诊。在没有做X线检查时，半脱位的或全脱位的关节内骨折是很难与指间关节脱位相鉴别的。牵引可以使骨折复位，并纠正畸形。可以用束带将患指与邻指固定，也可在掌侧放置夹板将其固定。甲床的破碎与骨折需要清洗，然后用无菌纱布覆盖包扎，再用掌侧夹板固定以防再损伤。

五、下肢骨折

（一）股骨和髌骨

通常情况下，健康的成年人只有在高空坠下，或者是高速运动时受伤才会导致股骨近端骨折，如滑冰或滑雪运动。这些骨折经常发生在股骨颈、转子间或转子下。患者主诉大腿近端疼痛，并伴有轻度的肿胀、畸形，就要高度怀疑此处骨折。很多病例，患肢明显短缩和外旋畸形。经过对感觉、运动和循环功能的仔细检查后，就要将患肢摆正，有条件的话可以用肯德里克夹板或托马斯夹板进行固定，并可给予暂时的牵引。如果没有以上器具，可以将患者双下肢绑缚在一起，用平板运送救治。

股骨颈骨折后，创伤性股骨头坏死的发生率是很高的，没有 X 线的检查，就无法与转子间或转子下骨折相鉴别。正确的股骨颈骨折的急救处理可以减少创伤性股骨头坏死的发生率。一旦怀疑是股骨颈骨折，就要立即送诊医治。

股骨干骨折的机制大同小异，大腿中段有骨摩擦音和明显的畸形，检查完神经系统和循环系统后，患肢需要牵引，任何明显的骨折畸形都可以通过温和的牵引来矫正。牵引期间要反复地检查神经系统。如果是开放性骨折，就要剪开患者的裤子做全面的检查，一经确诊，应立即送往医院治疗。

对于髌骨骨折来说，深触诊很容易发现损伤。因为表面缺乏软组织保护，所以外伤很容易导致粉碎性骨折。X 线检查可以确诊。检查完患肢后，患肢应该被固定放置，以防止骨折端刺破腘动脉、静脉。使用后部夹板有利于患者的搬运和转送治疗。和所有骨折一样，发现开放性伤口或出现神经血管异常时，应马上送往医院治疗。

（二）胫骨和腓骨

胫骨近端宽大的胫骨平台关节面与股骨远端及髌骨构成膝关节，跌倒或高处坠落可以导致此处骨折。外翻的力矩可以导致胫骨平台侧方骨折，反之，内翻的力矩可以导致胫骨平台中央的骨折。查体时很容易发现疼痛、肿胀和畸形。每小时都要检测患肢足背动脉及末梢毛细血管再灌注情况。患肢需要用后方夹板固定好再进行搬运送至医院。

90% 的胫骨干骨折的患者都合并有腓骨干的骨折。骨折多为直接暴力引起。滑雪跌倒时很容易导致此类骨折。当身体跌倒时，穿戴滑雪靴的小腿撞击到岩石或树干上，就会形成一个胫腓骨的螺旋形骨折。

户外的开放性骨折大多数都是胫骨干骨折，一旦怀疑此类骨折，就要详细检查患肢远端的感觉、运动及循环情况。为了便于搬运，可给予后方夹板固定。

（三）踝关节

踝关节骨折包括胫骨远端关节面、内踝以及外踝的骨折，多因巨大的旋转力引起。胫骨远端关节面的骨折也可因高处坠落及跳跃引起。脱去鞋后，可见伤处有明显的肿胀畸形。要注意是否有开放性伤口，同时进行神经循环方面的细致检查。

如果踝关节有旋转畸形，可以做温和的牵引使其复位，然后用后方夹板将踝关节固定于中立位，送诊途中应注意抬高患肢。

（四）跗骨

当人从高处坠落或跳跃用足着地时，很容易造成跟骨和距骨骨折。

跟骨骨折时，足跟部会有剧痛、畸形和骨摩擦音。踝关节骨折时，触痛在踝水平，而当距骨骨折时，触痛在踝远端。了解足部的受力点对诊断是十分有益的。

距骨骨折常伴随跟距关节或踝关节的脱位。一旦怀疑距骨骨折就要送往医院治疗，因为闭合复位常常是无效的。其他跗骨的骨折较为少见，如果相关部位有压痛点是有助于诊断的。患者运送途中应进行小夹板固定并抬高患肢。

（五）跖骨

跖骨基底骨折常伴有足中段的脱位。受伤机制多为足部过度跖屈，常见于下楼滑倒和摩托雪橇运动中。都是前足着地，致足部跖屈呈马蹄形，继之人体重力的冲击，使足部被压弯在地上，导致跖跗关节背侧关节囊和韧带撕裂脱位。患者主诉足部中段疼痛肿胀，脱去鞋后，骨擦音和跖骨基底的压痛表现为阳性（尤其是第1、2和5跖骨），有时可看到跖肌瘀斑。足中段脱位可以引起肌间隔室综合征。

跖骨干骨折多发生于挤压伤和高空坠落及跳跃。跖骨中段经常发生"疲劳骨折"（又称行军骨折）。由于足肌过度疲劳，足弓塌陷，平时负重较少的第2及第5跖骨头负重增加，即逐渐发生骨折，同时骨膜也产生新骨，所以骨折并不会完全分离，早期X线检查也可以表现为阴性。可用短夹板进行固定，并且近期不能负重。

（六）趾骨

趾骨骨折经常因挤压伤所致。穿钢头靴或其他硬头靴即可避免此类骨折。该骨折可有成角，但很少移位。踇趾骨折时可用行走石膏靴固定3周，其余4

趾的骨折可以采取邻趾固定法，如骨折不稳定，有明显成角，尤其在矢状面的成角必须矫正，以免产生痛性胼胝。

第三节　脱　位

一、上肢脱位

（一）胸锁关节

外伤性胸锁关节脱位通常需要很大的直接或间接的暴力。胸锁关节脱位分为前脱位和后脱位。前脱位是比较常见的，锁骨的内侧头移位到了胸骨柄的前方，患者主诉胸骨周围疼痛，并不时做着深呼吸。如是后脱位，较强的压力可压迫食管和上腔静脉，患者主诉吞咽困难和面部、上肢的静脉怒张，表现为上腔静脉阻塞综合征。胸骨柄与锁骨内侧头之间的区域塌陷即可确定诊断。

单纯的胸锁关节前脱位不会引起神经及循环系统障碍，治疗上仅用吊带悬吊患肢即可。胸锁关节后脱位如果引起任何神经及循环系统障碍，都应该尽快使其复位。

（1）前脱位：患者坐位，术者一手拉住患者伤侧上臂上端，使肩关节高度后伸外旋及轻度外展，一手按压脱出的锁骨胸骨端，即可复位。助手于胸锁关节前侧放置压垫，并用前"8"字绷带固定（见图 8 - 2）或石膏绷带局部加压固定，3～4 周后去除固定进行患肢功能锻炼。

（2）后脱位：患者坐位，双手叉腰。术者一手推顶伤侧胸壁侧部，一手握住上臂上端向外后，两手做持续对抗牵引。待锁骨胸骨端突然跃起，

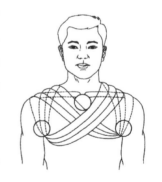

图 8 - 2 "8"字绷带固定法

即复位。再用后"8"字绷带或石膏绷带固定，使患侧肩胛骨及上臂向后伸，以维持关节整复状态。4 周左右后去除固定进行患肢功能锻炼。

（二）肩锁关节

肩关节上方遭受暴力打击即可造成肩锁关节脱位。因为手的活动可以加重肩部的疼痛，患侧上肢应该用吊带悬吊。只要患者可以忍受疼痛，就无须去医院治疗。

（三）肩关节

肩关节脱位多为间接传递暴力所致，分为前脱位和后脱位。在外伤暴力作用下将肱骨头推至肩胛骨之前，即为前脱位，日常生活中较多见。按肱骨头脱位的位置，前脱位又可分为盂下脱位、喙突下脱位和锁骨下脱位。

治疗上以手法复位为主，一般在局麻下即可进行，身强体壮肌肉结实者可以用臂丛麻醉或全麻。局麻用2%利多卡因5～10毫升经肩峰下直接注入关节腔即可。复位方法：①希氏法（Hip - pocratic reduction），见图8－3。病人仰卧于手术台上，手术者用脚前足部包裹些布蹬在患者腋窝顶处，一足立在地上，一般患者右肩脱位用右足蹬，左肩脱位用左足蹬。术者双手拉住患者手腕，使前臂中立位，上肢带在一轴线上，蹬时术者膝关节微屈，逐渐持续用力，慢慢伸直，患肢慢慢向外旋转即可使肱骨头滑入关节盂内。②柯克法（Kocher's reduction），见图8－4。患者仰卧，术者站在同侧髋部，左手握住患者手腕，右手握住肘部使屈曲90°进行牵引，同时外旋外展上臂，使肱骨头回到关节盂的前上缘，继续牵引将上臂保持在外旋的位置上，逐渐内收肘部，使之与前下胸壁接触，此时关节囊破口被拉开，肱骨头由关节前上缘向外转，在肘部高度内收位置上比较快地内旋上臂，伸直肘关节使掌面向背侧，肱骨头在

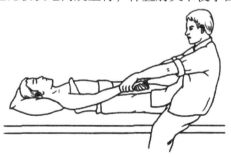

图 8－3　希氏复位法

内旋位通过张开关节囊破口而复位，复位成功可听到清脆的响声，Dugas 征也恢复阴性。复位方法很多，以上两法为常用，一般治疗效果满意。复位后 X 线摄片复查满意，将患肢肘屈曲 90°，整个上肢紧贴胸廓进行固定，用三角巾或绷带维持 3 周。鼓励患者手指和手腕活动，严禁上臂外展。3 周后去掉外固定物，逐步活动肩关节，进行肩关节功能锻炼，一般 2~3 个月后即可恢复正常。

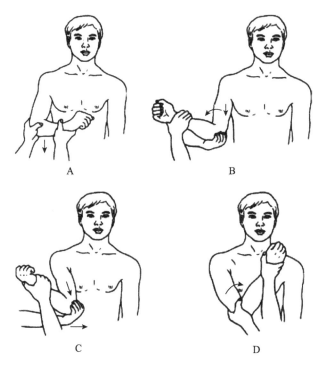

图 8 - 4　柯克复位法

（四）肘关节

肘关节脱位多由伸展过度引起，或跌倒时手臂外展撑地，同时肘关节过度伸直，轴负荷传递至肘关节所致，多为后、侧方脱位。主要体征为肘后三角和前臂垂直畸形，仔细检查肢端感觉、运动及循环系统状况无误后，即可以复位。助手握住患者上臂或用宽布带套在腋下做反牵引，术者握住患者腕部做向下牵引，另一只手握住肱骨下端向后推压，同时肘关节屈曲即可复位。

（五）腕关节

腕关节脱位经常伴有腕骨的骨折，多因跌倒时手部背伸引起，腕关节脱位在临床上很难与桡骨远端骨折相区别。经过仔细的末梢神经功能检查，尤其是正中神经功能检查后，可以进行复位处理。处理方法与处理桡骨远端骨折的方法相似。如果是背侧脱位，术者一只手握住患者前臂，另一只手握住患者手部，背伸患者腕关节即可复位，如果是掌侧脱位，就需要先使腕关节掌屈，然后进行纵向牵引。如果三次整复仍未复位或正中神经功能有功能异常状况，就要去医院治疗。如果复位成功，即可用短臂夹板固定（腕部及前臂夹板见图8－5），并抬高患肢。如果腕关节没有畸形却有疼痛和压痛，就不能排除腕骨间韧带撕裂或腕骨骨折，也可以用短臂夹板制动。

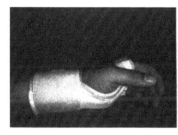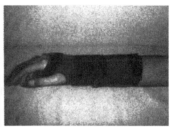

图8－5　腕部及前臂夹板

（六）掌指关节

掌指关节脱位比较少见，多由挤压伤引起，近节指骨基底可以向背侧或掌侧脱出，背侧脱位相对来说更多一些。临床表现为掌指关节伸直过度，指骨短缩。大多数背侧脱位是很容易复位的。一般采取的手法为牵引掌指关节并屈曲至45°~60°，用夹板固定3~4周即可。当掌板嵌入关节时，就很难复位了，此时临床表现为掌指关节轻度背伸，关节掌侧皮肤出现褶皱。这种情况常见于示指、拇指及小指的掌指关节脱位。此种脱位常需要切开复位，而且是越早越好。当一个人用"虎口区"持物跌倒时，外翻的应力导致了第一掌指关节尺侧副韧带的损伤（又称"滑雪者拇指"或"守门员拇指"）。患者主诉第一掌指关节的尺侧疼痛。有时，内收肌腱膜会嵌入尺侧副韧带与骨面之间，导致

Stener 损伤，这是手术适应证。在户外，损伤的掌拇关节可以用穗状夹板或束带外固定，然后尽快就医。掌拇关节的束带外固定有连体包扎法（见图 8-6A）和拇指锁定包扎法（见图 8-6B）。

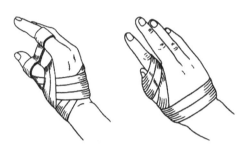

A. 连体包扎法　　　　B. 拇指锁定包扎法

图 8-6　掌指关节脱位

（七）近指间关节

近指间关节脱位可以是背侧脱位、掌侧脱位或旋转脱位。背侧脱位较为常见，多伴有伸展过度和掌板破裂。伴有中节指骨基底骨折的指间关节脱位，复位后仍不稳定。复位方法近似于掌指关节背侧脱位的复位方法，见图 8-7。复位后，应该将患指用束带固定于邻近手指，避免其伸展过度。

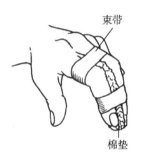

束带

棉垫

图 8-7　连体包扎法固定手指

（八）远指间关节

远指间关节的受伤概率少于近指间关节。单纯的脱位很少见，而且以背侧脱位为主，多伴有开放性伤口。复位方法简单，复位后还要对伤口做进一步处理。锤状指，又称棒球指或指锤症，当末节手指用力伸直时，突遭强迫屈指的暴力，致使伸肌腱在末节指骨基底背侧的附着点处撕裂。肌腱起点的 3 种损伤导致锤状指，伸肌腱止点处被拉长，但没有被拉断，虽然此时末节手指有些下垂，但仍有一些背伸肌力（见图 8-8A）；伸肌腱从止点处断裂，末节保持着 40°~45° 的屈曲畸形，患者已经失去伸直末节的肌力（见图 8-8B）；伸肌腱从末节指骨基底附着处撕下一小块骨片（图8-8C），受伤后远指间关节不能完全伸直，关节应该固定在轻度背伸位6～8周。

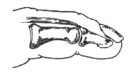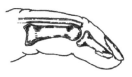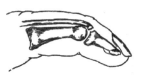

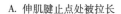

A. 伸肌腱止点处被拉长　　　B. 伸肌腱从止点处断裂　　　C. 伸肌腱断裂处附着小骨片

图8-8　伸肌腱损伤

远指间关节背侧铝夹板的固定可以治疗锤状指（见图8-9A、B、C、D），每个夹板都是三点固定（见图8-9E）。

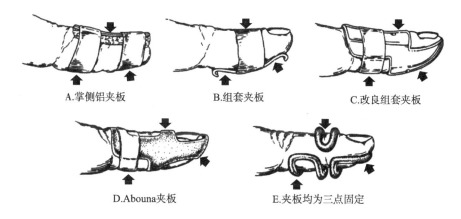

A.掌侧铝夹板　　　　　　B.组套夹板　　　　　　C.改良组套夹板

D.Abouna夹板　　　　　E.夹板均为三点固定

图8-9　锤状指固定法

指深屈肌腱附着点撕裂也偶尔可见。当指深屈肌腱用力屈曲时，突遭一个背伸的暴力所致。这种损伤以环指多见。主要表现为当近指间关节伸直时，远指间关节屈曲无力，疼痛伴关节周围压痛。因为屈肌腱的止点经常回缩，所以在屈曲位固定关节后，要在7天内得到外科手术治疗，以防止肌腱挛缩。

二、下肢脱位

（一）髋关节

髋关节后脱位是因为股骨过度屈曲和内收所致，经常发生在乘车时的交通事故或雪橇及滑雪运动事故中。后脱位时，患者主诉髋部剧痛，伴有患侧下肢的短缩、屈曲内收及内旋畸形。任何髋部的运动都可以使疼痛加剧。临床上很难鉴别是否有髋臼骨折或股骨颈骨折。髋关节很少有向前脱位，表现为患肢轻度外旋、屈曲和外展。这种脱位多为当髋关节受到一个较大力量而造成过度外展时所致。

患者仰卧位接受全面细致的系统检查，检查肢体远端是否合并骨折，以及肢体的感觉和运动情况。髋关节脱位属于外科急症，因为复位时间的长短直接关系到是否会造成股骨头缺血性坏死。髋关节后脱位时很容易损伤坐骨神经。立即去医院就诊是十分必要的，因为X线检查可以显示伴有股骨颈骨折的髋关节脱位，在闭合髋关节后复位会造成骨折错位。但如果患者在6小时内不能到达医院救治的话，就需要进行闭合复位术。Allis髋关节复位法提位的具体步骤（见图8-10）：患者仰卧位，术者站在患肢旁，助手双手固定髋部，术者双手握住腘窝，徐徐屈曲患髋和膝关节至90°，以松弛髂骨韧带和诸肌群，并握住腘部向上牵拉，使股骨头向前移动，接近关节囊后壁破口，同时向内旋转股骨干，促使股骨头滑入髋臼内。还有Stimson重力牵引法适用于后脱位的复位（见图8-11），这种方法不适宜户外操作，患者上身俯卧在平桌上，屈髋屈膝90°，纵向牵引的同时使患肢内收、内旋即可复位。这两种复位术原理是一致的，只不过一个是让患者仰卧，而另一个则是让患者俯卧。

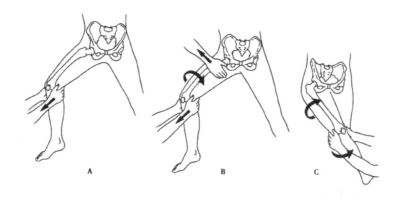

图8-10 Allis髋关节复位法

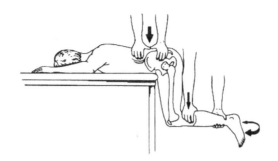

图 8 - 11　Stimson 重力牵引复位法

（二）膝关节

膝关节脱位，因为明显的移位而很容易诊断。胫骨可以向五个方向移位：前方、后方、外侧、内侧和旋转。前方和后方脱位是最常见的。因为 5% ~ 40% 的膝关节脱位都伴有血管的损伤，所以膝关节脱位属于外科急症范畴。当怀疑有此类损伤时，一定要对患肢做严格周密的神经血管检查。足背动脉搏动正常并不一定代表血管完好，腘动脉内膜的撕裂可造成迟发性血栓的形成。另外，脱位还可以造成腓神经的损伤。

膝关节前脱位的复位方法是牵引小腿，将股骨远端逐渐向上抬起即可复位。后脱位的复位方法是牵引小腿，并将胫骨近端向上抬起即可复位。后外侧的旋转脱位复位起来比较困难，经常需要手术切开复位。膝关节中部有一横沟是这种损伤的特异性表现。转运患者时应使用后方夹板将患肢固定，并使患者仰卧于木板上。要警惕血管的损伤和间隔室综合征的发生，应紧急送患者住院检查治疗，因为血管的损伤可能会导致截肢。

有时伸膝即可造成髌骨脱位，轻轻推挤髌骨即可使其复位。如果复位不成功，可用膝关节夹板将膝关节固定于伸直位，患肢可以负重。送至医院之前，膝关节都应该保持在伸直位。最终应做 X 线检查以排除髌骨软骨骨折，因为这种损伤经常会导致髌骨软骨骨折。

（三）踝关节

踝关节脱位经常伴有单踝或多踝的骨折。这种损伤经常发生在坠落时踩到凸凹不平的地面，或由踝关节扭伤造成。对踝关节的开放性损伤须做仔细的检查，尤其是神经、血管的检查，以了解踝关节的基本情况，然后进行踝关节的复位，握住踝关节，屈曲膝关节（以便松弛腓肠肌）并做牵引，使足部与小腿对齐，再次检查足部，包扎所有伤口，用后夹板固定患肢，运送患者时要注意保持患肢高于心脏水平。

距骨外侧突骨折在滑雪造成的下肢骨折中较为常见，容易跟外踝扭伤相混淆，所以 X 线检查是鉴别诊断的最基本检查。内翻损伤偶尔会造成腓骨短肌腱附着处骨折，第 5 跖骨基底的压痛提示该损伤的存在，但是最终的诊断还需要 X 线检查来确诊。早期的处理方法与踝关节扭伤的处理方法相同。

（四）足

当人跌倒或跳起落地时失去平衡，或踩到凸凹不平的地面时，偶尔会导致跟距关节脱位，跟骨会向内侧，更多的是向距骨外侧脱位。通过足跟与踝关节的位置关系即可诊断，如果 3 小时内不能到达医院接受治疗的话，就需要施行复位术。内脱位复位术比外脱位复位术要相对简单一些，因为跟腱经常移位到距骨颈外侧，阻碍复位。两者复位方法大致相同：患侧屈膝（放松腓肠肌），术者握住足跟部进行牵引，使足跟部与踝关节位置关系恢复正常，畸形消失。这种方法常在复位内脱时取得成功。但是对于外脱位，尤其是合并开放性损伤时，往往需要手术切开复位。复位成功后，需用后方夹板固定患肢，并抬高患肢超过心脏水平。即使是复位成功了，患肢也不能负重，直到得到专业治疗为止。

足中段骨折和脱位在跖骨骨折章节已有描述。

（五）跖趾关节和趾间关节

跖趾关节脱位比较少见，偶见于中度的轴作用力直接作用于趾。挤压伤或在攀崖事故中患者穿软底鞋易发生此类损伤；穿硬头靴可以防止此类损伤的发生。踇趾受此损伤时经常伴有骨折。脱位常属于背侧脱位。因为常伴有开放性损伤，所以一定要仔细检查足部。复位方法类似于指间关节脱位的复位术，当跖趾关节脱位时，跖骨头恰好穿过籽骨与踇短屈肌时，则需要手术切开复位。

其他的跖趾关节关节脱位多是外侧脱位或内侧脱位，最常见的受伤机制是未穿鞋的足趾用力踢到静止的物体上。复位时患者仰卧，牵引患趾的同时，患者足部用力向下做对抗牵引。相似的机制同样可以造成趾间关节的脱位，同样可以靠牵引复位。复位成功后，患趾要做邻趾固定 1~3 周，行走时可以穿硬底靴。

第四节　软组织损伤及治疗

软组织损伤是指骨骼周围及关节附近的肌肉、肌腱、韧带、筋膜、关节囊、椎间盘纤维环、血管及周围神经等，因跌扑撞击（直接暴力）、闪、扭、牵拉（间接暴力）或积劳所导致的闭合性损伤。

一、擦伤

机体表面与粗糙的物体相互摩擦而引起的皮肤表层损害，称为擦伤。主要征象为表皮剥脱，有小出血点和组织液渗出。伤口无感染则易干燥结痂而愈；伤口有感染，则局部可发生化脓、有分泌物。

小面积的擦伤，用 1%~2% 红汞或 1%~2% 龙胆紫涂抹；面部擦伤宜涂抹 0.1% 新洁尔灭溶液。擦伤面积大，伤口深，易受污染，需用 2.5% 碘酒和 75% 酒精在伤口周围消毒，用生理盐水棉球清除伤口异物，外敷生理盐水或 1% 雷弗奴尔纱布，再用绷带包扎。感染的伤口应每日或隔日换药。

二、裂伤、切伤

（1）裂伤，指受钝物打击引起的皮肤和皮下组织撕裂，伤口边缘不整齐。

（2）切伤，是锐器切入皮肤所致。伤口边缘整齐，多成直线形，出血较多。

裂伤和切伤，轻者可先用碘酒、酒精将伤口周围皮肤消毒，再用消毒纱布覆盖，加压包扎。伤口较大、较深、污染较重的，应及时送医院，由医务人员做清创术，清除污物、异物、坏死组织，彻底止血，缝合伤口；口服或注射抗菌药物以预防感染。伤口小而深和污染较重者，应注射破伤风抗毒血清

1500～3000 国际单位，预防破伤风。

严重的切伤有时会伤及深部的血管、神经或肌腱，处理时要仔细检查。

三、刺伤

刺伤是尖锐物刺穿皮肤及皮下组织器官的损伤，伤口小而深。树枝、鱼钩等所造成的刺伤最常见。因为伤口引流不畅，这些伤口有藏匿细菌和继发性感染的高风险。刺伤要用大量干净的溶液充分冲洗，保持敞开，以促进伤口愈合。血流能清洗伤口的细菌，所以应该促进少量出血。不缝合或用胶带闭合伤口。如果伤口超过 1/4 英寸（0.6 厘米），把一片无菌纱布弄成棉芯状塞进伤口，起到引流和防止脓肿腔形成的作用，放置 1 天或者 2 天。如果伤口感染，用温水浸泡 4 次或更多，给患者用双氯西林或头孢氨苄治疗 4 天。

四、挫伤

人体某部位遭受钝性暴力作用而引起该处及其深部组织的闭合性损伤，称为挫伤。

1. 原因

在足球、篮球运动中，运动员相互碰撞或被对方踢伤；体操、武术运动中，人体与器械撞击或被器械击伤等。大腿前面肌肉及小腿都是容易受挫伤的部位。此外，头部和躯干部的挫伤可并发脑组织和内脏器官的损伤。

2. 征象

单纯肌肉挫伤，轻者局部仅有疼痛、压痛、肿胀、功能障碍等征象。重者可因皮下出血形成血肿或瘀斑，疼痛和功能障碍都较明显。

复杂性挫伤是一种较为严重的损伤，如头部挫伤，轻者可发生脑震荡，严重者可有颅骨骨折或合并脑挫伤而危及运动员的生命；胸、背部挫伤可合并肋骨骨折或肺损伤，形成气胸或血胸；腰、腹部挫伤可合并肾挫伤和肝、脾破裂而引起内出血或休克；睾丸挫伤可因剧烈疼痛而引起休克；股四头肌、腓肠肌的严重挫伤，可引起肌肉或肌腱断裂，故应根据暴力大小和受伤部位判断伤势的轻重。

3. 处理

单纯性挫伤在局部冷敷后外敷新伤药，加压包扎、抬高患肢；头部、躯干部和睾丸挫伤有休克症状出现者应首先进行抗休克处理，保温、止痛、止血、纠正休克后，立即送医院治疗；有肌肉、肌腱断裂者，应将肢体包扎固定后，送医院治疗。

4. 预防

训练和比赛时，应加强必要的保护，提高自我保护能力，穿戴好保护装备，改正错误动作，严格裁判，禁止粗野动作。

五、肌肉拉伤

肌肉主动强烈地收缩或被动过度地拉长所造成的肌肉微细损伤、肌肉部分撕裂或完全断裂，称为肌肉拉伤。

1. 机制

肌肉拉伤是由肌肉主动收缩所产生的张力、重力或对抗所引起的肌肉过度牵伸所致。这是一种作用于肌肉的间接损伤，在运动员中很常见，有时称为肌肉劳损、撕裂或肌肉断裂。这种损伤好发于跨越两个关节，尤以发生在 1 型纤维比例更高的肌肉。

2. 征象

肌肉拉伤有局部疼痛、压痛、肿胀、肌肉紧张、发硬、痉挛及功能障碍等征象，当受伤肌肉主动收缩或被动拉长时疼痛加重。肌肉收缩抗阻力试验呈阳性，即疼痛加剧或有断裂的凹陷出现。有些伤员受伤时有闪痛、撕裂样感，肿胀明显及皮下瘀血严重，触摸局部有凹陷及一端异常隆起者，可能为肌肉断裂。

3. 分级及临床表现

肌肉拉伤一般可分为三级，具体表现如下。

一级：仅有少数肌肉纤维挤压或撕裂，而其周围的筋膜完好无损，纤维的断裂只在显微镜下能见到，该肌肉在抗力下测试有疼痛与局部压痛，在开始24 小时内可能测得轻度肿胀与皮下溢血。

二级：有较多数量的肌纤维断裂，筋膜可能亦有撕裂，肌与肌腱连接处有部分断裂，运动员可能感到"啪"一下拉断的感觉，常可摸到肌与肌腱连接处略有缺失与下陷。

三级：肌肉完全断裂，受伤时有剧痛，并摸到明显的缺失，拉伤的肌肉功能丧失。

4. 处理

肌纤维轻度拉伤及肌痉挛者，用针刺疗法会取得显著疗效；肌纤维部分断裂者，早期用冷敷、加压包扎，还要把患肢放在使受伤肌肉松弛的位置以减轻疼痛，48 小时后开始按摩，手法要轻缓；怀疑有肌肉、肌腱完全断裂者，应在局部加压包扎，固定患肢，立即送医院确诊，必要时还要接受手术治疗。

5. 预防

注意加强屈肌和易伤部位肌肉的力量和柔韧性练习，使屈肌和伸肌的力量达到相对平衡，这是防止肌肉拉伤的有效措施。同时应充分做好准备活动，合理安排运动量，纠正和改进动作和技术上的缺点等，才能达到预防的目的。

第五节　烧　伤

烧伤是由物理和化学因素造成的体表和深部组织的损害，由高温、电、化学品或辐射而引起的皮肤损伤。其广义的名称涵盖各种原因引起的皮肤、黏膜和深层组织的损害。习惯上常把火力造成的损伤称为烧伤，其他原因的高温性损伤称为烫伤。

在烧伤局部，随着温度升高，蛋白质破坏的严重程度也增加。蛋白质严重变性凝固，真皮层的胶原质变性，微循环紊乱。当受损局部温度达到 45℃ 以上持续 1 小时就可以造成细胞坏死。创面可分为 3 个区带，即凝固坏死带、组织淤滞带和充血带。凝固坏死带为不可逆性细胞完全坏死，组织淤滞带和充血带为可逆性损伤区域，治疗得当及时有可能使其恢复。

一、临床表现

当皮肤和热的物体接触后，相应的皮肤温度也随之升高，接触时间越长，受损深度越深。烧伤的严重程度取决于烧伤的面积、深度及受伤的位置。

1. 烧伤面积的评估

烧伤是唯一一种可以计算面积的外伤。烧伤面积在患者总体表面积所占的百分比是一个重要的指标。治疗计划的制订包括初期的复苏、后期的营养支持，都直接与烧伤面积有关。

2. 烧伤深度

皮肤可分为表皮层和真皮层，表皮层由浅至深为角质层、透明层、颗粒层和生发层。（见图 8 – 12）

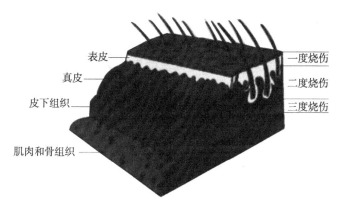

图中标注：
表皮 — 一度烧伤
真皮 — 二度烧伤
皮下组织 — 三度烧伤
肌肉和骨组织

图 8 – 12　皮肤

烧伤按照深度分为一度、浅二度、深二度和三度。现实生活中各种烧伤深度混杂在一起，准确的诊断是很困难的。大量的研究希望找到准确衡量深度的方法，因为目前很多的治疗都取决于对烧伤深度的判断。

一度烧伤：一度烧伤损伤累及表皮浅层。只是轻度的充血和轻微的水肿，皮肤的完整性没有遭受破坏，类似轻度的晒伤，没有水疱，只有因为真皮血管舒张而出现皮肤潮红和持续的轻微疼痛，或者触摸痛。红斑和疼痛将在 2 ~ 3 天后减轻，在第 5 ~ 7 天，受损的上皮组织会脱落，出现脱屑现象。

浅二度烧伤：浅二度烧伤累及表皮的深层，最多到真皮的乳头层，皮肤的完整性遭受破坏。皮肤表面会有特征性的水疱和渗出。水疱不会在最初的几个小时内出现，因此，在最初被诊断为一度的烧伤有可能在第 2 天被确诊为浅二度烧伤。当把水疱去除后，皮肤是粉红湿润的，疼痛非常明显。伤口对触摸非常敏感，按压后会变白。如果没有感染发生，浅二度烧伤会在 3 周内自行愈合，不留下任何功能障碍。增生性瘢痕罕见，但愈合后伤处皮肤与周围皮肤颜色不完全相同，会有色素变化。

深二度烧伤：深二度烧伤累及真皮。局部呈苍白色，表皮可松动，有少量积液。但是创面通常在伤后立即表现为粉白相间的花斑状，或者表现为干燥的樱桃红色。患者主诉疼痛不明显。当按压创面时没有毛细血管再灌注或者很慢。创面对触摸没有感觉。拔毛试验阳性（毛发不易拔出）。第 2 天创面变白、变干燥。如果没有感染，创面会在 3~9 周后愈合，而且会有大量的瘢痕形成。由于瘢痕的原因，关节功能会受到影响；创面皮肤的颜色与周围明显不同。

三度烧伤。三度烧伤累及皮肤全层或者皮下组织。典型的三度烧伤呈皮革状，与周围皮肤相比轻度凹陷，局部苍白，刺激无痛，拔毛试验阴性。深二度与三度烧伤的深度相差不到 1 毫米。深二度与三度烧伤很不容易区分，因为两者拥有很多共同的临床特点。比如，外观都是花斑状，按压后不会变白，表面都是干燥苍白的，创面深面可能看到凝结的血管。有些三度烧伤，特别是侵入性烫伤，表面是红色，容易与深二度烧伤混淆。可是，这些红色皮肤按压不褪色。三度烧伤会形成典型的焦痂。焦痂表明真皮死亡变性，几天或几周后会与下面有活力的正常组织分开。只能靠伤口收缩、伤口周围上皮生成来愈合，或者植皮。

二、各类烧伤的处理方法

（一）热烧伤处理

（1）火焰烧伤。首要措施应该是把伤者转移，远离热源，脱离现场。因为在封闭的环境大量吸入烟雾会有潜在危险，救援者应特别注意避免受伤。衣服烧着的人应避免奔跑，因火是往上烧的，而应躺下让烟和火焰远离头面部，避免头面部烧伤或吸入性损伤。如果没有水可用，那么衣服和毯子可以把火焰捂灭。如果什么东西都没有，伤者应在地面上缓缓滚动，压灭火焰。尽快脱掉着火的衣服，特别是化纤衣服，因为纤维有可能熔化从而继续加深创面。

（2）烫伤。烫伤的患者应立即离开热源，任何湿的衣服和外套都要脱掉，因为纤维织物会保持湿热，与之相接触的皮肤会被持续烧伤。

（二）电灼伤处理

电弧烧伤的处理和火焰烧伤相同。电接触烧伤对患者及救援者都特别危险。如果患者仍然与电源接触，救援者在关掉或者切断电源后才能接触患者。一旦患者脱离电源，就必须对患者的气道、呼吸、心脏进行检查。心跳呼吸停止常见于胸部电伤，应立即开始心肺复苏。电击伤的患者经常由高处坠落，同时可能合并严重的头部或者颈部损伤。肌肉强烈的强直性收缩会导致椎体骨折或者大关节脱位。治疗高压电击伤患者时应警惕脊柱损伤。

（三）化学烧伤处理

酸碱烧伤可造成严重的深度烧伤。虽然酸碱可中和，但中和反应可产生热量，反而会加深创面深度。头面部化学烧伤时，首先应注意眼部，看角膜有无损伤，并立即用大量清水冲洗创面。否则烧伤会持续进行，直到化学物质被冲洗掉。用流水冲洗 5 ~ 10 分钟会有效地减轻烧伤的严重程度。如为生石灰烧伤者，应先将生石灰粉末拭净，再以大量流水冲洗，以免生石灰遇水生热，加重烧伤。冲洗时应越早越好，切勿延误；若无生命危险，冲洗时间一般要持续 30 ~ 60 分钟；冲洗时宜用冷水，冷水冲洗可加速散热，减少损害，并可使局部血管收缩，减少毒物吸收；硫酸等化学物质遇水产热可加重局部损伤，故主张冲洗前用纸或毛巾等将体表酸液擦去，然后再用水冲洗，但若因寻找材料或仔细擦拭而延误时间，则得不偿失；洗后一般不用中和剂，必要时可用 2% 碳酸氢钠、2.5% 氢氧化镁或肥皂处理创面，之后仍宜用大量清水冲洗；上消化道烧伤急救可立即口服鸡蛋清、牛奶、豆浆等，有条件者可口服氢氧化镁悬液，但不可立即插管洗胃。

三、治疗

（1）保护创面。烧伤后要注意保护创面，不使其再受污染。在现场应迅速脱去或剪去衣服，用清水冲洗，烧伤的创面清洗干净后，不要自行涂药，应用干净的布盖住立刻送医院治疗。同时不要忘了带上致伤化学药品的容器，让医生辨认后对症治疗。

（2）冷敷法。烧伤后及时冷疗可防止热力继续作用于创面使其加深，并可减轻疼痛、减少渗出和水肿，因为冷却可以降低创面的组织代谢，减少局部的前列腺素而减轻疼痛。因此如有条件，热力烧伤后宜尽早进行治疗，越早效果越好。方法是将烧伤创面在自来水龙头下淋洗或浸入水中（水温以伤者能忍受为准，一般为 15 ~ 20℃，热天可在水中加冰块），后用冷水浸湿的毛巾、纱垫等敷于创面。时间无明确限制，一般掌握到冷疗之后不再剧痛为止，多需

0.5~1 小时。冷疗一般适用于中小面积烧伤，特别是四肢的烧伤。对于大面积烧伤，冷疗并非完全适用，因为对大面积烧伤降温将很容易导致全身体温过低，伤者多不能忍受，特别是在寒冷季节，随着皮肤血管收缩反而会加重烧伤。

（3）处理合并伤。头面部烧伤时首先注意眼，尤其是角膜有无烧伤，并优先给予冲洗，严禁揉搓，应用大量清水冲洗。在转运时，伤处远端过紧的衣服首饰都要除掉，因为局部的肿胀会立即开始，束紧的物体会加重肿胀，摘掉伤处远端过紧的首饰是很必要的。对有危及生命的合并症，如大出血、窒息、急性中毒等应迅速进行急救处理。与任何抢救一样，首先判断和评估生命体征，迅速了解在 ABC 方面上存在的问题，并立即给予相应的处理，以确保呼吸道通畅，呼吸运动良好，循环功能正常。同时简要询问事故的时间、原因、致伤因素等。然后判断伤情，进而做出相应处置。

（4）创面局部用药。烧伤创面外用药种类很多，根据其作用不同大致分为抗菌药物、脱痂药物、收敛药物及促进愈合药物等几种。因伤后皮肤的屏障作用消失，故大面积或者深度烧伤局部极易形成感染，影响愈合甚至可能发展为全身感染，危及生命。因此，防治感染是治疗的重点之一。

（5）疼痛处理。浅二度烧伤疼痛最为剧烈，给患者带来极大痛苦。药物治疗是最基本、最常用的方法。阿片类镇痛药物是首选的一线镇痛药，在急诊处理时可给予适量的吗啡来缓解疼痛。

（6）水疱处理。目前对水疱的处理没有统一的意见。对于小面积浅度烧伤，如果水疱完整，可在引流疱液后保留疱皮。如果创面已严重污染或疱液浑浊，应去除水疱皮。对化学烧伤或有毒性物质引起的水疱应立即去除。

（7）手术治疗。手术方式包括切痂术、削痂术、清创术及植皮术等，是用机械手段去除创面坏死组织，然后移植自体皮肤缝合或用其他材料覆盖手术创面，使得创面得以暂时封闭或者快速愈合。手术适用于不能自愈的三度创面、功能部位深二度创面或者危及生命的感染创面。一般在伤后 4~7 天实施手术。主要目的是及时封闭创面和保全生命，同时尽可能保全功能和维护外观。

第六节　节肢动物相关疾病

节肢动物门是动物界最大的一门，占动物总数的 75% 以上。节肢动物是两侧对称的真体腔动物。身体由许多体节组成，一般分头、胸、腹三部分。每一体节通常具一对附肢。附肢又分成若干以关节连接的分节即肢节，故名为"节肢动物"。节肢动物对人类的危害有直接伤害和间接伤害，直接伤害包括吸血、蜇刺和毒害、过敏反应和寄生虫病；间接伤害为节肢动物携带病原体传播疾病。

一、蚊媒病

蚊虫是许多重要疾病的传播媒介，而蚊媒病中有许多传播力强、流行面广、发病率高、危害性大的疾病。在我国常见的蚊媒病有疟疾、登革热、流行性乙型脑炎等。

1. 疟疾

疟疾是世界上危害严重的虫媒传染病，是发病率和死亡率最高的疾病之一。

（1）病原学。疟疾的病原虫为疟原虫，共分为 4 种：间日疟原虫、恶性疟原虫、三日疟原虫及卵形疟原虫。我国以前两种为常见，三日疟原虫多见于受血者。疟原虫在人体内的发育先经历干细胞内期和红细胞内期两个阶段，在人体内进行无性增殖（裂体增殖），后再在蚊体内进行有性增殖和孢子增殖。因此在疟原虫的发育史中，人为中间宿主，蚊子为终末宿主。

（2）临床表现主要有以下几种。

① 普通型疟疾。普通型疟疾的临床表现可分为 4 期，即发冷期——骤感畏寒，先四肢末端发凉，后全身发冷，口唇指甲发绀，颜面苍白，全身发抖，持续 10 分钟乃至 1 小时左右，后寒战自然停止，体温上升；发热期——发冷消失后，体温迅速上升，可达 40℃ 以上，高热患者痛苦难忍，肌肉酸痛乏力，皮肤干热、面色潮红、烦躁、谵妄，小儿可惊厥、抽搐。持续时间为 2～6 小时；出汗期——高热后大汗，汗透衣被，体温迅速下降至正常或更低，除乏力

感外，其他症状皆消失，持续时间为 1 ~ 2 小时；间歇期——两次典型发作之间，可稍感乏力。多数病例早期发热不规律，数次发作以后患者体弱，常有贫血、肝脾大症状。由于免疫力的差异或治疗得不彻底，有的病人可转变为慢性。

② 恶性疟疾。起病缓急不一，临床表现多变，特点包括：起病后多发冷而无寒战，体温高而不规则，初期常呈间歇或不规则发热，后期持续高热，长达 20 余小时，甚至间歇短，不能完全退热。退热时出汗不明显或不出汗，脾大，贫血症状严重，不复发。

③ 脑型疟疾。主要发生于恶性疟疾，偶见于间日疟、三日疟。小儿及疫区外来人员患病后未及时诊治者多见。表现为剧烈头痛，恶心、呕吐，意识障碍，可烦躁不安，进而嗜睡、昏迷。50% 患者可出现抽搐，小儿更多。重症病例还可出现脑水肿、脑疝、呼吸衰竭等。

④ 黑尿热。这是一种急性血管溶血，并引起血红蛋白尿和溶血性黄疸，重者发生急性肾功能不全。临床以发病急骤、寒战高热、腰痛、酱油色尿、排尿刺痛感以及严重贫血、黄疸、蛋白和管型尿为特点。地理分布与恶性疟疾一致。

⑤ 其他疟疾。输血疟疾：潜伏期 7 ~ 10 天，治疗后无复发；婴幼儿疟疾：症状不典型，持续高热或超高热，吐泻、抽搐，病死率高。

（3）治疗。

① 间日疟、三日疟和卵形疟治疗。成年人氯喹 1.2 ~ 1.5 克分服（第 1 天 0.6 克，第 2 ~ 3 天各 0.3 克或 0.45 克），加伯氨喹 90 ~ 180 毫克，4 ~ 8 天分服（每天 22.5 毫克）。

② 无耐药性的恶性疟治疗。成年人氯喹 1.2 ~ 1.5 克，3 天分服（第 1 天 0.6 克，第 2 ~ 3 天各 0.3 克或 0.45 克），加伯氨喹 67.5 毫克，3 天分服（每天 22.5 毫克）。

③ 耐药性恶性疟治疗任选以下方案之一。哌喹 1.5 克 3 天分服，加伯氨喹 45 毫克或 67.5 毫克，2 天或 3 天分服；咯萘啶 1.2 克加磺胺多辛 1.0 克，2 天分服，加伯氨喹 45 毫克或 67.5 毫克，2 天或 3 天分服；咯萘啶 0.8 ~ 1.0 克，加磺胺多辛 1.0 ~ 1.5 克，加乙胺嘧啶 50 ~ 75 毫克均 2 天分服；青蒿琥酯钠 600 毫克，5 天分服（第 1 天 100 毫克，每天 3 次，第 2 ~ 5 天每天 50 毫克，

每天 3 次），加伯氨喹 67.5 毫克，3 天分服（以上均为成年人用量）。

④ 间日疟抗复发治疗。流行季节前，对 1 年或 2 年内有疟疾史者，成年人用乙胺嘧啶 100 毫克，2 天分服，加伯氨喹 90 毫克，4 天分服。

⑤ 重症病例治疗。选用对恶性疟疾敏感的药物，尽快经静脉或肌肉注射用药，清醒后改用口服药：青蒿琥酯钠或咯萘啶或二盐酸奎宁注射做抗疟治疗，补液、补充维生素辅助治疗，处理并发症。

（4）预防：应采取综合性的预防措施。

① 控制感染源。治愈现症患者，根治带虫者。

② 切断传播途径。有蚊虫季节注意防蚊，灭蚊措施除大面积应用灭蚊剂外，最重要的是消除积水，根除蚊虫孳生场所。

③ 保护易感者。进入疟区，特别是流行季节，应服药预防。一般在进入疟区前 2 周开始服药，持续到离开疟区 6～8 周，成年人用乙胺嘧啶 50 毫克加伯氨喹 22.5 毫克顿服，平均每 10 天 1 次。

2. 登革热

登革热是由登革病毒引起的一种人畜共患传染病。发现登革热已经有 200 多年的历史，最早的报道是 1779 年，1869 年由英国伦敦皇家内科学会命名为登革热，在 20 世纪 40 年代确定为病毒感染。

（1）临床表现主要有以下几种。①发热。所有患者均发热。起病急，先寒战，随之体温迅速升高，24 小时内可达 40℃，一般持续 5～7 天，后骤降至正常，1 天后再升高。②全身毒血症状。发热时伴全身症状，如头痛、腰痛，尤以骨、关节疼痛剧烈，严重者影响活动，但外观无红肿。消化道症状可有食欲下降、恶心、呕吐、腹泻。脉搏早期加快，后期变缓。严重者疲乏无力呈衰竭状态。③皮疹。于病程第 3～6 天出现，为斑丘疹或麻疹样皮疹，也有猩红热样皮疹，红色斑疹，重者变为出血性皮疹。皮疹分布于全身、四肢、躯干和头面部，多有痒感，皮疹持续 5～7 天。疹退后无脱屑及色素沉着。

（2）治疗。目前尚无有效药物应用于临床，主要采取对症治疗和支持疗法。一般典型的登革热，只需适当对症治疗，即可痊愈。对中毒症状严重的患者，可短期使用小剂量肾上腺皮质激素，如口服泼尼松 5 毫克，每天三次。有出血倾向者可选用卡巴克洛、酚磺乙胺、维生素 C 及维生素 K 等止血药物。对大出血病例，应输入新鲜全血或血小板，大剂量维生素 K 静脉滴注，口服云南白药等，严重上消化道出血者可口服西咪替丁。

（3）预防。对登革热目前尚无有效疫苗，预防主要采取各种合理的防治手段，重点是消除蚊蝇滋生场所，如减少静止的水及容器，开展宣传教育，制定法规，增强居民自行清理蚊虫滋生场所的意识。

3. 流行性乙型脑炎

流行性乙型脑炎简称乙脑，是日本脑炎病毒（Japanese Encephalitis Virus，JEV）引起的最常见的病毒性脑炎。为了与 20 世纪初曾流行于欧洲的昏睡性脑炎（又称甲型脑炎）相区别，中华人民共和国成立后，卫生部将其定名为流行性乙型脑炎。

（1）临床表现如下。

① 初期。起病急，体温急剧上升至 39～40℃，伴头痛、恶心和呕吐，部分患者嗜睡或精神倦怠，并有颈项轻度强直，病程 1～3 天。

② 极期。体温持续上升，可达 40℃以上。初期症状逐渐加重，意识明显障碍，嗜睡、昏睡乃至昏迷，昏迷越深，持续时间越长，病情越严重。重症患者可出现全身抽搐乃至瘫痪，严重患者可出现中枢性呼吸衰竭，最后呼吸停止。

③ 恢复期。极期过后体温逐渐下降，精神状况、神经系统症状逐日好转。重症患者仍可留有神志迟钝、痴呆、失语、吞咽困难、颜面瘫痪、四肢强直性痉挛或扭转痉挛等，少数患者也可有软瘫。经过积极治疗，大多数症状可在半年内恢复。

④ 后遗症。5%～20%患者留有后遗症，均见于高热、昏迷、抽搐等重症患者。后遗症以失语、瘫痪和精神失常为最常见。

（2）治疗。

① 一般治疗。注意饮食和营养，供应足够水分，高热、昏迷、惊厥患者易失水，故宜补足量液体，成年人一般每日 1500～2000 毫升，小儿每日 50～80 毫升/千克，但输液不宜多，以防脑水肿，加重病情。

② 对症治疗。处理高热，可用物理降温或药物降温；惊厥的处理，可用镇静止痛解痉药物，并处理惊厥的病因；呼吸障碍和呼吸衰竭的处理，保持呼吸道的通畅，必要时行气管切开，并使用人工呼吸器；循环衰竭的处理，因脑部病变引起的循环衰竭应降低颅内压，而对心源性心力衰竭应使用强心药物，如毛花苷 C 等，如因高热失水造成的循环衰竭应以扩容为主。

③ 肾上腺皮质激素。肾上腺皮质激素有抗炎、退热、降低毛细血管通透性、减轻脑水肿及保护细胞溶酶体膜等作用，对于重症及早期确诊的患者可以应用。

④ 康复治疗。康复治疗的重点在于智力、吞咽、语言和肢体功能等的锻炼，可采用理疗、体疗、中药、针灸、按摩或推拿等治疗，以促进恢复。

（3）预防。乙脑的预防以免疫接种为最主要的方法。在乙脑疫苗的研制方面，我国处于世界领先水平。目前大规模应用的疫苗有鼠脑灭活疫苗，来自中山株或北京株病毒，亚洲部分国家有生产；细胞培养灭活疫苗，来自北京 P－3 株病毒；细胞培养减毒活疫苗，来自 SA14－14－2 株病毒。

二、蚤

蚤类是重要的病媒昆虫之一，对人类造成极大危害。作为直接害虫，蚤类叮刺吸血可引起刺咬症、贫血等；作为间接害虫，蚤类是多种病原体如细菌、立克次体、病毒等的传播媒介昆虫，可以传播以下疾病：鼠疫、地方性斑疹伤寒、绦虫病等，其中对人类危害最大的是鼠疫。

1. 直接危害

（1）刺咬症。蚤类是吸血性昆虫，且吸血频度高，吸血量大。叮刺人类的种类主要有人蚤、猫栉首蚤及某些家栖鼠类的蚤种。蚤类的叮刺吸血可骚扰人畜，使之不安，局部还可出现红肿、风团。

（2）寄生症。潜蚤属的雌蚤在宿主皮下营固定寄生生活。但只有分布于中、南美洲和热带非洲的穿皮潜蚤可寄生于人体。

（3）家畜贫血病。家畜被大量蚤类寄生时可致贫血病。

2. 间接危害

（1）鼠疫。鼠疫是由鼠疫杆菌引起的一种烈性传染病，以蚤类为媒介在啮齿动物间传播，是一种典型的自然疫源性疾病。人类在进入疫源地内活动时接触了带菌动物或被带菌蚤类叮刺而感染发病。鼠疫最常见的是腺鼠疫和肺鼠疫。

（2）鼠源性斑疹伤寒又称地方性斑疹伤寒，也是一种自然疫源性疾病，病原体为立克次体，印鼠客蚤是最重要的传播媒介。

（3）绦虫病。寄生于动物的绦虫借蚤传播，可偶然寄生于人。

3. 蚤类防治

做好蚤类的防治，尤其是媒介种类，对于切断传播途径，防止蚤传疾病的暴发流行有着非常重要的现实意义。

（1）环境防治：这是治本措施，首先要保持个体清洁和房舍内的卫生；其次要防止宿主侵入，积极进行灭鼠、防鼠；最后要改造自然环境，彻底清除鼠及其寄生蚤类的滋生条件。

（2）物理防治：可采用烧燎法、粘捕法，是我国多年来在群众中采用的简易而有效的方法。

（3）化学防治：根据不同的防治环境对象来选择适宜的防治方法和化学剂型，还应考虑到药剂对环境的影响和对人类的毒性。剂型包括粉剂、滞留喷洒剂、烟熏剂、洗剂等。

（4）个人防护：在疫区户外工作的人员，必须加强个人防护以防蚤类叮刺。方法是穿着五防服、防蚤袜和防蚤帽。对外裸露的皮肤可涂抹各种驱虫剂，如驱蚊灵和避蚊油等。必要时，可对更换的衣被进行药物处理。

三、节肢动物咬伤或蜇伤

（一）蜘蛛

（1）蜇伤机制。真正的有毒蜘蛛有多少，尚无确切统计。绝大多数蜘蛛均有毒，但能引起中等度到严重反应的毒蜘蛛仅分布在热带和亚热带，如黑寡妇蜘蛛、狼蜘蛛、褐蜘蛛、跳蜘蛛等。蜘蛛有一对角质螯，分泌少量毒液，含有神经毒素和组织溶解毒素。神经毒素可结合到神经肌肉胞突结合膜，刺激中枢神经、周围神经和自主神经；溶解毒素可引起组织坏死、血管炎，并产生全身反应。一般而言，成年人被毒蜘蛛咬伤时，很少致命。

（2）临床表现。蜇伤局部可见两个小红点，周围红肿、疼痛、麻木，继之出现红斑、水疱，3～5天后水疱消失，代之坏死的痂皮，剥去痂皮可见一深溃疡，常有继发感染。全身反应少见，有发热、寒战、烦躁不安、恶心、视力障碍、肢体麻木、疼痛和腹痛等。腹痛可呈剧烈绞痛、伴肌紧张和板样强直。上肢蜇伤可致胸痛、胸肌痉挛。严重患者可见血小板减少、溶血性贫血、急性肾衰竭、弥散性血管内凝血和呼吸窘迫等。致死性并发症多见于小儿和老年人。

（3）蜇伤治疗。四肢的伤口近侧端缚扎，每隔15分钟放松1分钟，局部清创处理，用0.5%普鲁卡因做环形封闭，抽吸毒液。在伤口未出现水疱和焦痂前，可用氨苯砜（DDS）50～100毫克/天口服，对伤口愈合有效。肌肉痉挛明显时，给予10%葡萄糖酸钙10毫升，静脉注射，必要时可重复；肌内松弛药如地西泮类的应用可减少葡萄糖酸钙应用的次数。肾上腺皮质激素可用于减轻全身症状和局部反应。抗菌药物预防继发感染。积极防治急性肾衰竭和弥散性血管内凝血。特异性抗毒素可达中和毒素的目的，但很少应用。

（二）蝎子

（1）蜇伤机制。蝎子的尾端呈囊状，长有一根与毒腺相通的钩形毒刺，当毒刺蜇人时可将毒液注入人体。蝎毒内含毒性蛋白，主要有神经毒素、溶血毒素、出血毒素以及使心脏和血管收缩的毒素等，类似蛇毒，但毒性较蛇毒轻。

（2）临床表现。蝎子蜇伤后局部可出现一片红肿，有烧灼痛，中心可见蜇伤痕迹，轻者一般无全身症状。如被剧毒类蝎子蜇伤，则可出现全身中毒症状，如头晕、头痛、嗜睡、流涎、畏光、流泪、恶心、呕吐、口与舌肌强直、大汗淋漓、呼吸急促、血压升高、脉搏细弱和肌肉痉挛等。严重者多见于幼儿，可发生鼻、肺或胃肠出血、肺水肿、惊厥、昏迷甚至呼吸、循环系统衰竭而危及生命。

（3）蜇伤治疗。现场处理：立即拔出毒刺，在蜇伤上方（近心端）2～3厘米处，用布条或绳子将其肢体扎紧，用手自伤口周围向伤口处用力挤压，使含有毒素的血液由伤口挤出；捆扎肢体的布带每15分钟要放松1～2分钟，伤口周围可用冰敷或冷水湿敷，以减少毒素的吸收和扩散。用石灰水上清液、3%氨水、5%苏打水或0.1%高锰酸钾液等任何一种清洗并冷敷伤口；将大青叶、薄荷叶、马齿苋、鲜芋苗等捣烂，外敷伤口，均可起解毒、消肿、止痛作用；中毒严重者及幼儿应立即送医院救治。可用10%葡萄糖酸钙10毫升静脉注射及10%水合氯醛15～20毫升灌肠，或用氯丙嗪等镇静药止痉挛。有条件可注射特效抗蝎毒血清，必要时可用肾上腺皮质激素治疗。

（三）蜂

（1）蜇伤机制。蜂类蜇人时，毒刺刺入皮肤后，将毒腺中的毒液注入人的皮肤内。蜜蜂蜇人后，将尾刺留在皮肤，而黄蜂则不留尾刺。大多数成人要遭到100只以上蜜蜂的攻击才可达到致死的毒素量。

（2）临床表现。被蜂蜇后皮肤出现红色风团，中心有出血点或血疱疹，常发生于暴露部位，如面、颊、手背和小腿。反应重时，可引起大片红肿，如在唇部及眼周围，则红肿更明显。如果对蜂毒液无特异过敏反应，则2~3天红肿渐消退。如受数目较多的蜜蜂刺蜇后，常常在0.5小时内出现全身症状，轻者全身出现荨麻疹、血管神经性水肿，重者可出现脉搏细弱、面色苍白、出汗、血压下降等虚脱症状。

（3）蜇伤治疗。局部处理：检查蜇伤处，如有毒囊和毒刺遗留，应立即刮除或拔出。蜜蜂蜇伤局部可用肥皂水，3%氨水或5%碳酸氢钠溶液清洗。大黄蜂、黄蜂蜇伤，用醋酸或3%硼酸溶液清洗。剧痛可用0.5%~1%普鲁卡因局部封闭，或皮下注射吗啡。在蜇刺部位放上冰块可减轻疼痛。发生全身过敏，应立即皮下注射0.1%肾上腺素0.5~1毫升，并静脉滴注氢化可的松。

第七节　毒蛇咬伤

我国幅员辽阔，地处亚热带及温带，气候温和且丘陵山地很多，适合蛇类生存。故蛇类资源丰富，大部分蛇种都集中于长江以南和西南各省（区）。现发现蛇类209种，其中毒蛇有80多种，危害较大的剧毒蛇20余种，分布广且危害大的有9种陆生剧毒蛇和2种海蛇。

一、毒蛇的生物特征

毒蛇主要的生物特征是毒器，毒蛇的毒器由毒腺、毒牙和毒腺导管三部分组成，如图8-13所示。

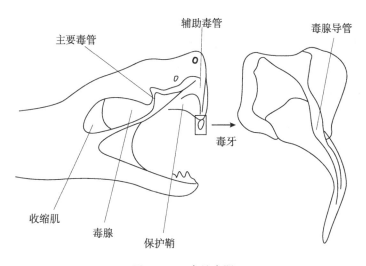

图 8 – 13　毒蛇毒器

（1）毒腺：毒腺是毒蛇分泌毒液的器官，各种毒蛇均有毒腺一对，位于头部两侧，眼睛的后部，口角的上方，上颌的外侧。毒腺的形状和大小，因蛇种和蛇的个体大小而异，如五步蛇、竹叶青蛇和蝮蛇的毒腺较为扁平，似半月形，眼镜蛇、眼镜王蛇和银环蛇的毒腺较为肥厚，形似橄榄。毒腺外包有强韧的结缔组织，并附于嚼肌等主要肌群的肌束中。

（2）毒牙：毒蛇的毒牙，是着生在毒蛇上颌的大型牙齿。毒蛇按毒牙在口腔的位置可分为前毒牙类和后毒牙类。前毒牙类按其结构又分为沟牙和管牙，后毒牙类都是沟牙。依沟牙在上颌骨生长的位置，可分为前沟牙和后沟牙，沟牙的前面都有可流动毒液的纵沟。前沟牙是生长在毒蛇上颌前端的 2 枚（左右各 1 枚）大型毒牙，前沟牙的沟很深，沟缘基本闭封成管状，牙基部与毒腺导管相连，一旦咬人或者动物，很容易咬中。后沟牙则是生长在上颌后端的 2~4 枚较大的毒牙，牙上的纵沟较浅，因毒牙的位置在上颌后端，毒牙很难咬中目标。管牙是着生在上颌前端的 2 枚（左右各 1 枚）最完善的大型毒牙，牙较长，牙管封闭，毒液不易泄漏，外面周围有牙鞘。眼镜蛇的管牙随着上颌骨的活动可以在毒蛇口腔内平卧或者竖立，在闭口时，毒牙在牙鞘内向后平卧在口腔背壁，张口咬物时，毒牙就脱鞘而出，直立竖起，牙尖后弯。管牙的中央有一与外界相通的管道。

（3）毒腺导管：毒腺导管是连接毒腺和毒牙之间输送毒液的管道。毒腺导管的一端连接毒腺，另一端开口于毒牙鞘中靠近毒牙基部处。当毒蛇咬人畜时，借助毒腺周围相关肌肉的收缩，挤压毒腺，迫使毒腺中的毒液迅速进入前端的导管，沿导管流入毒牙鞘内，再经毒牙的牙沟或牙管而向牙尖排出，注入被咬的动物体内。

二、毒蛇咬伤的流行病学

全世界每年有数十万人被毒蛇咬伤。我国毒蛇咬伤患者每年也达 10 万 ~ 30 万人次，其中 73% 为青壮年，死亡率为 3% ~ 5%，有剧毒的眼镜王蛇的咬伤死亡率可达 90% 以上，其次为银环蛇咬伤。由于抗蛇毒血清的供应不足，边远山区的患者不能及时接受抗蛇毒血清治疗，这是造成死亡的主要原因。蛇伤致残丧失劳动能力者占 25% ~ 30%。蛇伤者的男女比例乡村为（4 ~ 6）：1，城镇为（8 ~ 10）：1，男性明显多于女性。年龄比例为 20 ~ 40 岁占 60% ~ 70%，以青壮年为主。毒蛇咬伤的部位以四肢最多见，下肢为 70%，上肢为 28%。

三、毒蛇咬伤的临床表现及诊断

（一）症状

被毒蛇咬伤后，局部伤口常有不同程度的反应，表现为疼痛和麻木，局部肿胀并有扩散和发展的趋势，伤口附近淋巴结大，有的伤口有水疱或血泡，严重者出血不止，但有的毒蛇咬伤没有明显的局部症状。

病人常有头晕、胸闷、心慌、出汗、精神紧张，出现疲倦、嗜睡、恶心、呕吐、腹痛、腹泻等全身症状，严重者还有呼吸功能、循环功能紊乱等情况，中毒程度有迅速加重的趋势。

由于毒蛇种类的不同，毒蛇蛇毒的类型不一样，因而表现的症状也不相同，有各自的特征。现介绍神经毒、血循毒、混合毒三种类型毒蛇咬伤的中毒症状和体征。

（1）神经毒类毒蛇咬伤的主要症状。中毒主要表现为神经系统的损害。伤口局部无特殊症状，只有微痒感，个别的稍有轻微的肿胀。一般在咬伤后 1 ~ 4 小时才出现全身中毒症状，表现为头晕、头痛、嗜睡、全身无力、眼花、视物模糊或复视、眼睑下垂、咽部有异物感、吞咽困难、胸闷心慌。严重的出现呼吸困难、全身瘫痪、神经反射减弱或者消失，导致急性呼吸衰竭。在中毒的早期阶段，舌咽神经的中毒反应比较突出，可作为诊断参考。

（2）血循毒类毒蛇咬伤的主要症状。中毒主要表现为对血液、循环系统的损害。伤口局部有明显的损伤，可出现红肿、疼痛、出血、瘀斑，有水疱或血疱，继而发生组织坏死，造成伤肢溃疡。伤肢淋巴管和淋巴结有炎症反应，畏寒发热，严重病人可发生全身广泛性出血，伤口流血不止，内脏出血，全身皮下黏膜出现散在性瘀斑，发绀，四肢厥冷，血压下降，甚至休克。

（3）混合毒类毒蛇咬伤的主要症状。中毒表现兼有对神经系统和血液循环系统两个方面的损害，伤口局部肿痛、出血，有瘀斑、水疱和（或）血疱，伤肢淋巴管和淋巴结有炎症反应，伤口组织可发生坏死溃疡。出现头晕、眼花、视物模糊、复视、眼睑下垂、咽部有异物感、声嘶失语、胸闷、气促、呼吸困难、四肢无力、张口困难以及腹胀腹痛等。

（二）毒蛇咬伤的鉴别诊断

（1）被毒蛇和无毒蛇咬后的区别，见表8-2。

表8-2　被毒蛇和无毒蛇咬后的区别

	毒蛇	无毒蛇
牙痕	被咬伤处留有2个（或3~4个）大牙痕，牙痕深而呈紫黑色（但海蛇、眼镜蛇等所咬伤口不明显）	被咬伤处，留有上颌4列和下颌2列牙痕，牙痕小，浅而色淡
出血	伤口常出血不止，伤周皮肤有瘀斑或血疱（神经毒类除外）	出血少或不出血，无瘀斑或血疱
疼痛	被咬伤处，多感灼热、疼痛，且疼痛范围扩散很快	被咬伤处不很痛，也不扩散痛的范围
肿胀	被咬伤处不仅发红，而且伤处显著肿胀，且扩散很快	被咬伤处发红，但肿胀现象不显著，也不扩散
全身症状	被咬伤后，常有头晕、眼花、抽搐、昏睡、不省人事、休克等多种症状	被咬伤后，没有头晕、眼花、抽搐、昏睡、不省人事、休克等多种症状

（2）毒蛇与毒虫咬伤的鉴别。临床上常碰到一些被毒虫（蜈蚣、蜘蛛等）

咬伤的患者，尤其在夜间或在丛林中受伤，患者又未见到这些毒虫，容易被误解为毒蛇咬伤，有些毒虫咬伤后局部反应剧烈，患者更加紧张，因此应予以鉴别，详见表8-3。

表8-3 毒蛇与毒虫咬伤的鉴别

类别	相似症状	鉴别诊断要点
蜈蚣	剧痛，局部炎症，可有组织坏死	伤口无麻木，全身症状轻或无
蝎子	局部痛、麻，吸收中毒后肌肉胀痛	常有流泪、流涎反应
黄蜂	局部肿	伤口无麻木
毒蜘蛛	伤口剧痛、麻木，可有组织坏死，吸收中毒时肌痉挛	无典型蛇咬伤伤痕
毛棘虫	表皮损伤、炎症	片状表皮损伤，无典型牙痕，痒而不痛
海蜇	局部疼痛	有涉海史，可发生休克
蚂蟥	伤口出血难止	伤口痒，但不痛，不肿，无麻木，无全身反应

（3）精神性虚脱、蛇毒中毒性休克及过敏性休克的鉴别，详见表8-4。

表8-4 精神性虚脱、蛇毒中毒性休克及过敏性休克的鉴别

鉴别点	精神性虚脱	蛇毒中毒性休克	过敏性休克
精神	由于对蛇伤的恐惧心理，突然发生精神紧张	发生较慢，从疲乏、嗜睡开始	发病急骤、突然
意识	意识模糊或丧失	清醒（危重症除外）	意识丧失
面色	皮出冷汗，四肢厥冷，面色苍白	面容、面色非突然变化	面色突然变化，苍白或发绀

（三）中毒临床症状与体征的病理机制

（1）局部肿胀。被咬肢体的血管通透性增加导致肿胀和瘀斑。有些蝰蛇的毒素可造成血管通透性的普遍增加以致肺水肿、血浆渗出、结膜和面部水肿以及血液浓缩。局部组织坏疽的原因有：毒素的肌肉毒性和细胞毒性，血栓症造成的缺血，急救措施不当（如止血带压力过大或对肿胀的肢体束缚过紧）。

（2）低血压和休克。在被蝰蛇咬伤后数分钟内可出现明显的低血压。养蛇人有可能因长期与毒蛇接触被致敏，在被毒蛇咬伤时会在数分钟内发生致命的过敏反应。蝰蛇咬伤后被咬肢体或身体其他部位血浆或血液的渗出以及胃肠

道的大量出血也可引起低血压。内脏及心肌的血管舒张也是导致低血压的原因。

（3）出血和凝血紊乱。毒液通过以下几个方面影响凝血：①促凝血酶激活了血管内凝血，消耗了凝血酶原；②毒液中的凝血酶样酶直接作用于纤维蛋白原，有些毒液激活血纤维蛋白溶酶系统实现去纤维蛋白化；③毒液中的磷脂酶有抗凝血药的作用；④全身中毒后常伴有血小板的活化或抑制以及血小板减少症。

（4）血管内溶血。毒素引起弥散性血管内凝血（DIC），使血管内皮上的纤维蛋白沉淀，导致毛细血管内溶血、肾衰竭及尿毒症。

（5）补体激活。眼镜蛇和有些无毒蛇可引起补体激活，补体激活反过来影响血小板、血凝系统和其他内源性介质。

（6）肾衰竭。蛇毒素所致微循环障碍、中毒性或出血性休克，造成肾小球滤过率降低，并造成肾小管特别是远曲小管出现缺血性损害；凝血毒素导致急性肾衰竭；血循毒素与卵磷脂酶 Az 对红细胞的溶解和横纹肌的损害，产生大量的血红蛋白和肌红蛋白，阻塞肾小管的管腔，使之水肿、坏死而导致肾功能的损害，其结果是由于肾缺血而产生急性肾衰竭。

（7）神经毒性。神经毒素多肽和 PLAz 通过阻断神经肌肉接头处的神经传导导致麻痹。患者可因肌肉麻痹而死于上呼吸道阻塞。但是最常见的死亡原因仍是呼吸肌麻痹。

（8）广泛的横纹肌溶解。大多数种类的海蛇可释放出 PLAz，其突触前的神经毒性可引起广泛的横纹肌溶解，伴有肌球蛋白、肌肉酶、尿酸、钾以及其他的肌肉成分进入血液。患者可死于延髓和呼吸肌衰竭、急性高血钾或肾衰竭。

四、毒蛇咬伤的现场急救

被毒蛇咬伤后，蛇毒能通过伤口迅速渗入并在人体内扩散，造成全身中毒，甚至死亡。有些毒蛇的蛇毒剧烈，如被咬伤后未作急救处理，1~2 小时甚至几分钟内就会致人死亡，如果采取有效措施急救，则有利于蛇毒外泄，减缓蛇毒的吸收和扩散，可以避免或减轻蛇毒对人体的损害。

（一）现场急救的原则

（1）稳定伤者情绪。被毒蛇咬伤后，首先要镇静，稳定情绪，保持安定。因为毒蛇的毒腺毒液和毒牙是捕食和消化的工具，咬人是一种防御反应，毒蛇在咬人时不一定释放毒液或者没有足够量的毒液注入人体。现有资料表明，被毒蛇咬伤者，只要处理得当，大部分的中毒症状较轻微，很少危及生命。如果被毒蛇咬伤后情绪激动，交感神经兴奋，心搏加快，血液循环加速，淋巴回流增多，可使毒液的吸收和扩散加快。

（2）避免活动。被毒蛇咬伤后，不能过多活动，更不能奔跑和剧烈运动。肢体的活动使得血液循环速度加快，也会使毒素的吸收增加。

（3）不要以任何方式损害伤口，但是可以用夹板或者绷带固定被咬的肢体。如果怀疑伤者是被神经毒类毒蛇（包括海蛇）咬伤，可以考虑压力制动法。

（4）尽快将伤者送到最近的医疗机构。伤者全身制动，尤其是患肢，因为肌肉的任何收缩都会使毒液的蔓延速度加快。理想情况下，应该用汽车、自行车（伤员作为乘客）、船或者担架运送伤者，有条件的地方可以用直升机运送患者以缩短运送时间。

（5）避免有害的和浪费时间的治疗。因为对蛇的种类判断至关重要，所以如果蛇已经被打死，应将死蛇带至医院加以判断。但是如果没有抓到蛇，要避免再次被咬，不要浪费时间寻找，否则可能会延误救治的时间。需要注意的是，即使蛇看上去已经死了，也不应该徒手去捕捉，而应该用袋子去捕捉或用树枝挑起死蛇。有些种类的蛇会诈死，即使只有头部，仍有可能注射毒液，因此要非常小心。

（二）毒蛇咬伤程序化救治方法

1. 常规处理

（1）详细询问病史。重点问清是被哪一种蛇咬伤，了解其名称、外形、颜色等。结合各地区毒蛇的主要种类加以判断。认真检查伤口局部及全身情况。不明蛇种按毒蛇先处理，可应用蛇种快速诊断药盒做出诊断。

（2）局部封闭疗法。利用同种或相应的抗蛇毒血清局部中和蛇毒的原理阻断蛇毒的继续吸收。

（3）外敷用药。在伤口周围肿胀处用20%硫酸镁溶液湿敷，有的用1%高锰酸钾溶液湿敷，能起到解毒、抗感染、减轻炎症反应的作用。

（4）尽早使用抗蛇毒血清。在野外被蛇咬伤，有中毒表现，周围又无人的情况下，可给予静脉注射治疗。此时可于大腿侧面的肌肉多个点进行深部肌内注射（不要在臀肌注射，吸收非常缓慢），辅以按摩促进吸收。但是抗毒素的常规使用量可能此时并不实际，因为患者可因血不凝固而引起血肿。

2. 入院前早期症状的治疗

（1）局部疼痛可能很剧烈，口服扑热息痛比阿司匹林或非甾体类抗炎药更好，后者可能导致消化道出血。疼痛严重可口服安眠药。

（2）呕吐是全身中毒早期常见的症状，患者应该取左侧卧位，头放低，以避免误吸，持续的呕吐可以静脉给予异丙嗪（成年人12.5～25毫克，2岁以上儿童0.1～0.25毫克/千克）

（3）晕厥和过敏性休克患者被咬后几分钟内发生晕厥，可能为迷走神经受损引起心动过缓，或者出现血管性水肿、荨麻疹、哮喘、腹部绞痛和腹泻这样的过敏反应。过敏反应应该用0.1%（1∶1000）的肾上腺素（成年人0.3～0.5毫升，儿童0.01毫克/千克）肌内注射，继之以组胺H受体阻断药，如扑尔敏（成年人10毫克，儿童0.2毫克/千克）静脉注射或者肌内注射。对血液不凝固的患者，注射会导致血肿，注射部位应加压包扎以避免渗血。

（4）呼吸困难可能是由于上呼吸道的阻滞如上颚、舌和肌肉的麻痹，也可由于呼吸肌的麻痹。患者应取恢复性体位（左侧卧位），清除气道阻塞，如果患者出现发绀，或呼吸运动微弱，应该尽快给氧。如果清除气道没有明显缓解症状，必须给予人工呼吸，在没有必要设备时，口对口或口对鼻呼吸可以救命，手动的面罩很难有效。理想状态下，经喉镜气管插管或者气管切开均可，如果不能触及股骨或颈动脉的搏动，应给予体外心脏按压。

（5）孕妇的检查。孕妇中毒后潜在的并发症包括产前和产后的出血、早产、流产、死产以及胎儿窘迫。如果可能，应持续监测宫缩及胎心。胎心过快、过慢或每次宫缩后胎心减慢，提示胎儿窘迫。如果出现阴道出血或者需要马上手术，应该及时输血或血制品。

五、个人防护

各种毒蛇都有各自的活动规律，每种毒蛇都在自己习惯的栖息环境和特定的时间内活动。因此，了解当地毒蛇的种类，掌握当地毒蛇的活动范围和活动时间，对于毒蛇的预防有积极作用。

1. 出发前准备

在计划出行到有蛇出没的地区时，必须提前考虑到发生被蛇咬伤的情况以及发生咬伤后需采取的措施。通过网上搜索或者阅读当地的地区指南来了解当地的危险的动物。针对被蛇咬伤的情况，提前制订处理方案，如学习压力制动法，如何运送伤者，运送到哪个医院，医院有无抗蛇毒血清及治疗蛇咬伤的经验等。需要携带基本装备如纱布或弹力绷带、夹板。还应考虑到携带多效价的抗毒素，也可购买适合于目的地的选择性的抗蛇毒血清，提前存放于当地医院。如果在野外被毒蛇咬伤需要给予抗毒素的话，还应该有以下 4 种装备：一袋灭菌生理盐水，通气装置，抗过敏药物，以及至少一名会使用抗毒素并可对其不良反应做出处理的人员。

2. 户外注意事项

蛇是变温动物，气温达到 18℃ 以上才出来活动。在南方通常 5～10 月份是蛇伤病高发期。特别是在闷热欲雨或雨后初晴时，蛇经常出洞活动。雨前、雨后以及洪水过后要特别注意防蛇。

经过地形复杂的山坡岩石堆、洞穴、杂草丛生或矮小而密集的灌木丛，深山小溪边，小溪沟旁的草丛或者灌木丛，青蛙聚集或阴暗潮湿的角落、灌木丛、鼠洞、坟堆、石堆或小丘陵等毒蛇经常出没的环境，或在田间地头劳动及自然水域游泳时，必须提高警惕，要多加注意，避免因误伤毒蛇而引起毒蛇的攻击。

人被毒蛇咬伤，多为四肢的露出部位，如腕、踝关节、足背部及小腿等处，所以在蛇类较多的地方干活，最好不要赤足走路，应该穿上高帮球鞋、胶鞋、长裤子，必要时扎紧裤腿；进入丛林时，必须戴草帽；晚上外出时，必须带上照明工具。但是经过蝰亚科的五步蛇、蝮蛇等经常出没的环境时，要注意这些毒蛇有"扑火性"，要避免此类毒蛇的扑火咬伤，可在照明工具上装一个长柄，如果遇到毒蛇见火光追来，切勿惊惶失措，必须沉着镇静，迅速将火把扔掉，火熄灭后，毒蛇就不会再追来。被砍下的蛇头咬伤的病例偶有报道，所以即使蛇看上去已经死亡，也不要离之太近以免被诈死的蛇咬伤。

野外露营时，要离开地面，睡在露营床上，或者睡在有隔离垫的帐篷里，及时清理垃圾，搞好环境卫生，因为许多毒蛇喜欢在乱石堆、荒山草丛及低洼积水的环境生活。另外，老鼠等啮齿类动物喜欢脏污的环境，易引来蛇类，所以必须注意环境卫生，平整好土地，随时清理垃圾、杂草堆、乱石，堵塞一切洞穴，开拓荒地，以减少蛇类及老鼠的藏身之处。

3. 辨别毒蛇

毒蛇和无毒蛇最根本的区别在于，毒蛇具有毒牙和毒腺，而无毒蛇没有毒牙和毒腺，但要观察有无毒腺和毒牙，既不方便，又有危险。下面的形态特征可用于区别是否为毒蛇。

（1）头部明显呈三角形的多为毒蛇，如蝰亚科的蝮蛇、五步蛇、竹叶青，烙铁头等，但不能说头不呈三角形的都是无毒蛇。还要结合其他特征加以区别。

（2）前半身向上竖起，发出呼呼之声的为有毒蛇，如眼镜蛇和眼镜王蛇。

（3）通身具宽黑黄相间环纹，或背面黑色有许多较窄的白色横纹，多于晚上在水边活动的是毒蛇，如金环蛇、银环蛇。

（4）头部背面都是小鳞片的几乎都是烙铁头，属毒蛇。

（5）海中生活，尾侧扁的海蛇都是毒蛇。

4. 避免咬伤

毒蛇是令人恐惧的，但受惊后会迅速逃跑，蛇对栖息处的地面或树枝的振动极为敏感，一遇响动便会逃之夭夭。所以进入深山草丛，经过丛林地区，砍柴、放牧、田间劳动时，最好带上一根长木棍开路，敲打周围的草丛、农作物，把蛇吓跑。

如果发现周围有蛇，不要慌张，蛇是十分胆小的，除了眼镜王蛇，其他的蛇一般不主动攻击人，如果离蛇不是很近，保持静止不动，因为蛇是近视眼，它看不清是什么东西，而且它只会直着看东西，同时蛇的耳朵没有鼓膜，对空气里传来的声音没有什么反应，一会儿就会自行溜走，但是如果离蛇较近，近到蛇身1/3的长度，那就危险了。

一旦被蛇追赶，在刚开始的一瞬间蛇会爬得非常快，但很快就慢下来了，蛇是跑不过人的。但是人不要直着往前跑，而要忽左忽右跑曲线，或跑向光滑地面，或往上坡方向跑，这样蛇就不容易追到了。

5. 药物驱蛇

我国民间流传着很多避蛇、驱蛇的方法，可用雄黄、硫黄、山鸡椒根、旱烟油、一支黄花、樟脑、鸡屎藤、侧柏及大血藤等中草药驱蛇，由于这些中草药有浓郁的芬芳气味，蛇一般不敢靠近。

第八节　海洋动物伤害

海洋占地球面积的70%，具有广阔的空间和丰富的资源，其中生活着20余万种生物，其生物量占地球总量的80%。海洋资源非常丰富，海洋生物的多样性和特异性，具有极其广阔的开发前景。随着人类对海洋药物、海洋能源、海产品养殖和海洋化工产品的开发与综合利用，以及为满足人们的精神和物质需求为目的而进行的海洋游览、娱乐和度假而出现的海洋旅游，使人类与海洋的接触越来越紧密。因此不可避免地会遇到各种有毒、有害的海洋生物，并出现海洋生物创伤或中毒。

我国四大海域地处不同的纬度，由于海水温度、人类对海洋的影响不同，因此，沿海有毒、有害海洋生物的种类和分布，海洋生物伤的发病率也有所不同，在受伤症状方面更是有所差异，只有充分掌握发病特点，才能采取正确的急救、治疗及防护措施。

一、鲨鱼

鲨鱼是海生动物，为一群游速较快的中大型海洋鱼类，少数种类会进入淡水。一般情况下，鲨鱼不会主动攻击人，除非是被人激怒或者把人当作猎物。但一些特殊情况也会导致鲨鱼攻击人，比如人在水中受伤流血，血液的味道会将鲨鱼吸引过来。鲨鱼皮肤粗糙，牙齿尖锐且排列不整齐，可擦伤或咬伤人。

1. 临床症状

人被鲨鱼咬伤或擦伤后，主要特点是大面积组织撕裂伤、挫伤或擦伤而发生大出血，以至于发展到出血性休克。受伤后，患者常表现出眩晕、耳鸣、面色苍白、手足发凉、出虚汗、口渴、躁动、恐惊或神情淡漠，脉快而弱，血压下降等症状。当收缩压降至 13.3 千帕以下时，则表明血容量损失已达 30% 以上。由于缺氧，也常表现为呼吸浅表和短促。

2. 治疗

急救原则主要是止血、包扎，有骨折者应给予固定。将患者保持头低位安静平卧，每隔 5 分钟监测 1 次血压和脉率，并注意全身保暖；当四肢伤引起出血量大时，应立即在伤口上方结扎止血带，同时用急救包内灭菌纱布或洁净毛巾覆盖创面，绷带包扎后用夹板或竹板固定患肢；失血量大且红细胞压积低于30%~35%时，需立即进行输血，当血压低于 9.4 千帕时，应加压输血，同时滴入多巴胺或去甲肾上腺素等升压药物；当血压保持稳定后，为保证组织氧供，可考虑使用扩张血管的药物，同时让患者吸氧，以提高血氧饱和度；若患者二氧化碳结合能力强，应考虑静脉滴注 5% 碳酸氢钠，以纠正酸中毒；皮下肌注破伤风类毒素 1 毫升，同时肌肉注射或者静脉滴注抗生素；急救处理后立即送医院进行彻底清创止血。

3. 预防

（1）在鲨鱼活动的海区和季节进行潜水时，应设警戒或救护舢板以加强瞭望，一旦发现鲨鱼活动，立即通知潜水员出水。

（2）潜水员因其他原因受伤出血时，应立即出水。

（3）避免使用浅色衣服及闪光的装具。

（4）潜水员勿从船上将肢体伸入水中摆动。

（5）与鲨鱼遭遇时，应保持镇静，采取缓慢有目的的动作，最好保持绝对不动。

（6）必要时携带驱鲨剂，如果临时没有携带驱鲨剂，可以立即在水中排出自己的小便达到驱逐鲨鱼的目的。

二、水母

水母蜇伤是最常见的海洋生物伤。水母具有特殊的刺毒装置——刺丝囊，刺丝囊既是有毒水母的防御装置，也是其进攻的武器，可进行主动性攻击。根据水母蜇伤所引起的临床表现来看，轻度蜇伤仅出现局部症状，中度或重度蜇伤可引起全身中毒症状甚至导致死亡。

1. 临床症状

（1）局部症状。蜇伤后立即有触电样刺痛感，局部逐渐出现线状排列的红斑、丘疹，斑痕多与触手接触方向一致，犹如鞭痕，瘙痒明显。严重致伤或过敏体质者，立即出现红斑、风团、水疱、瘀斑，甚至表皮坏死等，且剧痛难忍，继而全身皮肤潮红、奇痒等。一般经过 10~20 天可痊愈。

（2）全身症状。中度或重度蜇伤后，几分钟至几小时即可相继出现全身反应。神经系统症状有自觉不适、头痛、冷或热感、眩晕、运动失调、痉挛性或弛缓性麻痹、多发性神经炎、晕厥、虚脱或休克，重者死亡。循环系统出现过敏反应、溶血、心律失常、心率减慢、低血压及充血性心力衰竭等。运动系统出现弥漫性肌痛、关节痛、背痛、肌肉痉挛及腹直肌强直等。消化系统有恶心、呕吐、腹泻及吞咽困难等症状。眼部症状有眼结膜炎、球结膜水肿、角膜溃疡、失明及流泪等。其他症状可有过敏性肺水肿、过敏性休克、急性肺心病及肾衰竭等。

2. 治疗

根据水母皮炎的相关文献报道，水母皮炎的治疗分局部治疗和全身治疗，治疗方法有抗炎、抗过敏、局部止痒和止痛等。

（1）局部治疗。用干布或干沙将局部用力擦拭干净，把那些尚未释放的刺丝囊彻底清除，以防伤情进一步加重。若伤者在海中找不到干布或干沙，可用湿布或湿沙，也可用木片把附着的刺胞刮除或搓掉，但效果较差。随后用海水冲洗蜇伤处，勿用淡水，因其容易激发未发射出的刺丝囊。可用温水（40℃）浸泡伤口或蜇伤的皮肤，不宜冰敷。救护者应戴手套，以免在救护的同时自己被蜇伤。若口腔被蜇伤，立即用任何可获得的饮料反复漱口。眼部被蜇伤后用大量淡水冲洗。

（2）全身治疗。早期应用广谱抗生素预防和治疗感染。中重度蜇伤主要是抗过敏、抗炎等。低血压患者立即注射乳酸盐林格液，具有解毒和补液之功效。支气管痉挛和呼吸困难者，静脉注射地西泮，给氧或人工呼吸以缓解症状。出现血红蛋白尿者，可用呋塞米或甘露醇。少数急性进行性肾衰竭患者，需腹膜透析或血液透析。出现肺水肿时，应立即注射氯胺酮加地西泮，人工加压给氧，吸出分泌物，给予大剂量东莨菪碱。对急危重症如合并过敏性休克、心律失常、心力衰竭等按相关内科急救方法治疗，同时注意纠正水、电解质、酸碱平衡失调等问题。

三、海胆

海胆广泛分布于世界各地的海洋中，我国的有毒海胆有 28 种，海胆呈球形，外覆硬壳包裹着内脏，壳上长着许多刺（棘），大部分刺具有倒钩，可增加机械性损伤，刺的长短依海胆的种类而不同，含有神经毒素，刺内的毒素可使人中毒。

1. 临床症状

刺伤后局部红肿、疼痛明显，2 小时后消退，遗留在皮内的棘和残端数日后可自行脱出。

2. 治疗

急救时应将刺入之针刺拔除，但其刺脆弱易断，往往不易完全拔除。局部可用稀氨水涂搽止痛，可应用抗炎及抗过敏药物。在刺之间的硬壳上长的蒂状物具有毒腺；刺伤后，先除去叉棘，然后用清水冲洗伤口去除毒液。伤口可用 5% 高锰酸钾溶液湿敷，并用普鲁卡因局部封闭，肌肉痉挛时可静脉注射 10% 葡萄糖酸钙 10 毫升。

四、海星

我国有毒海星共有 10 种。海星毒棘可刺伤人体并使人中毒。海星毒素主要成分为皂苷，具有很强的溶血性，可使细胞表面发生改变，破坏细胞膜的完整性。海星的叉棘及其体表的黏液与人皮肤接触后可引起中毒。

1. 临床症状

主要是局部损伤，如发生剧痛、红肿麻木；全身症状较轻，很少有严重后果。继发感染时，形成难愈的溃疡。严重中毒时，可出现肌肉抽搐、运动失调。

2. 治疗

局部可用清水冲洗除去毒液，或用 35% 乙醇浸泡促使毒素水解，必要时可用镇痛、防治感染等对症措施。目前尚无特效的抗毒疗法。

五、海参

我国沿海生长的 60 余种海参中至少有 18 种具有毒性。当海参受到刺激和侵犯时，居维叶氏器喷出大量毒液，或表皮腺分泌出大量的黏液状毒液。海参毒素是一类皂苷化合物，其溶血作用比皂角苷强 10 倍左右，可能是脊椎动物中毒致死的主要原因；海参毒素还具有细胞毒性和神经肌肉毒性。

1. 临床症状

接触海参毒素的局部皮肤、黏膜可出现烧灼样疼痛、红肿；如毒素溅入眼睛，可造成失明；如毒素吸收进入体内，可引起全身乏力，并伴有消化系统障碍，较严重者出现四肢瘫软、尿潴留及肠麻痹，严重者可致死。

2. 治疗

（1）局部处理。用清水或加温的纯乙醇搽患处，能减轻症状，眼睛接触毒液后，尽快用清水冲洗，并滴入可卡因眼药水或 0.2% ~ 0.5% 的毒扁豆碱溶液。

（2）全身中毒。无特效治疗方法，一般采用对症处理。

六、海蛇

海蛇都是毒蛇，蛇毒毒力很强。海蛇的毒素，主要有 4 种：神经毒素，会引起麻痹，导致死亡；卵磷脂酶，起破坏红细胞的作用；抗凝固酶，能阻止血浆凝固；透明脂酸酶，起扩散毒素的作用。

1. 临床症状

由于海蛇咬人后不是每次都放出毒液，所以受伤者可能只有被咬伤的症状或没有明显的症状。多数人被海蛇咬伤后最初只有皮肤被刺的感觉，无疼痛，无红肿现象，仅在皮肤上留有短如针头大小的齿咬痕迹，如不仔细检查很容易被忽视。如果中毒，通常被咬伤后 0.5 ~ 1 小时出现运动功能障碍。上眼睑下垂为早期的主要症状，容易被误认为是昏睡，但神志仍清醒，口渴，喉咙有烧灼感，全身发软，出汗，瞳孔散大，呕吐。运动眼球的肌肉麻痹，牙关紧闭，甚至不能吐舌。随后出现轻度呼吸困难，全身疼痛，四肢麻木，严重者可导致呼吸衰竭或肾衰竭。

2. 治疗

被海蛇咬伤后应采取排出毒液、阻止毒液吸收及注射抗毒血清等急救措施。被海蛇咬伤后应立即用现场所能找到的任何洁净的水冲洗伤口，可用清水、海水、盐水、肥皂水等，有条件可用 2% 高锰酸钾溶液、过氧化氢等冲洗伤口，冲洗量要大，时间要长。还可用拔火罐、吸乳器、电动吸引器等在伤口处吸引排毒。

对于局部伤口冲洗与吸引的方法是在咬伤部位用布条、纱布、绷带或绳子在伤口上方做环形结扎，保持压紧状态，结扎布条松紧程度以不影响肢体深部动静脉血流为宜。

注射抗毒血清是最有效的急救治疗方法，抗海蛇毒血清一般可对多种海蛇有效，使用抗毒血清必须早期、足量、准确。传统方法在使用前必须做皮试，但对于被海蛇咬伤者来说，即使皮试阳性，也必须注射抗毒血清。

第九节　野生植物中毒

一、植物性皮炎

皮炎在临床上的表现形式多种多样，可能表现为水疱、湿疹、大疱、鳞屑状板块，或者以上所有表现的组合，对皮炎做出诊断很容易，但是确定是哪种皮炎却很困难。在本节中，主要介绍植物导致的皮炎。

植物性皮炎可以被简单地分为：接触性皮炎（刺激性或过敏性）、植物—日旋光性皮炎。

（一）接触性皮炎

1. 病因与发病机制

（1）刺激性接触性皮炎。刺激性接触性皮炎是皮肤接触外界刺激性物质后，在接触部位引起的急性炎症反应。各种各样的植物，都可以引起刺激性接触性皮炎，大部分患者的症状是轻度和具有自限性的。这些温和的反应通常涉及 1%～2% 的体表面积，并造成皮肤短暂的红肿和瘙痒。

（2）过敏性接触性皮炎。过敏性接触性皮炎属于 IV 型迟发性变态反应，它的发病机制是非常复杂的，目前尚未完全阐明，还需要深入研究。

2. 临床表现

接触性皮炎轻症时的临床表现为局部呈淡红及鲜红色斑，稍有水肿，或有针尖大丘疹密集；重症时红斑肿胀明显，在此基础上有大量丘疹、水疱，炎症剧烈时可以发生大疱。水疱破裂则有糜烂、渗液和结痂。如为烈性的原发刺激，可使表皮坏死脱落，甚至深及真皮发生溃疡。当皮炎发生于组织疏松部位（如眼睑、口唇等处）时，则肿胀明显，呈局限性水肿而无明确的边缘，皮肤光亮，表面纹理消失。

自觉症状大多有痒和烧灼感或胀痛感，少数严重病例可有全身反应，如发热、畏寒、头痛、恶心等。

3. 预防与治疗

（1）首先是寻找致敏原因，当原因去除后，再给予恰当的处理，则能迅速痊愈。

（2）其次是尽量避免接触已知的过敏原，不宜直接接触高浓度的任何药品或化学物质，慎用易致敏的外用药物。

（3）当接触致敏物质或毒性物质后，应立即用大量清水将接触物洗去，病程中避免搔抓、肥皂水洗及热水烫洗，不使用可能产生刺激的药物，以利皮损及早康复。

（4）外用疗法：根据皮损炎症情况，选择适当的剂型和药物。轻度红肿、丘疹、水疱而无渗液时，用炉甘石洗剂，其中可加适量苯酚、樟脑或薄荷脑以止痒；急性皮炎而有明显渗液时，可用3%硼酸溶液、1:20醋酸溶液或1:5000～10000高锰酸钾溶液作冷湿敷；急性皮炎红肿、水疱、渗液不多时，可外用锌氧油，其中可加2%～5%糠馏油、2%～5%鱼石脂；有感染时可加2%土霉素或1%甲紫、0.5%新霉素。当皮炎至亚急性阶段，则可用2%～5%糠馏油、鱼石脂或其他焦馏油类（如黑豆馏油、煤焦油）的乳剂或糊剂，还可应用各种皮质类固醇霜剂。

（5）内用药：以止痒、脱敏为主。内服抗组胺药、维生素C，静脉注射10%葡萄糖酸钙溶液。对重症泛发的患者可短期应用皮质类固醇口服或静脉注射。有并发感染者则加用抗生素药物。

（二）植物—日旋光性皮炎

植物—日旋光性皮炎是在进食光感性物质（如某些药物和植物等）后晒了太阳，经10分钟至10余日不等，照射部位（多见于面部、手背）出现水肿或瘀斑等皮肤损害的一种疾病，可以分为植物—光毒性皮炎和植物—光变态反应性皮炎。本病可发生于任何年龄，以女性多见。发病时间多集中在 5~8 月份。

1. 病因

本病的发生常与体质、植物和长久日晒三者同时作用有关。肝肾疾病、内分泌障碍、代谢异常、贫血或营养不良等的病人在过多服食或接触某种植物之后，再遭受强烈的日光暴晒则易发病。本病的发病机制目前仍不十分明确，可能是由于皮肤接触或系统地吸收某种植物中的光感物质后，又经日光照射，吸收光能后被激发或发生化学变化形成半抗原，后者与组织中蛋白质结合形成全抗原，刺激机体产生抗体或细胞免疫反应所致。同时可能既存在光变应性反应，又存在光毒反应，即光感物质吸收光能量后释放出能量造成细胞损害，从而出现急性皮肤炎症的表现。

2. 临床表现

光毒性皮炎是在接触光感物质和日光照射后的局部皮肤呈光毒性反应，局部皮肤出现日晒伤样损害，自觉烧灼感和疼痛。光变态反应性皮炎是在接触光感物质和日晒的皮肤上发生延迟型丘疹、湿疹样损害，即类似非光变态反应性接触性皮炎，但以后可在未被照射的部位也出现皮疹，呈光变态反应的表现。

面部和手背发生显著的非凹陷性水肿，表面紧张发亮，质软坚实。双侧眼睑肿胀，使眼睑闭合，不能睁开，口唇外翻，张口受限，皮肤呈弥漫性轻微潮红或呈紫红色，有瘀点或瘀斑、丘疹、水疱等。后者可相互融合成大疱，内容物澄清或呈淡黄色，或为血性。疱破裂后，出现糜烂面，或溃疡、坏死等。溃疡愈合后出现瘢痕，遗留色素沉着。好发于颜面突出部，如眉弓、颧部与鼻背等，也可见于前臂、手足背、颈和指甲，对称分布。多数患者在日晒后 1 天内即发病。短者数分钟局部皮肤即开始发痒。本病为自限性，整个病程轻者 1 周内即可消退，重者往往需要 2~3 周或更久方能痊愈。自觉灼痛、麻木、紧张、胀痛、刺痛、瘙痒、紧束感、蚁走感。少数患者有全身症状，可见头晕、头痛、发热或谵语，神志错乱以至昏迷，食欲缺乏，吞咽困难，呼吸紧迫，恶心、呕吐，腹泻等。年老体弱者临床表现更加严重。本病常为急性突然发生，又可反复发作。有时还可以继发感染或伴发高血压等。

3. 病理变化

表皮轻度水肿，有时形成表皮内水疱或表皮下水疱。真皮水肿较重，毛细血管扩张或破裂，红细胞溢出或出血，炎症细胞浸润明显。严重者可见皮肤坏死或溃疡。

4. 诊断和鉴别诊断

根据发病前有服食过多的或接触有关的植物及有强烈日光暴晒史，有水肿和瘀斑，好发于暴露部位，夏季多见，女多于男，有自觉症状和全身症状等即可确诊。

本病症应与以下的皮肤病进行鉴别。

（1）接触性皮炎。皮疹多局限于接触部位，有明显的接触史，发疹与日晒和季节无关，与性别也无关。

（2）烟酸缺乏症。本病的损害也在日光暴晒处，但在发病前常有前驱症状，如全身不适、疲倦失眠等。除皮疹外，尚有胃肠道症状和神经精神症状。

5. 预防和治疗

避免过多服食和接触有关的植物，同时不得经受强烈日光暴晒。给予口服维生素 B、维生素 C 和烟酸等。严重者可应用皮质类固醇，如泼尼松，每次 10 毫克，每天 3 次。

二、误食有毒植物

我国有毒植物种类很多，分布广泛，而且人们一直有采食野生植物的习惯，并大量应用植物作为药物，误食和接触有毒植物的机会较多，因而植物中毒较为常见。

2007 年，卫生部通过中国疾病预防控制中心网络直报系统共收到全国食物中毒报告 506 起，中毒 13280 人，死亡 258 人。据分析，2007 年，有毒植物引起的食物中毒的报告起数和死亡人数最多，分别占总数的 37.35% 和 64.73%；而且较 2006 年增幅较大，其报告起数和死亡人数分别上升 25.17% 和 96.47%。导致食物中毒的有毒植物主要以毒蘑菇为主，共发生 88 起，526 人中毒，113 人死亡，病死率高达 21.48%，其死亡人数占食物中毒死亡总人数的 43.80%。毒蘑菇中毒多数发生在农村居民家庭，其原因主要是采食野生蘑菇时无法辨别是否有毒所致。而毒蘑菇的毒素毒性很强，中毒后发病快、病程短，加上当地无特效解毒药，极易导致死亡。

1. 植物毒素及毒性

毒物学家认为，由植物产生的能引起人和动物致病的有毒物质称为植物毒素。现已知道的植物毒素约有 1000 余种，绝大多数属于植物的代谢产物。

（1）生物碱。生物碱是生物体内一类含氮有机化合物的总称。它们有类似碱的性质，能与酸生成盐。大多数生物碱有比较复杂的化学结构，氮原子结合在环内。这类化合物多有特殊而显著的生理作用或毒性作用，是许多植物体中最常见的一种化学成分。

（2）苷类。苷是由糖或糖衍生物的端基碳原子与另一类非糖物质连接形成的化合物。有毒苷类主要有氰苷、皂苷和芥子苷。

（3）草酸及草酸盐。如果植物中草酸盐含量达到 10%（干重）以上，则对动物构成潜在的危险。

（4）多酚类。植物多酚类有毒化合物主要有丹宁、棉酚和萱草根素等。

（5）蛋白酶抑制物。整个植物界，尤其是豆科植物，都含有能抑制某些酶的蛋白水解活性的物质。最常见的蛋白酶抑制物是植物的种子。蛋白酶抑制物本身是蛋白质或蛋白质的结合体，具有一般蛋白质的营养价值，但在具有很高的活性时能抑制某些酶对蛋白质的分解，从而降低蛋白质的利用率。

（6）有毒蛋白质及肽类。蛋白质和多肽，如酶、激素、转运蛋白质和抗体等这一大类物质中，有一些对产生其自身的生物体无毒性作用，而对其他生物体有毒性作用。蓖麻毒素是一种溶血性毒蛋白，能使血液凝集和红细胞溶解，并使内脏组织细胞原生质凝固，还可作用于中枢神经，使呼吸和血管运动中枢麻痹。蘑菇中毒最常见的原因是食入一些毒伞属的蘑菇，这些蘑菇通常含剧毒肽。

（7）香豆素与双香豆素。草木樨植物中含有的香豆素，是一种芳香成分，香豆素分解变为双香豆素。双香豆素具有特殊的抗凝血作用，其干扰肝脏合成凝血酶原而起到对血液的抗凝作用。因此，它对血液循环中的凝血酶无直接影响。

2. 植物毒理作用的类型

每种植物可能含有数十种或上百种化学成分，因而常常表现出多方面的复杂毒理作用，而且这些成分在中毒过程中会产生化学反应或相互影响的生理作用。植物不同部位、不同发育阶段、不同产地毒性常有差异，有毒成分在植物中不同部位、不同发育阶段的不同分布受各种植物代谢过程所控制。因此，植物中毒的毒理作用就显得非常复杂。

（1）精神性中毒作用。产生精神作用的有毒物质大部分来自于植物，约有 80 种植物有致幻作用。

（2）神经系统中毒作用。多数植物的有毒物质都有一定的神经系统作用，急性中毒的剧毒植物大部分均系作用于神经系统。神经系统中毒不仅表现为感觉功能、运动功能和思维功能的障碍或丧失，也常表现为呼吸功能和心脏功能障碍而导致死亡。中毒性的体温异常、呕吐、瞳孔变化、血压下降等症状也常是神经系统中毒的表现。

（3）呼吸系统中毒作用。许多有毒植物对呼吸系统有重要作用，最重要的是呼吸抑制，这些作用常是由于脑的呼吸中枢中毒所致，也可以是其他方式引起呼吸系统中毒，如可释放组胺的一些植物花粉或种子，可引起支气管痉挛、哮喘、呼吸困难，甚至死亡。

（4）免疫系统中毒作用。某些植物化学成分作用于免疫系统，引起过敏性变态反应，如过敏性休克、过敏性鼻炎、过敏性哮喘、过敏性皮炎等。

（5）皮肤、黏膜刺激性中毒作用。具刺激作用的植物有毒成分常表现为皮肤、口腔、胃肠道和泌尿系统的症状，如皮肤红肿、发炎、糜烂、黏膜刺激、呕吐、腹泻、尿血等。

（6）器官损伤性中毒作用。具有强细胞毒害作用，可使细胞溶解、坏死的一些细胞毒物通常表现为普遍性的器官损伤。

（7）致癌、致突变及致畸胎作用。致癌、致突变及致畸胎作用都是毒物细胞毒性的表现，一些非特异性细胞毒物可以兼有致突变、致癌和致畸胎活性以及其他细胞毒性。

3. 毒蘑菇

野生蘑菇也称蕈类，因蕈类品种繁多、形态特征复杂，以致毒蕈与可食用蕈不易区别，是最常见的误食的有毒植物。因蘑菇的种类、产地、采集时间、人的体质、饮食习惯、食用部位和方法的不同，蘑菇毒性表现各异，按中毒症状可分为以下几种。

（1）胃肠型。引起此型中毒的毒蘑菇种类很多，其主要有毒成分可能为类树脂物质或酚、甲醛类化合物。中毒表现为剧烈恶心、呕吐、腹痛及腹泻，严重者偶尔会引起死亡。一般病程短，预后好，病死率低。可引起该型中毒症状的毒蘑菇常见的有毒粉褶菌、臭黄菇、毒红菇、毛头乳菇。

（2）神经精神型。由于毒蘑菇中含有引起精神兴奋的毒蝇碱毒素，中毒后除有胃肠炎症状外，精神兴奋、错乱或被抑制等症状较为突出，少数中毒者可死亡。引起这种症状的毒蘑菇约三十多种，如毒蝇鹅膏菌、虎斑毒伞。

（3）溶血型。鹿花菌类常引起这种中毒，由于它们含有使血液溶解的鹿花菌素，主要症状是在 1～2 天内发生溶血性贫血，症状是突然寒战，发热，腹痛，头痛，腰背肢体痛，面色苍白，恶心，呕吐，全身虚弱无力，烦躁不安和气促，严重时可致死。引发此型症状的毒蘑菇有鹿花菌、赭鹿花菌等。

（4）肝肾损害型。这类极毒的蘑菇，含有能引起肝损害的毒肽和毒伞肽毒素，常引起肝痛、肝大、黄疸、肝出血、肝性脑病等症状，中毒死亡率很高。引起这些症状的蘑菇有十多种，如白毒伞、鬼笔毒伞。

（5）皮炎型。少数毒蘑菇如污胶陀螺菌等，中毒后除有胃肠型症状外，日照后发生严重的皮炎，严重者出现周身皮肤水肿、脱皮等症状。带有此类毒素的除污胶陀螺菌外，还有叶状耳盘菌。

三、有毒植物急性中毒的治疗方法

（一）一般治疗

首先应阻止和减慢毒物的吸收，尽快除去未吸收的毒物或转变成为惰性的代谢物质，以减少毒物的进一步吸收，一般应采用以下措施。

（1）清洗。如果有毒植物是黏附在皮肤表面和黏膜上，可用水充分冲洗，对不溶于水的毒物，可选用其他适当溶剂。如果毒物是注射到组织中难以移出，可用止血带紧扎注射点上端，在该处注射肾上腺素以减缓其吸收。

（2）洗胃。用 1∶4000 的高锰酸钾，或 0.2%～0.5% 鞣酸溶液，也可用炭末混悬液（1000 毫升水中，加炭末两汤匙），或热盐水（1000 毫升水中，加入食盐一汤匙）洗胃。方法是使病人迅速喝下 200～300 毫升灌洗液，然后用手指或汤匙柄刺激咽部引起呕吐，如此反复进行，直到呕吐出的灌洗液澄清为止，需要灌洗 3000～4000 毫升。也可用胃管法洗胃。导管可由鼻插入，在灌洗前应先把胃内容物抽出，否则会将毒物驱入肠中。昏迷病人应尽量避免洗胃。内服强腐蚀性毒物应禁忌洗胃。

（3）催吐。如果不适宜洗胃，可用催吐法。可灌服 1∶2000 高锰酸钾 100～300 毫升，或硫酸铜、硫酸锌溶液（0.3～0.5 克溶于 150～250 毫升温水中），应用碘酊（0.5 毫升加水 500 毫升）可刺激胃黏膜引起呕吐。皮下注射阿扑吗啡 5～10 毫升可于 5 分钟内致吐。也可用 3% 盐水一杯灌服，然后用手指或汤匙柄刺激咽部催吐。昏迷病人禁忌催吐。

（4）导泻。使已进入肠道的毒物尽可能迅速排出，以减少在肠内的吸收。盐类泻药，由于渗透压的作用，可以防止毒物吸收。常用的为硫酸镁或硫酸钠，每次剂量 20～30 克。也可用 25%～50% 硫酸钠或硫酸镁溶液 30～50 毫升灌肠。硫酸镁有时可由肠道吸收，因中枢抑制性毒物中毒时不应使用硫酸镁。也可以用当归 15 克、大黄 50 克、明矾 50 克、甘草 25 克，水煎即服，或用天精 100 克、大黄 180 克、玄明粉 20 克，水煎即服。

（5）灌肠。常用 0.9% 盐水或肥皂水 1000 毫升高压灌肠。

（6）服用沉淀剂。鞣酸可与部分生物碱或重金属形成沉淀（不能沉淀洋金花、天仙子内所含的生物碱）而阻止其吸收。茶叶含大量鞣酸，故可用浓茶代替鞣酸。碘酊可与生物碱形成沉淀，对于含生物碱的有毒植物中毒，可用碘酊 10～30 滴，加温开水口服，或用复方碘溶液（含碘 5%，碘化钾 10%）1～2 毫升，使生物碱沉淀，减缓毒物的吸收，再用洗胃法进行清洗。

（7）服用吸附剂和保护剂。活性炭是良好的吸附剂，有将毒物吸附于其表面的作用，可以减少胃肠道吸收毒物的量，又便于把毒物洗出。因此催吐完毕后，通常给病人服用（或灌下）炭末 20～30 克，使胃内残留的毒物排出。如遇到对食管、胃肠道黏膜有刺激、腐蚀作用的有毒物中毒时应服保护剂，保护胃肠黏膜。保护剂有植物油、牛奶、蛋清、豆浆、淀粉糊、镁乳、白芨粉水等。

（8）输液排毒。可用 0.9% 盐水、格林液、葡萄糖盐水。用 5%～10% 葡萄糖 1000～2000 毫升进行输液，使体内毒物很快排出，也可用 50% 葡萄糖 60～100 毫升静脉注射。一般对大量呕吐、腹泻而失水的患者，主要采用 0.9% 盐水或格林液，适当配合高渗葡萄糖液，对酸中毒患者，除输入一般液体外，还应加入乳酸钠矫正酸中毒。

（9）加速排泄。大多数毒物是经肾脏排泄，因此，利尿是加速毒物排泄的主要措施，可饮用大量浓茶，服利尿药或输液，碱化或酸化尿液，加快毒物从尿中排出。如果毒物能从肠道排出，就须注意避免便秘。

（二）应用解毒药

1. 一般解毒药

当不了解中毒植物时，可利用氧化、中和等方式进行一般性解毒。当酸中毒时，可用弱碱（如氧化镁乳剂、肥皂水等，但不宜用苏打，因其在胃内能分解产生大量的二氧化碳气体，有胀裂胃壁的危险），通过中和作用而解毒；如毒物是碱，可用弱酸（如醋酸、枸橼酸）中和。有机物中毒可用氧化剂进行破坏，高锰酸钾是最常用的一种，常用 1 : 2000 ~ 1 : 5000 的溶液洗胃。

2. 特效解毒药

应用特效解毒剂是最有效的解毒方法，但采用时必须确定中毒植物的种类，否则应用不当可能加重中毒症状。特效解毒药的治疗原理包括：解毒药与毒物络合，使毒物失去作用，如洋地黄中毒应用消胆胺解毒；加速毒物代谢，使毒物成为无毒物质，如氰苷类中毒应用硫酸盐解毒；解毒药与毒物竞争受体，这类解毒药应用较广，如应用毒扁豆碱治疗箭毒类中毒，应用纳洛酮治疗吗啡中毒，应用阿托品治疗毒扁豆碱类中毒等。

3. 对症治疗

由于毒物的损害，往往造成机体功能的严重障碍，如呼吸衰竭、休克、肺水肿、急性肾衰竭等，如不尽快处理，将影响机体的复原甚至影响生命。因此，采用对症治疗也很重要，如缓慢注射戊巴比妥钠或异戊巴比妥钠，以抑制中毒性中枢神经兴奋现象，注射尼可刹米缓解呼吸抑制，用抗菌药物预防肺部感染。此外，在防止中毒发展的措施中，还需要注意支持病人的体力，扶助机体的抵抗力，输液保温，使患者安全度过危险期。

第九章 户外运动与合理营养

第一节 营养素与物质代谢概述

食物中能够被机体消化和吸收，有生理功效，且为机体正常代谢所必需的营养成分，称为营养素。人体所需的营养素有几十种，概括为七大类：蛋白质、脂类、糖、水、矿物质、维生素及食物纤维。各类营养素有各自独特的功用，但在体内代谢过程中又密切联系。各类营养素的基本功用如图9-1所示。

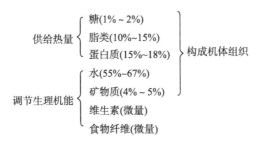

图9-1 各类营养素的基本功用

营养素来自食物，一种食物不可能包含所有的营养素，一种营养素也不可能具有各种营养功用，因此，人体需要从多种食物中获得各种营养素。

营养物质在人体经过生物氧化等一系列代谢，合成人体用以生长发育、修复、繁殖所需各种物质的代谢称为合成代谢，提供人体各种生理活动所需要的能量并产生废物的代谢称为分解代谢。伴随着物质代谢过程发生的能量产放、转移、储存和利用的过程称为能量代谢。物质代谢和能量代谢是相互联系不可分割的过程。健康人的能量产生与消耗在常态情况下应相对平衡。按照物质不灭和能量守恒法则，物质代谢产生的能量可以转换形式，但不会增加或减少。因此，如果人体由于饥饿而长期处于产热营养素摄入不足，为维持人体能量的必要消耗，人体不得不分解体内储备的能源物质甚至自身，从而引起身体消瘦及免疫功能下降，继发疾病；反之，如果长期产热营养素摄入过剩，过多的能量未能消耗则转化为脂肪储存，导致肥胖及相关疾病。

影响人体能量代谢的因素有：①年龄。婴幼儿和青春期是代谢最活跃的阶段。②性别。与男性相比，女性体脂较多而骨骼肌较少，故代谢率也较低。③体表面积。机体能量代谢大小与体表面积成正比。④体温。人体体温升高则能量消耗增加。⑤环境温度。人体在10℃以下，因寒冷刺激代谢明显增加；同样，在超过30℃时，因出汗、呼吸循环功能增强，其代谢也增加。⑥繁重体力劳动或体育运动所依赖的肌肉活动，以及各种应激状态均明显使代谢加强。

第二节　户外运动营养需求

一、不良环境对人体及营养需求的影响

生活中，营养对维持人们每天的正常生理功能具有重要意义，在不利环境条件下进行工作、劳动、旅游等尤其如此。在户外完成有压力的体力劳动任务时，营养往往成为完成任务和防止疾病与损伤的重要因素。我国幅员辽阔，地貌复杂，气候多样；因此，户外劳作或旅游等活动可能会遇有不同的环境、温度、地形等不利条件，这些情况对人体的影响以及其对营养的需求亦有不同。

1. 高温环境

热带地区或高温环境对人体的影响首先是体温的调节。当环境温度超过人体皮肤温度尤其是伴有高湿度时，人体为维持体温出现皮肤血管扩张，主要散热方式依靠出汗和呼吸的水分蒸发。汗液的丢失可达 2 升/小时或以上，因此容易出现脱水，脱水降低回心血量、中心静脉压、心室充盈压及心排血量，而心率增加，加重心肺功能负荷。因此，在热带地区或高温环境下活动必须做好

防护，避免强烈阳光的直射，预防中暑等热疾病，需特别注意大量出汗时应及时补充充足的水分和无机盐，食物中蛋白质含量要达到总热量的15%（由于蛋白质食物生热效应较大，不宜过高），并注意补充水溶性维生素。膳食特点为以汤菜为主，主食主菜要易于消化、促进食欲，注意补充优质蛋白质，辅以部分营养强化饮料。

2. 低温环境

人体在低温环境下基础代谢增加，寒战以及非寒战产热均增加，这些都增加了对产热营养素的需求。对于在寒冷环境下活动的人群，除做好寒冷防护外，应保证食物充足的总热量。产热营养素中脂肪比糖类和蛋白质更有助于耐寒。但是对初抵达寒冷地区者，营养供给应在保障糖类的同时逐渐增加脂肪的供给，以使机体代谢适应。由于蔬菜和水果可能不足，应增加维生素和矿物质的供给量。补充B族维生素可帮助增加产能，有利于增加机体的耐寒能力。此外，维生素C与维生素B_3（泛酸），也均有助于防护寒冷。

值得注意的是人类的生理适应性，即在寒冷环境下，人类可以通过自身的生理调节逐渐适应环境，保持内环境稳定。有研究指出，在出发前和到达寒冷环境后，适当体育锻炼和冷适应锻炼对人体健康是积极和有益的。

3. 高原和高山地区

超过海拔3000米的高原和高山地区特点是缺氧、寒冷、干燥和紫外线照射较强。在高原和高山地区活动，产热营养素以及与产热代谢相关的B族维生素补充应充足。关于产热营养素，在海平面寒冷地区活动，脂肪是一个好的有效能源；但在高原则不是，糖类作为能源对于耗氧来说更为经济，是比脂肪更好的燃料。因为它本身氧原子比例比碳原子高，糖类代谢中消耗氧和能量较少。若产生同样热量，糖类代谢比脂肪代谢少消耗8%～10%的氧。高糖类可减轻急性高山疾病的症状，提高短期高强度工作以及长期次高强度工作能力，还可以通过降低代谢耗氧增加对高度的适应（300～600米）。高原干燥缺水，补充糖类最适宜有效的形式是液体饮料。此外，还应注意做好皮肤的防晒保护。

总体说来，在户外不良环境下活动，食物的多种营养成分补充不如其整体能量需求的补充更为重要。如果长期在低氧环境下工作，更需要强调充足的糖类（每天来自糖类的能量占50%～60%）；如果需要考虑食品供应的重量，则食物的能量密度就是重要的，比之糖类更强调脂肪，尤其是在寒冷环境（每天来自脂肪的能量可达总热量 50% 以上）。达到这样的高脂肪水平，多数人往往需要一个代谢的适应调整过程（约不少于 2 周）。

二、户外活动中特殊人群的营养需求

（一）老年人的特殊营养需求

按照 WHO 的规定，60 岁及以上为老年人，64～74 岁为年轻的老年人，75～89 岁为老年人，90 岁以上为长寿老人。由于社会的发展和人们生活质量的改善，国家统计局 2003 年公布，我国 60 岁以上老年人已达 1.3 亿。老年人涉及的社会生活范围（包括工作、旅游等）也更加广泛。

老年人人体组成中骨骼肌和内脏重量减少，体脂增加。骨骼肌和内脏是人体重要的蛋白质库，故应激时，老年人应及时补充能量和氮源以减少蛋白质的丢失。老年人蛋白质吸收率和利用率均下降，应注意给予充足的高生物效价蛋白质（如牛乳、鸡蛋、鲜肉等）。但考虑到同时可能伴有的肾功能减退，在补充蛋白质时要注意做相应调整［小于 1.0 克／（千克·天）］；脂肪的供应量宜少（小于总热量的 20%），尽量以不饱和脂肪酸为主，减少饱和脂肪酸和限制胆固醇的摄入。糖类供给要充足（大于总热量的 60%），注意增加膳食纤维素摄入，以利于刺激肠蠕动。由于老年人食量减少，较年轻人易于缺乏维生素和矿物质，应注意补充，尤其是钙、磷和维生素 D。另外，适量抗氧化维生素和矿物质对老年人尤其有益。

（二）女性的特殊营养需求

一般情况下，女性因个体较小，摄食总量较男性少，因此，维生素和矿物质不足的可能性也较大。另外，由于育龄女性月经期因失血每日增加 0.6～0.7 毫克铁丢失，口服避孕药影响维生素 B_6 和叶酸的吸收代谢，叶酸在孕前和孕早期还有预防胎儿畸形的作用，钙和维生素 D 有利于孕妇和胎儿的骨健康，碘和锌有利于胎儿的智力和体格发育。因而，即使在正常生活环境下，铁、钙、叶酸、维生素 B_6 等营养需求也存在性别差异。尤其是口服避孕药、妊娠期和哺乳期的妇女。研究还确定，派往高原地区的女性工作人员必须把食物中的铁补充到理想水平，用以支持对缺氧产生的造血反应。后来又有人研究，在寒冷环境补充铁剂对机体产热御寒也起着重要作用。

由于上述原因，加之户外工作或旅游食物热量可能受限，女性的供给应包括多种维生素，包含至少50%女性推荐日摄食量（RDA）的铁、锌、维生素B$_6$、叶酸、钙，抗氧化营养物如维生素C、维生素E和类胡萝卜素（如叶黄素、玉米黄质）。还应补充钙剂和维生素D、维生素K这些对骨骼有益的营养素。

（三）儿童的特殊营养需求

儿童能量需求的特点是每千克体重能量需求相对成年人更多。因其除成年人的代谢需求之外，还应有生长发育所需的能量，婴幼儿和青春期阶段需求量最大；小儿脏器功能尚不完善，某些成年人体内可合成的物质，小儿则需要体外供给，故小儿所需物质种类也较成人多；由于儿童生长代谢快，液体和各种营养素需求多，而体内储备少、器官功能发育不成熟，因而对营养缺乏的耐受性差。

考虑到儿童营养需求的上述特点，儿童饮食除保障每日三餐外还可适当加餐，以谷物为主，食物多样，防止挑食、偏食。鱼、禽、蛋和瘦肉等不仅提供优质蛋白、脂溶性维生素，还有易于利用的铁，应尽量保障供给。鼓励儿童多吃新鲜蔬菜和水果，也可以合理选择坚果等零食补充能量和营养素的不足。

第三节　户外运动的食品准备

户外活动的能量和各种营养素的需求与性别、年龄、体型、体力负荷、生理状态以及环境等有关。多人集体的食物准备，每人每天食物配给量（混合有多种营养，糖类50%，脂肪35%，蛋白质15%）的参考重量为1.4~2.7千克，7天食物量为9.5~19千克（不包括饮用水）。蛋白质每天为60~100克（占能量的12%~15%）。对人数较少、时间较短的户外工作者、旅游者来说，比较适用的是美味可口的包装食品。要注意选择正规厂家生产，查看生产日期和保质期。在能量和多种营养素充足的前提下，种类要尽量丰富多样。也要注意因地制宜充分利用当地资源，以减少旅途运输负担。

一、合理营养对运动的影响

合理营养是运动员保持良好健康和运动能力的物质基础，对运动员的机能状态、体力适应、运动后的恢复和伤病防治，均有良好的作用。

1. 合理营养提供运动所需的能源物质

合理营养为运动提供适宜的能量，使运动员具备适宜的体重和体脂成分，并保证运动中能源物质的良好利用。任何形式的运动均以能量消耗为基础，但人体内可快速动用的能源储备有限，如果无充足可利用的能源物质，即体内糖原水平极低时，就不能满足运动中需要不断合成 ATP 速率的要求。因此运动员应注意摄取含糖丰富的食物，以保证体内有充足的肌糖原和肝糖原储备，以保证高强度运动中 ATP 再合成速率的需要。能源物质在人体内贮存或分解需要一系列辅酶的催化，维生素和微量元素多数是辅酶的组成成分或激活剂，提供充足的维生素和微量元素营养，可促进代谢，并提高抗氧化能力。满足运动中水分和电解质的生理需要，有利于改善运动能力，而这些营养素的缺乏会影响运动能力。

2. 肌纤维中能源物质的水平与运动外伤的发生有直接的关系

肌纤维中能源物质（糖原）的水平与运动外伤的发生有直接联系。研究报道，当快肌收缩肌纤维中糖原耗尽时，人体会发生疲劳，控制和纠正运动动作的能力受损害，运动外伤的发生也随之增加，体内糖原储备充足，有利于预防损伤。

3. 合理营养有利于剧烈运动后的恢复

运动能力恢复的关键在于恢复身体的能量供应及其储备（包括肌肉和肝脏的糖原）、代谢能、体液（保证体内的血容量和循环体液量）、元素平衡及细胞膜的完整性。运动能力的恢复主要靠合理营养措施才能实现。

4. 合理营养有利于减轻运动疲劳的程度或延缓其发生

引起人体运动能力下降的常见原因有以下几点：脱水引起体温调节障碍所致的体温增高、酸性代谢产物堆积、电解质失衡造成的代谢紊乱，能源储备耗竭等。合理营养措施包括训练期和比赛前、中、后科学、良好的饮食营养安排及补液等，可使运动员保持良好的机能状态，延缓疲劳的发生或减轻疲劳的程度。

5. 合理营养有助于解决训练中特殊的医学问题

不少运动项目如举重、摔跤、柔道、划船等，运动员常因比赛时要参加某一体重级别的需要而减轻体重；另一些运动如体操、跳水、跳高和长跑等，因要完成高难度的技术动作，需要长期控制体重和脂肪水平，但运动员所采用的控制体重的方法多为饥饿或半饥饿、限制饮水、高温发汗、加大运动量引起出汗，甚至服用利尿药，这些措施可引起营养缺乏、脱水或其他一些严重的医学问题。此外，如运动员在冷环境或热环境进行运动训练时会有一些特殊的营养需要。生长发育期的儿童、青少年、妇女或老年人参加体育训练时，均有不同的医学问题，需要特殊的营养监督，以保证运动训练和良好的健康水平。

二、户外运动食品准备的基本原则

（1）少量。由于户外运动的高强度、高密度等特性，参加户外运动的运动员或户外爱好者，在活动结束后会有一定程度的厌食症，为了保证身体的迅速恢复和能量的补充，必须保证食物摄入量，每天最少保证 600 克。

（2）保证能量。户外运动中会消耗大量的能量，所以户外食品必须能够补充所需的能量，准备的食物必须为高蛋白、高糖、高维生素、低脂肪。

（3）便于携带贮存。户外食品必须以体积小、新鲜、不易变质为原则进行挑选。

（4）食品多样化。在高消耗下，为了迅速恢复体能，保证食欲，户外携带的食品品种要多样化，多带水果、蔬菜类食品，便于恢复体力。

（5）食用方便快捷。由于户外运动所处的环境特殊，烹煮变得非常困难，户外食品准备时应充分考虑方便快捷、开袋即食的原则。携带生冷食品是非常不明智的。

第四节　户外运动的营养缺乏与饥饿

受环境和条件的限制，户外活动的食品供应并不总是理想的。另外，还会有偶然或计划外情况，如难料的地形、突来的暴风雪、意外事故等。当失去补充时，食物成为存活最重要的东西。人类只要有基本水平的能量摄入和很小量的维生素、矿物质，就能生活工作而不出现营养不良的状况。虽然可有饥饿不适，体重减少，但仍可长期艰难地保持基本活动。饥饿是由于食物供应受限甚至断绝，或者因进食困难甚至完全不能进食，人体摄入的营养物质（主要是热量和蛋白质）不能维持机体代谢最低需要量所处于的状态。营养不良则是由于长期摄入不足、不能正常吸收或某些营养素需求过多而导致营养素的缺乏。人体处于营养不良和饥饿状态时，能量代谢和生理功能出现一系列变化。

户外环境下对维持生存最重要的营养因素是水。没有水，所有后面有关饥饿时人体代谢变化的讨论便无意义，因为脱水所致的死亡先于机体储存能量的耗竭。下面的讨论是以有适当的饮水补充为前提的。

一、短期饥饿时人体代谢变化及其影响

食物断绝后，血糖下降，机体即迅速做出反应——动用肌肉或肝的糖原储备维持血糖水平。2～3 天肝糖原耗竭并有 1/2 肌糖原消耗，葡萄糖的利用只有通过机体糖原异生合成。血中胰岛素水平下降、胰高血糖素升高，促使糖原异生加速，把非糖类前体如乳酸、三酰甘油以及氨基酸转化为葡萄糖以防止血糖过低。因糖原异生，蛋白质分解代谢增加，首先是支链氨基酸（亮氨酸、异亮氨酸、缬氨酸）供给肌肉能量代谢（是禁食 3～5 天时的 2 倍），直到机体脂肪代谢开始适应禁食。糖原耗竭的同时，儿茶酚胺类产物增加，促进动用脂肪库的脂肪并进行氧化，因而血液、呼吸、尿液中出现许多酮体。肝随酮体增加从而糖原异生减少，肾成为糖原异生的主要器官，提供身体需求 50% 以上的葡萄糖。谷氨酰胺在禁食过程中从肌肉释放作为胃肠道和肾的能源——糖原异生的底物。谷氨酰胺代谢脱下的酰胺氮以铵的形式随尿排泄，缓解了酮症引起的酸中毒。

人体组织在饥饿过程中对葡萄糖的利用率降低，需求量减少，但大脑仍以葡萄糖为主要能源。人体某些维生素和矿物质储备甚少，如饥饿早期即可出现维生素 B_1 耗竭和负钾平衡。

禁食 7 天，未见肝功能异常，而肌肉细胞量则直线下降。通常，不肥胖的人在体重减少 5% 时力量维持不变，失去的主要是脂肪。体重丢失超过 10% 时则有氧运动能力降低。此外若伴有其他应激因素，如极端的冷或热、高原反

应、睡眠不足、过多耗费体力等，则可影响工作能力，也能削弱免疫功能。能量需求减少50%，随着血糖下降可明显使认知能力降低。

二、长期饥饿时人体代谢变化及其影响

饥饿1周以后如仍未能解决食物供给，机体对饥饿逐渐产生适应，一些次要代谢减缓或停止，而仅维持与生命密切相关的代谢。机体进一步动用脂肪，经肝脏代谢产生大量酮体作为能源，减少了肌肉蛋白质的分解。神经系统特别是脑利用酮体作为能源的比例增加，可占总氧耗的60%。肌肉蛋白质的水解在开始禁食时每天为10~12克，7~10天机体适应禁食而使蛋白质的水解速度减慢，利用更经济，尿中氮的丢失减少50%以上。这种适应如果仍不能等到食物的供应，则内脏和骨骼肌的氮源可能被动用和丢失，可出现无力和低白蛋白血症，进而血浆渗透压降低，液体向第三间隙转移，导致肢体末梢水肿。虽然并非所有饥饿都出现水肿，但水肿表明存在严重的代谢困窘和内脏蛋白质缺乏，是一种潜在的危险状态。

饥饿造成的能量限制结果是机体代谢效率提高。禁食2周后体重减少8%~10%，而基础代谢降低21%，代谢降低超过体重减少的程度。在能量限制时，代谢降低有两个不同的阶段：开始为基础代谢降低而造成体重和身体成分的改变；随着持续的能量限制，基础代谢进一步降低。能量代谢的降低使得交感神经系统活性降低，儿茶酚胺、三碘甲状腺素和胰岛素等产热激素的活性和分泌降低。其他需能的代谢如钠钾泵、中间代谢产物的磷酸化和去磷酸等都可降低。

长期饥饿时，肝脏脂肪和蛋白质均减少，但多能维持正常功能；心脏体积缩小，功能下降；肺组织弹性降低，因而易受感染；胃肠道黏膜细胞更新减慢，肠壁菲薄，脂肪和糖类消化吸收功能下降；免疫系统可因营养不良导致功能降低。

概括说来，饥饿过程中人体代谢反应的过程是：初期消耗肝糖原和肌糖原，中期消耗肌肉蛋白和脂肪组织，最后消耗内脏的蛋白。人体能量储存最大的器官是肌肉（约28千克）和脂肪组织（约16千克），而重要脏器如心、肝、肾、脑并不是好的能源，这些脏器的消耗将影响其功能和人体健康。

三、饥饿的后果及影响因素

饥饿的进展过程可概括为：停止进食—消耗体内储存燃料—代谢适应—代偿失调—死亡。

一个营养好、有足够的脂肪储存的成年人，可在饥饿状态维持生命60～70天。但若人体重消瘦超过50%将预示着死亡。

饥饿的后果和影响对不同人群和个体是不同的。儿童由于生长发育而营养需求增加，面临严重食物紧缺的时候，营养缺乏的症状出现快，后果也严重；老年人骨骼肌明显减少，内脏重量减轻，因而能源储备少，处于饥饿状态尤其是伴有应激时，易出现代偿失调。另外，有人观察到在灾荒和战争地区，女性比男性死亡率低。据认为，这与传统文化有关，一是男性在高危、艰辛条件下完成任务机会多；二是女性体重较轻，皮下脂肪较多，饥饿状态下骨骼肌蛋白质的节省有赖于体脂的利用，因而具有其代谢上的优势。基于同样的理由，BMI（体重指数）可用于评估饥饿者的危险，BMI过低的个体遇到长期饥饿的情况显然不利；当然，BMI过高的个体也会因其常伴有肥胖相关性疾病和退行性改变而不利。

四、饥饿者的营救

随着现代通信技术的应用，训练有素的搜救队伍以及空中运送条件的提高，野外的遇难营救大多已经变得快捷。发现受难者之后，首先应检查并评估其伤情、病情及脱水情况，然后优先解决威胁生命的情况，如休克、感染、外伤等。意识清醒者应帮助其恢复平静的心态。饥饿受难者视其饥饿时间的长短处理方式不同。

（1）短期饥饿者（3～5天）。由于受难者往往非常饥饿、虚弱和脱水，进食宜选择米粥加肉松，或者果汁、汤类、速食麦片粥或小片牛肉干，慢慢咀嚼并伴有液体摄入，以适应消化系统恢复处理食物的能力。因此少量、多次进食是最好的，然后逐渐提供正常食物。应注意提醒受难者自我控制，不要进食太快。

（2）长期饥饿者。首先应注意纠正水和电解质紊乱，脱水者可选择提供运动饮料，因其中含有供应能量的糖类和扩充血容量的电解质。有呕吐、进食困难和外伤者应考虑静脉补液，补充液体时应监测心、肾功能，受难者补充液体直到 2～3 小时排尿，然后再给进食。严重的饥饿消耗者进食原则是：初期提供维持水平的混合饮食；中期缓慢增加能量摄入以达到能量正平衡，促进脂肪和蛋白质的获得；后期提供蛋白质摄入达到 1.5～2.0 克/千克，尽快促进身体蛋白质的恢复。严重的饥饿消耗者，其血液中蛋白质和矿物质有明显降低，可存在低蛋白、低钠、低钙、低镁、贫血以及心血管功能受损，如果给予大量正常的混合饮食是危险的。具有一定渗透压性质的营养物质快速进入可导致血浆量增加，心血管和肺的负荷加重，有可能引起充血性心力衰竭、肺水肿。饥饿者进食引起的这一特殊生理、代谢效应称为"再进食综合征"。因此，对于严重的饥饿消耗者，初期应避免给予高蛋白、高钠饮食，切勿进食过快，特别是在第 1 周内，以防止发生再进食综合征。

参考文献

［1］《运动解剖学、运动医学大辞典》编辑委员会. 运动解剖学、运动医学大辞典［M］. 北京：人民体育出版社，2000.

［2］《中国体育百科全书》编辑委员会. 中国体育百科全书［M］. 北京：人民体育出版社，2001.

［3］艾伦·艾萨克斯. 麦克米伦百科全书［M］郭建中，等译. 杭州：浙江人民出版社，2002.

［4］白萍. 对我国滑翔伞运动现状的调查研究［D］. 北京：北京体育大学，2006.

［5］保罗·S. 奥尔巴赫. 户外医学：野外急救与医学应急求生宝典：5 版［M］吴文智，曹勇平，译. 苏州：苏州大学出版社，2018.

［6］边新博. 运动性疲劳及恢复手段的探究［J］. 科学大众（科学教育），2019（10）：189 + 192.

［7］曹燕平. 潜水性内耳损伤［J］. 国外医学. 耳鼻咽喉科学分册，1992（6）：370 – 371.

［8］柴娇，李林.《国家学生体质健康标准》中"灵敏素质"测试指标完善研究［J］. 北京体育大学学报，2012，35（6）：70 – 73.

［9］常晓燕，姜洪. 运动猝死和运动性晕厥的原因及防治［J］. 医学综述，2011，17（11）：1668 – 1671.

［10］陈吉棣，李可基，霍卓平，等. 运动员贫血的研究［J］. 中国运动医学杂志，1990（4）：193 – 197 + 253.

［11］陈开敏，高隆光. 改进"50 × 2 蛇形跑"测验方法、提高灵敏素质因素的实验研究［J］. 体育教学与科研，1985（3）：38 – 40.

［12］陈立新. 谈谈运动中肌肉痉挛的原因以及处理与预防［J］. 科技信息，2012（36）：666 – 667.

［13］陈武军. 我国南海常见的海洋生物致伤及防治：97 例临床分析［J］. 中华航海医学

杂志，1994（4）：221 – 223.

[14] 陈艳，李兴春，程橙. 攀岩运动的损伤与预防［J］. 教育教学论坛，2014（2）：132 – 134.

[15] 陈志龙，张黎明，蔡建明，等. 我国东南沿海常见海洋生物伤及其防治的调查［J］. 第二军医大学学报，2002（3）：337 – 339.

[16] 陈志龙，张黎明，蔡建明. 我国东南沿海常见海洋生物伤及其防治［J］. 海军医学杂志，2001（3）：265 – 267.

[17] 成都生物研究所. 中国的毒蛇及蛇伤防治［M］. 上海：上海科学技术出版社，1979.

[18] 邓朝晖. 毒蛇识别及蛇伤防治［M］. 贵阳：贵州科学技术出版社，2007.

[19] 邓国藩，姜在阶. 中国经济昆虫志：第三十九册，蜱螨亚纲 硬蜱科［M］. 北京：科学出版社，1991.

[20] 邓树勋，王健，乔德才. 运动生理学［M］. 北京：高等教育出版社，2009.

[21] 董范，曹志凯，牛小洪. 户外运动学：2 版［M］. 武汉：中国地质大学出版社，2014.

[22] 范洪彬，孙有平，季浏. 体质测试中力量素质评价指标与测试方法的国际比较与启示［J］. 体育科学，2015，35（1）：80 – 87.

[23] 房国梁，瞿超艺，赵杰修. 时差反应对运动员的影响及应对策略［J］. 中国运动医学杂志，2015，34（9）：918 – 922.

[24] 冯道光. 攀岩运动研究［J］. 体育文化导刊，2015（1）：51 – 54.

[25] 冯炜权. 运动疲劳及过度训练的生化诊断：运动生物化学动态之三［J］. 北京体育大学学报，2000（4）：498 – 502.

[26] 付德荣，李豪杰，廖八根. 女运动员三联征研究进展与共识［J］. 中国运动医学杂志，2020，39（1）：65 – 71.

[27] 顾. 缺氧窒息的危害［J］. 深冷技术，1995（2）：54.

[28] 顾丽燕. 运动医务监督［M］. 北京：北京体育大学出版社，2009.

[29] 韩玉. 中成药活用琐谈［J］. 亚太传统医药，2005（2）：170 – 171.

[30] 赫兢，赵敏. 登革热防治研究进展［J］. 国际病毒学杂志，2006（6）：191 – 193.

[31] 胡亦海. 重点青年女排高大队员弹跳训练模式及应用［J］. 武汉体育学院学报，1988（6）：19 – 30 + 39.

[32] 户珊珊. 运动性疲劳的产生和消除手段［J］. 当代体育科技，2017，7（24）：19 – 20.

[33] 季兵. 南海海域常见海洋生物致伤的防治［J］. 中华航海医学杂志，1994（3）：185 – 187.

［34］金鹏. 户外运动健身与防护指南［M］. 沈阳：东北大学出版社，2014.

［35］金一.“黑寡妇”毒蜘蛛蛰伤患者的护理及治疗［J］. 医学信息，2007（4）：649-650.

［36］金银哲，李柏，朱小涛，等. 改革开放以来我国及国外潜水运动研究的计量学分析及启示［J］. 广州体育学院学报，2020，40（1）：59-66+90.

［37］康杰，张鹏. 运动相关性肌肉痉挛的最新研究进展［J］. 体育科研，2017，38（1）：1-13.

［38］蓝海，陈远聪. 中国毒蛇及蛇伤救治［M］. 上海：上海科学技术出版社，2008.

［39］蓝海，李金荣，胡征林. 蛇伤救治及研究中应注意的问题［J］. 蛇志，2005（3）：176-180.

［40］黎鳌. 黎鳌烧伤学［M］. 上海：上海科学技术出版社，2001.

［41］黎家灿. 中国恙螨 恙虫病媒介和病原体研究［M］. 广州：广东科技出版社，1997.

［42］李光书. 运动员过度紧张的预防和克服［J］. 新疆师范大学学报（自然科学版），1997（2）：56-58.

［43］李进文. 达州市漂流运动发展现状与对策研究［J］. 四川文理学院学报，2010，20（5）：96-98.

［44］李雪涛. 山地户外运动安全因素分析及对策研究［D］. 北京：北京体育大学，2012.

［45］李元，田兵兵，陈睿智，等. 攀岩运动损伤流行病学研究进展［J］. 武汉体育学院学报，2018，52（10）：66-73.

［46］廖八根. 运动医学［M］. 广州：广东高等教育出版社，2015.

［47］刘宏强，侯莉娟，杨秉龙，等. 高水平山地自行车运动员运动损伤的调查［J］. 中国临床康复，2005（12）：188-189.

［48］刘桦，王鹤尧，张佳丽. 治疗过敏性鼻炎药物的临床应用［J］. 首都医药，2006，8：45-46.

［49］刘军，赵文艳，朱鸿哲. 滑雪常见运动损伤和康复治疗的研究［J］. 当代体育科技，2020，10（18）：9-10.

［50］刘天骥，张治华，吴积华.《本草纲目》运用鲜草药特点［J］. 中医文献杂志，2002（2）：30-31.

［51］刘桐林. 实用烧伤学［M］. 北京：科学技术文献出版社，1995.

［52］刘文玲，胡大一，郭继鸿，等. 晕厥诊断与治疗中国专家共识（2014年更新版）［J］. 中华内科杂志，2014，53（11）：916-925.

［53］陆宝麟，吴厚永. 中国重要医学昆虫分类与鉴别［M］. 郑州：河南科学技术出版社，2003.

［54］陆东林，张丹凤. 新疆两种剧毒蜘蛛及其咬伤防治［J］. 新疆农业科学，2001（4）：206-208.

［55］马力学，赵波，姜海燕. 鼻内窥镜下翼管神经切断术治疗过敏性鼻炎［J］. 海军医学杂志，2001（4）：324-326.

［56］毛晓农. 实用蛇伤急救医学［M］. 南昌：江西科学技术出版杜，2003.

［57］牟善初，郑秋甫. 新编内科学［M］. 北京：人民军医出版社，2002.

［58］聂玉美. 乒乓球运动员比赛中过度紧张的预防和克服［J］. 哈尔滨体育学院学报，1999（4）：41-42.

［59］牛峥，杨黎，万绪鹏，等. 关于运动性疲劳的研究综述［J］. 体育世界（学术版），2017（1）：178-180.

［60］潘华山. 运动医学［M］. 北京：中国中医药出版社，2017.

［61］彭友奎. 江西省漂流运动的开展现状与对策研究［D］. 江西师范大学，2019.

［62］浦钧宗. 运动员贫血（第18讲）［J］. 中国运动医学杂志，1990（4）：247-250.

［63］钱文军. 高水平非奥运项目体育赛事市场化运作的研究［J］. 四川体育科学，2004（3）：1-2.

［64］曲绵域，于长隆. 实用运动医学：4版［M］. 北京：北京大学医学出版社，2003.

［65］曲绵域. 运动医学［M］. 长春：长春出版社，2000.

［66］全国体育学院委员会. 运动医学［M］. 北京：人民体育出版社，2005.

［67］全国中等卫生学校试用教材环境卫生学编写组. 环境卫生学［M］. 杭州：浙江科学技术出版社，1985.

［68］阙怡琳，李丹阳，张婧. 女运动员三联征的研究进展及应对策略［J］. 中国体育科技，2019，55（9）：140-152.

［69］史志诚，等. 中国草地重要有毒植物［M］. 北京：中国农业出版社，1997.

［70］舒普荣. 蛇伤治疗［M］. 南昌：江西科学技术出版社，1991.

［71］孙建光，高俊莲. 我国蚊媒病发生近况及生物农药防治蚊虫国内外研究进展［J］. 中国媒介生物学及控制杂志，2006（5）：426-428.

［72］孙卓. 运动性猝死的病理机制及预防措施［J］. 体育科技文献通报，2017，25（10）：161-162.

［73］覃公平. 中国毒蛇学［M］. 南宁：广西科学技术出版社，1998.

［74］田恩庆，仇军. 国际体育社会学兴奋剂问题研究的理论、方法与视点［J］. 上海体育学院学报，2019，43（2）：6-17.

［75］田麦久. 运动训练学［M］. 北京：高等教育出版社，2006.

［76］王安利. 预防运动损伤新视角①：身体训练与运动损伤预防［J］. 田径，2001（3）：52－53.

［77］王兵垒，曲天敏. 漂流运动的价值分析［J］. 体育科技文献通报，2015，23（9）：89－91.

［78］王东，李洪滋. 运动性猝死、过劳死41例统计分析及对策研究［J］. 吉林体育学院学报，2010，26（2）：93－94.

［79］王广兰，汪学红. 运动营养学［M］. 武汉：华中科技大学出版社，2017.

［80］王红梅，李文杰. 山地自行车运动损伤原因、类型、预防［J］. 中国运动医学杂志，2007（3）：371－373.

［81］王丽霞. 1998年世界登革热流行概况［J］. 中国国境卫生检疫杂志，1999（4）：250－252.

［82］王琳，王安利. 实用运动医务监督［M］. 北京：北京体育大学出版社，2016.

［83］王明清. 体育锻炼中的伤病与防治［J］. 中国科技信息，2010（7）：176－177.

［84］王明晓，于乾海. 户外医学［M］. 北京：人民军医出版社，2010.

［85］王强，钟堂武，颜智. 运动性中暑的发病原因及其预防［J］. 临床医学工程，2008，15（12）：69－71＋74.

［86］王珅，黄治官. 我国滑翔伞运动损伤状况及其影响因素的流行病学调查［J］. 广州体育学院学报，2014，34（3）：98－100.

［87］王素改，钟亚平. 高山滑雪运动损伤特征、影响因素及预防策略研究进展［J］. 武汉体育学院学报，2019，53（12）：59－67.

［88］王万春，谌莉媚. 喻文球论毒蛇咬伤［M］. 南昌：江西科学技术出版社，2006.

［89］王忠礼. 浅谈兴奋剂检测［J］. 才智，2010（1）：252－253.

［90］卫生部关于印发《流行性乙型脑炎预防控制工作指导意见》的通知［J］. 中华人民共和国卫生部公报，2004（4）：46－48.

［91］闻兰. 户外运动［M］. 北京：高等教育出版社，2005.

［92］吴保同，张若帆. 针灸治疗过敏性鼻炎的初步报告［J］. 中华耳鼻咽喉头颈外科杂志，1957，5（2）：95－96.

［93］项存悌. 野生的蘑菇［M］. 北京：中国林业出版社，2005.

［94］熊武一，等. 当代军人辞典［M］. 北京：新华出版社，1988.

［95］徐宏倩，杨绛梅，牛鹏飞，等. 简析北京高等院校开展登山运动存在的损伤类型及原因［J］. 运动，2014（8）：94＋78.

［96］徐金成，高璨，赵杰修. 高温环境中训练和比赛的共识性建议［J］. 中国运动医学

杂志，2016，35（2）：192－203.

[97] 徐杏玲. 运动性猝死的再分析 [J]. 体育科技文献通报，2014，22（9）：40－41＋73.

[98] 许锦棠. 海洋生物伤 [J]. 解放军医学情报，1991（5）：260－263.

[99] 闫晓博. 我国户外漂流旅游公司发展的研究 [D]. 北京：北京体育大学，2016.

[100] 严启之，吴景初. 环境卫生学 [M]. 北京：人民卫生出版社，1987.

[101] 杨汉. 山地户外运动 [M]. 武汉：中国地质大学出版社，2006.

[102] 杨洁，石剑荣，俞印亮，等. 窒息缺氧突发性事故的危险性评价（初探）[J]. 苏州城建环保学院学报，2001（3）：40－44.

[103] 杨锡让. 实用运动生理学 [M]. 北京：北京体育大学出版社，2007.

[104] 杨晓勇. 耳穴压丸结合心理疏导治疗运动应激综合征 100 例 [J]. 江西中医药，2012，43（7）：53－55.

[105] 杨艳华，翟心慧. 竞技体育中兴奋剂的种类及危害 [J]. 生物学教学，2017，42（3）：64－65.

[106] 姚练武，张国民，陈协云. 中医药治疗过敏性鼻炎进展 [J]. 中医药导报，2002，8（2）：52－53.

[107] 叶任高，陆再英，等. 内科学：6 版 [M]. 北京：人民卫生出版社，2004.

[108] 于洪军. 论同期力量和耐力训练及其在竞技体育中的训练策略 [J]. 体育科学，2014，34（2）：18－33.

[109] 张博，颜中杰. 过度训练的概念、诊断及预防机制 [J]. 哈尔滨体育学院学报，2006（1）：120－122.

[110] 张静. 我国专业自行车中长项目运动员运动损伤现状调查 [D]. 北京：首都体育学院，2017.

[111] 张黎明，陈志龙，吕挺，等. 南海及北部湾海域海洋生物伤及其防治调查 [J]. 中国公共卫生，2001（9）：65－66.

[112] 张黎明，万德源，樊军文，等. 水母蜇伤的急救治疗与预防 [J]. 中国急救医学，2005（5）：355－357.

[113] 张缨，文茹. 运动性贫血的发生机制与监测 [J]. 北京体育大学学报，2001（3）：331－334.

[114] 赵辨. 临床皮肤病学：3 版 [M]. 南京：江苏科学技术出版社，2001.

[115] 赵杰修，田野，曹建民，等. 运动性贫血机理和防治的研究及探讨 [J]. 中国运动医学杂志，2004（2）：208－211.

[116] 赵曤. 运动性血红蛋白尿的相关研究 [J]. 临床和实验医学杂志，2007（9）：

165 - 166.

[117] 中国旅游研究院. 中国旅游大辞典 [M]. 上海：上海辞书出版社，2012.

[118] 中国医学百科全书编辑委员会. 运动医学 [M]. 上海：上海科学技术出版社，
1983.

[119] 周春英，王建青，白永晟，等. 水母皮炎的研究进展 [J]. 青岛医药卫生，2008
（1）：47 - 49.

[120] 周水森，王漪，汤林华. 2005 年全国疟疾形势 [J]. 中国寄生虫学与寄生虫病杂
志，2006（6）：401 - 403.

[121] 周卫东，张晓英，郭晓兵. 实用运动医学研究 [M]. 长春：吉林大学出版社，
2012.

[122] 周昕虔，杨绛梅，刘小学，等. 女大学生户外健身登山运动损伤发生的特征研究
[J]. 首都体育学院学报，2015，27（3）：282 - 285.

[123] 朱会芳. 河南省滑翔伞运动发展策略研究 [D]. 新乡：河南师范大学，2019.

[124] 邹佳玮，孙成哲. 大众滑雪运动损伤的产生原因及预防策略分析 [J]. 当代体育科
技，2020，10（21）：26 - 27 + 30.

[125] ALBERTS M B, SHALIT M, LOGALBO F. Suction for venomous snakebite：a study of
"mock venom" extraction in a human model [J]. annals of emergency medicine, 2004,
43（2）：181 - 186.

[126] ARMIN R, KATHRIN L, DANIEL N, et al. A 1 - Year Prospective Analysis of Ice
Climbing Injuries. [J]. Clinical journal of sport medicine：official journal of the Canadian
Academy of Sport Medicine, 2017, 27（2）.

[127] CURRIE B J. Treatment of snakebite in Australia：The current evidence base and questions re-
quiring collaborative multicentre prospective studies [J]. Toxicon, 2006, 48（7）：941 - 956.

[128] GUTIERREZ J M, LOMONTE B, LEON G, et al. Trends in Snakebite Envenomation
Therapy：Scientific, Technological and Public Health Considerations [J]. Current Phar-
maceutical Design, 2007, 13（28）：-.

[129] JOSÉ GONZÁLEZ - ALONSO, CRAIG G. CRANDALL. The cardiovascular challenge of
exercising in the heat [J]. The Journal of Physiology, 2008, 586（1）.

[130] LAWRENCE E. ARMSTRONG, JANE P. DE LUCA, ROGER W. HUBBARD. Time
course of recovery and heat acclimation ability of prior exertional heatstroke patients [J].
Medicine & Science in Sports & Exercise, 1990, 22（1）.

[131] MOHR M, NYBO L, GRANTHAM J, et al. Physiological Responses and Physical Per-

formance during Football in the Heat [J]. PLOS ONE, 2012, 7 (6).

[132] MONTAIN S J, COYLE E F. Influence of graded dehydration on hyperthermia and cardio-vascular drift during exercise. [J]. Journal of applied physiology (Bethesda, Md.: 1985), 1992, 73 (4).

[133] MORANTE S M, BROTHERHOOD J R. Autonomic and behavioural thermoregulation in tennis. [J]. British journal of sports medicine, 2008, 42 (8).

[134] HUBBARD R W. An introduction: the role of exercise in the etiology of exertional heat-stroke [J]. Medicine & Science in Sports & Exercise, 1990, 22 (1).

[135] ROWELL L B. Human cardiovascular adjustments to exercise and thermal stress. [J]. Physiological reviews, 1974, 54 (1).

[136] SAWKA M N, YOUNG A J, FRANCESCONI R P, et al. Thermoregulatory and blood re-sponses during exercise at graded hypohydration levels. [J]. Journal of applied physiology (Bethesda, Md.: 1985), 1985, 59 (5).

[137] STEVEN J. TRANGMAR, SCOTT T. CHIESA, CHRISTOPHER G. STOCK, et al. De-hydration affects cerebral blood flow but not its metabolic rate for oxygen during maximal ex-ercise in trained humans [J]. The Journal of Physiology, 2014, 592 (14).

[138] STUART D. R. GALLOWAY, RONALD J. MAUGHAN. Effects of ambient temperature on the capacity to perform prolonged cycle exercise in man [J]. Medicine & Science in Sports & Exercise, 1997, 29 (9).

[139] WYNDHAM C H. Heat stroke and hyperthermia in marathon runners. [J]. Annals of the New York Academy of Sciences, 1977, 301.

[140] EPSTEIN Y. Heat intolerance: predisposing factor or residual injury? [J]. Medicine & Science in Sports & Exercise, 1990, 22 (1).